À chacun son

YOGA

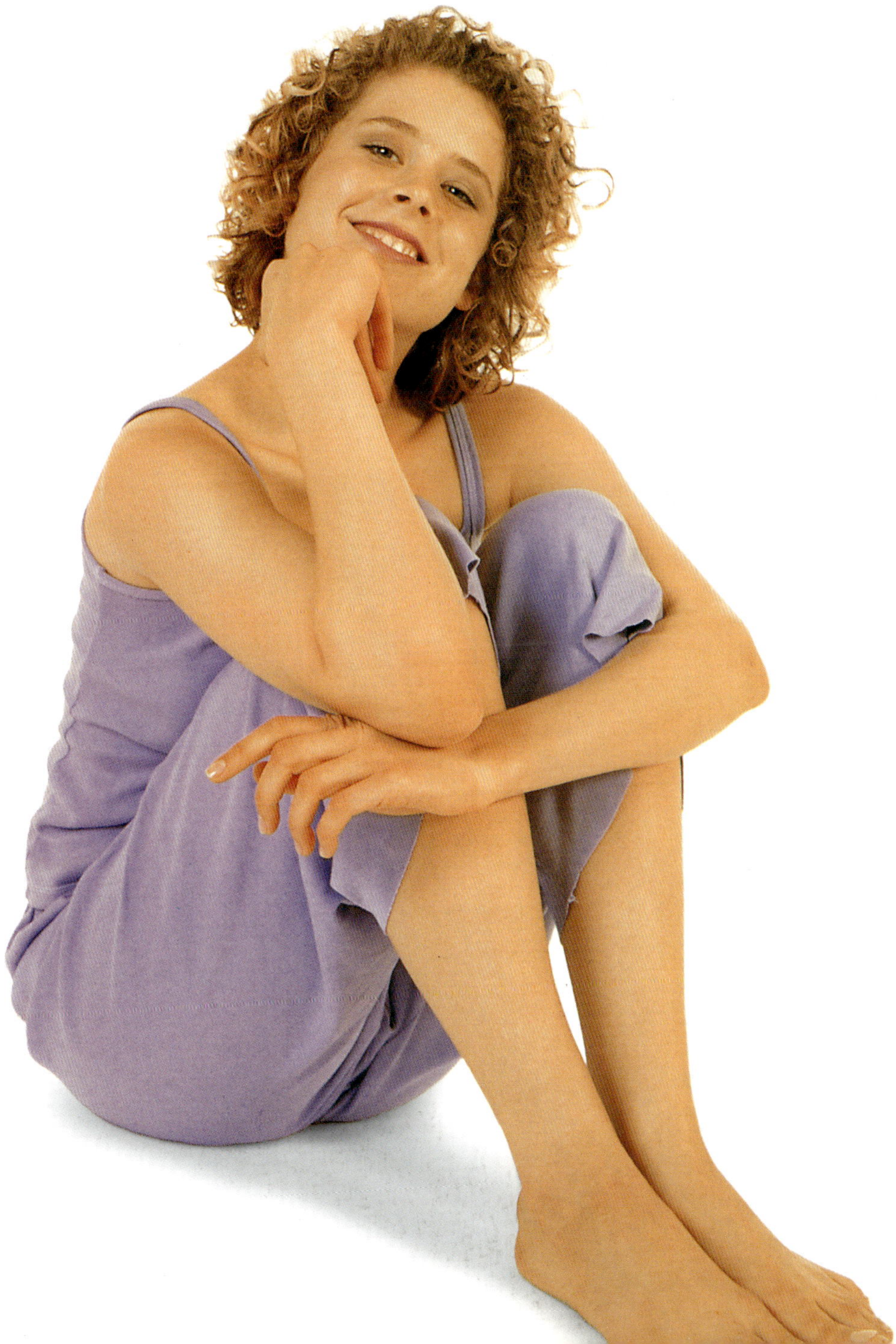

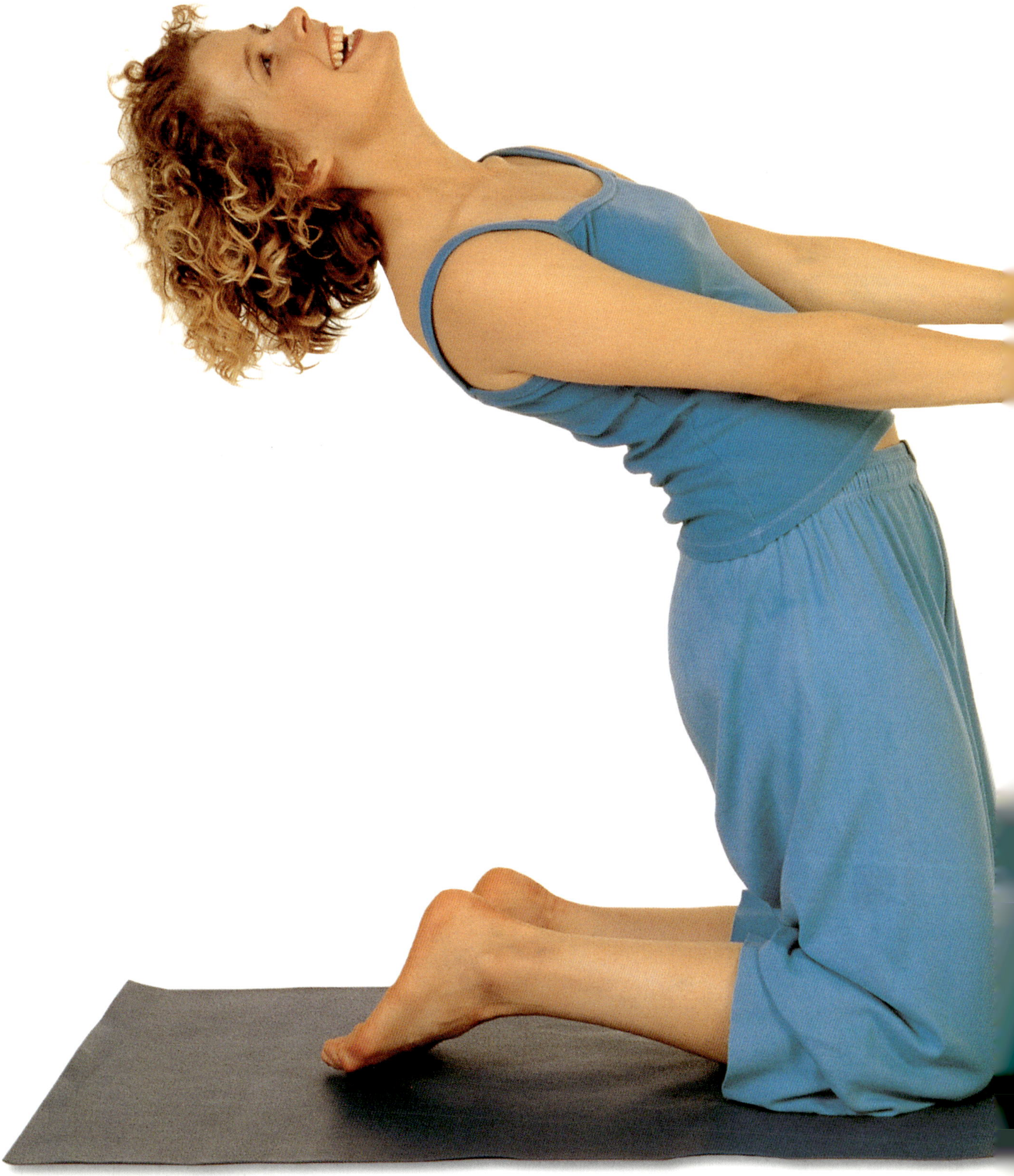

À chacun son

YOGA

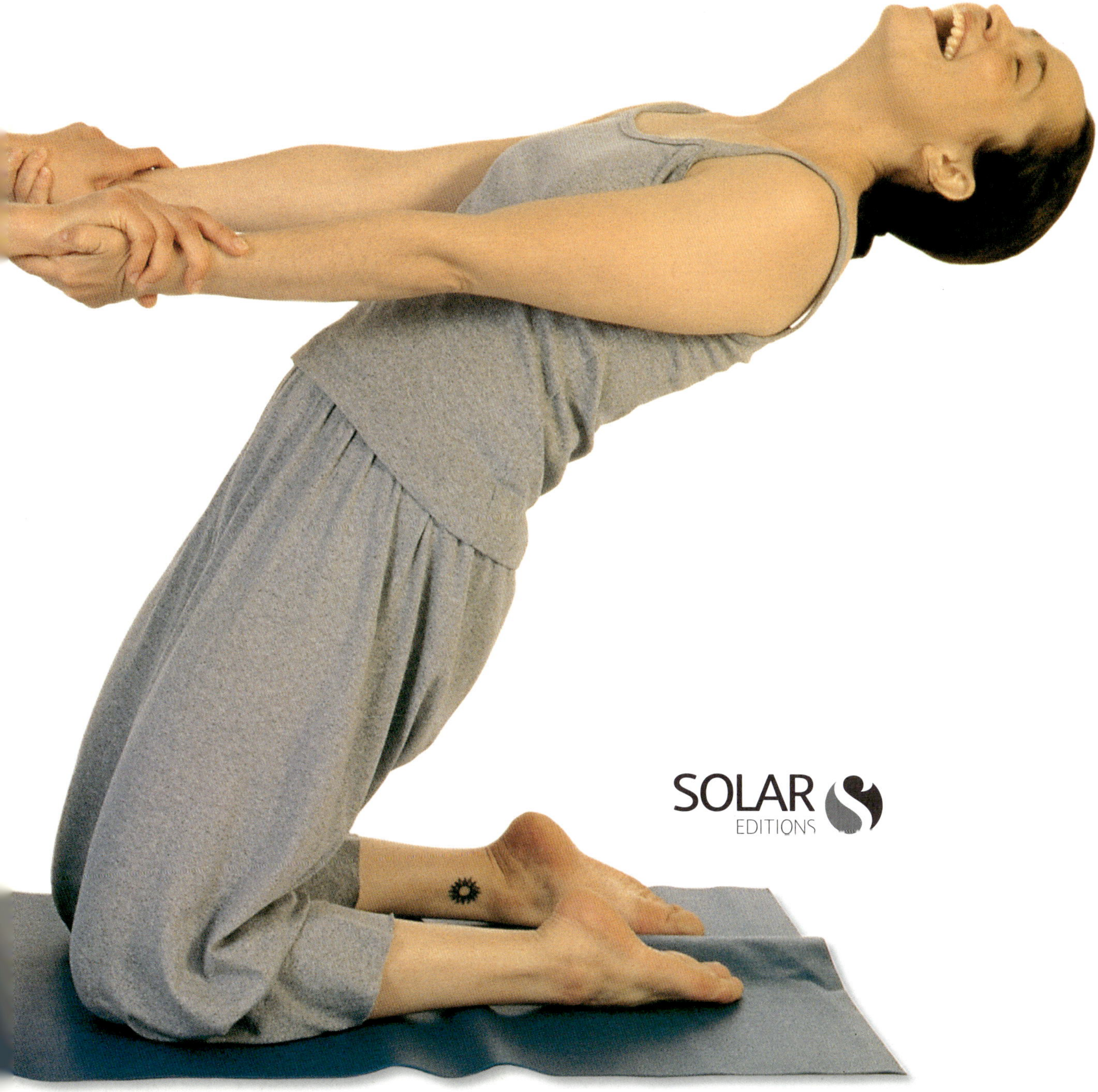

SOLAR
EDITIONS

Titre original : The Power of Yoga

Réalisation de l'édition française :
ACCORD, Toulouse

Traduction-adaptation :
Danièle Chenal

Consultante :
Monique Tournier,
professeur de yoga

Deuxième édition

ISBN : 978-2-263-05183-8
Code éditeur : S05183
Dépôt légal : mars 2010

Imprimé en Chine

Avant de pratiquer les postures de yoga présentées dans cet ouvrage, demandez conseil à votre médecin, surtout si vous avez des problèmes de santé ou si vous êtes enceinte ; le yoga ne remplace pas les traitements médicaux. Le déroulement des exercices et postures a été expliqué le plus clairement possible, afin d'éviter douleurs et blessures ; néanmoins, ni l'auteur, ni le traducteur, ni l'éditeur ne peuvent être tenus responsables de blessures ou autres dommages résultant de la pratique des exercices et postures.

SOMMAIRE

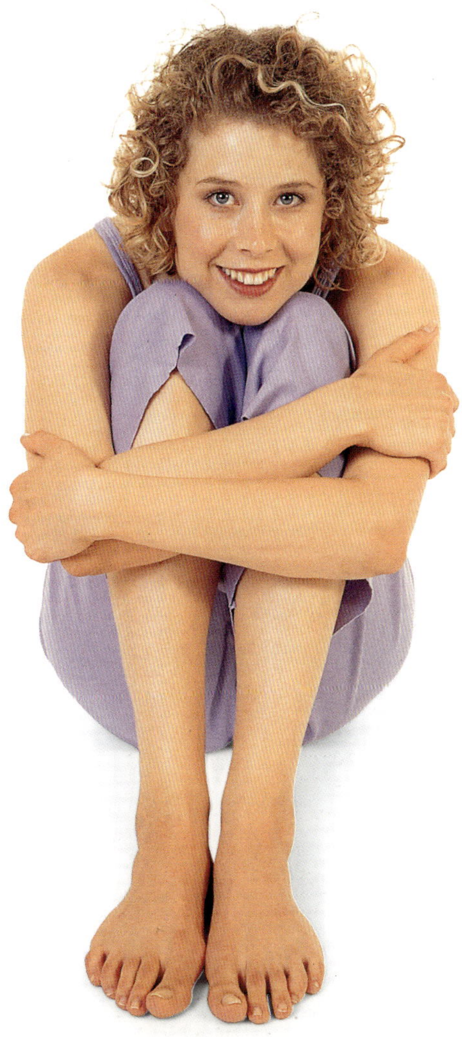

COMMENT UTILISER CE LIVRE

Cet ouvrage est divisé en cinq parties : **Introduction, Exercices & postures, Yoga & santé, Yoga antistress & relaxation** et **Yoga & spiritualité**.

L'**Introduction** permet de comprendre ce qu'est le yoga et comment il agit. Elle indique où et quand le pratiquer, et présente la posture correcte à la base de tous les exercices, la respiration qui accompagne les postures et la Salutation au soleil. Une série de programmes à la carte vous aide à choisir les postures en fonction de la partie du corps concernée ou de problèmes de santé particuliers.

✔ La partie **Exercices & postures** regroupe des échauffements et des exercices destinés à entretenir la forme et stimuler l'énergie. Vous y trouverez en particulier des exercices pour tonifier les abdominaux.

✔ Les exercices et postures présentés dans **Yoga & santé** permettent de rester en bonne santé. Ils sont regroupés en fonction des problèmes de santé qu'ils aident à affronter, voire à soulager.

✔ Les exercices de la partie **Yoga antistress & relaxation** vous aideront à affronter le stress de la vie moderne et à retrouver équilibre et harmonie.

✔ La dernière partie, **Yoga & spiritualité**, propose des exercices et des enchaînements qui facilitent la concentration et l'élimination des pensées négatives, et introduit aux techniques de base de méditation.

Les introductions expliquent comment le yoga agit sur certains aspects de la santé ou sur différentes parties du corps.

Les postures sont découpées en étapes clairement expliquées et illustrées.

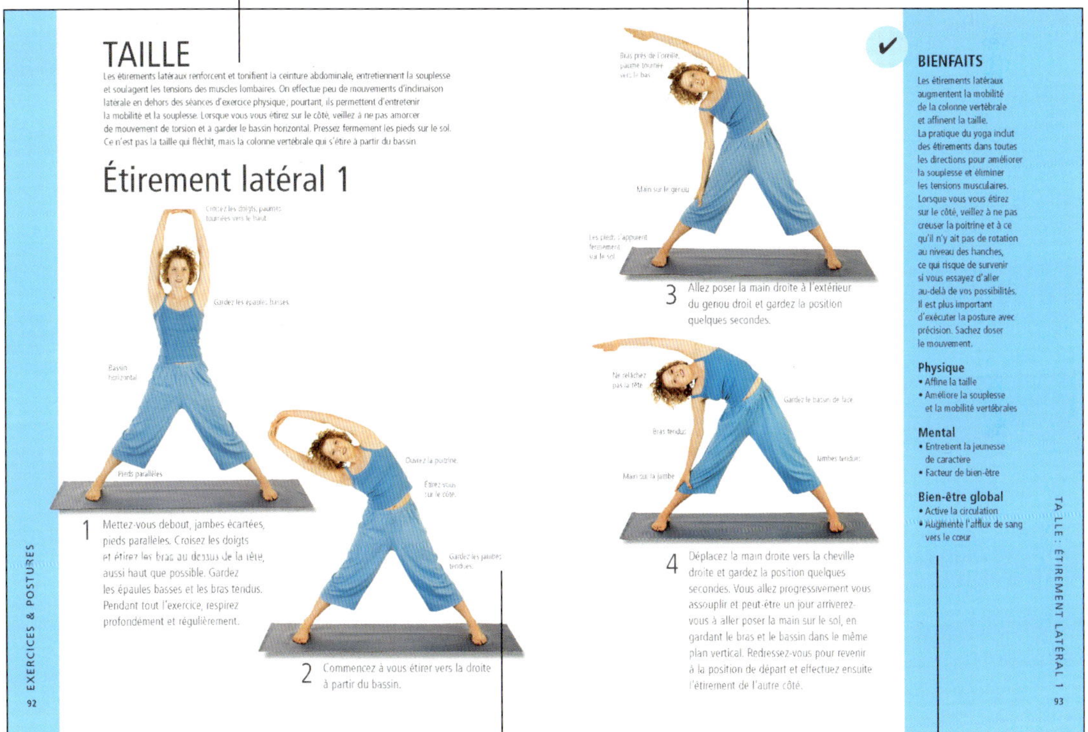

TAILLE

Les étirements latéraux renforcent et tonifient la ceinture abdominale, entretiennent la souplesse et soulagent les tensions des muscles lombaires. On effectue peu de mouvements d'inclinaison latérale en dehors des séances d'exercice physique ; pourtant, ils permettent d'entretenir la mobilité et la souplesse. Lorsque vous vous étirez sur le côté, veillez à ne pas amorcer de mouvement de torsion et à garder le bassin horizontal. Pressez fermement les pieds sur le sol. Ce n'est pas la taille qui fléchit, mais la colonne vertébrale qui s'étire à partir du bassin.

Étirement latéral 1

1 Mettez-vous debout, jambes écartées, pieds parallèles. Croisez les doigts et étirez les bras au-dessus de la tête, aussi haut que possible. Gardez les épaules basses et les bras tendus. Pendant tout l'exercice, respirez profondément et régulièrement.

2 Commencez à vous étirer vers la droite à partir du bassin.

3 Allez poser la main droite à l'extérieur du genou droit et gardez la position quelques secondes.

4 Déplacez la main droite vers la cheville droite et gardez la position quelques secondes. Vous allez progressivement vous assouplir et peut-être un jour arriverez-vous à aller poser la main sur le sol, en gardant le bras et le bassin dans le même plan vertical. Redressez-vous pour revenir à la position de départ et effectuez ensuite l'étirement de l'autre côté.

BIENFAITS

Les étirements latéraux augmentent la mobilité de la colonne vertébrale et affinent la taille. La pratique du yoga inclut des étirements dans toutes les directions pour améliorer la souplesse et éliminer les tensions musculaires. Lorsque vous vous étirez sur le côté, veillez à ne pas creuser la poitrine et à ce qu'il n'y ait pas de rotation au niveau des hanches, ce qui risque de survenir si vous essayez d'aller au-delà de vos possibilités. Il est plus important d'exécuter la posture avec précision. Sachez doser le mouvement.

Physique
- Affine la taille
- Améliore la souplesse et la mobilité vertébrales

Mental
- Entretient la jeunesse de caractère
- Facteur de bien-être

Bien-être global
- Active la circulation
- Augmente l'afflux de sang vers le cœur

EXERCICES & POSTURES 92

TAILLE : ÉTIREMENT LATÉRAL 1 93

Les légendes attirent l'attention sur des points particuliers à respecter dans le déroulement de la posture.

Le bandeau Bienfaits développe les effets de la posture sur le plan physique, mental et du bien-être global.

INTRODUCTION

Programmes à la carte

Le yoga aide à rester en forme et en bonne santé, mais les postures peuvent également être effectuées dans un but précis : tonifier les muscles, soulager une douleur localisée, atténuer le stress et ses conséquences. Dans les pages qui suivent sont proposées des postures, associées en fonction des parties du corps qu'elles concernent, en commençant par la tête et le visage et en finissant par les pieds. Vous trouverez, par exemple, les postures qui soulagent la migraine dans la partie « Tête et visage » et celles qui réduisent les problèmes gynécologiques dans la partie « Région pelvienne ».

Partie du corps	**Posture**	**Pages**
TÊTE et VISAGE		
Muscles du visage	Le poisson	82-83
Détente	(Respirer) avec l'aide des bras	98-99
Concentration	*Pranayama*	182-183
	Fixer la flamme d'une bougie	184-185
	Visualisation	186-187
	L'arbre	134-135
	Demi-arc debout à deux	136-137
	Le cheval	172-173
	Le lion	176-177
Maux de tête	Le chien	144-145
Migraine	Le lapin	142-143
	Exercice calmant	156-157
Insomnie	Relaxation profonde	158-159
Équilibre hormonal	Le lapin	142-143
	Le chien	144-145

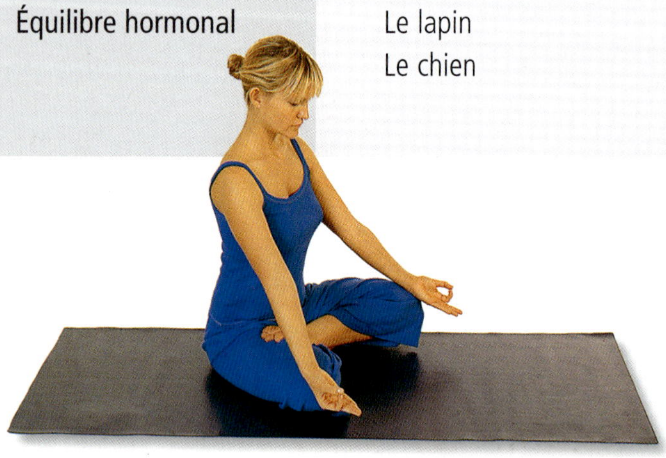

ÉPAULES et NUQUE		
Raideur de la nuque	Détendre les épaules	84-85
	Cercles avec la tête	110-111
Tension dans les épaules	Détendre les épaules	84-85
	(Respirer) avec l'aide des bras	98-99
	Haussements d'épaules	108-109
	Appui sur les épaules	114-115
Blessure	Haussements d'épaules	108-109
	Cercles avec la tête	110-111

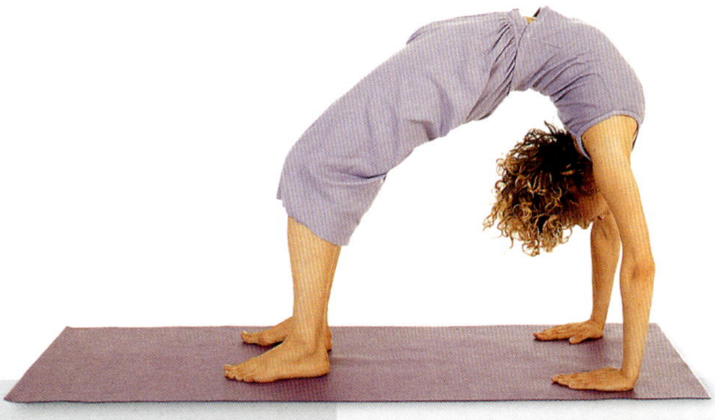

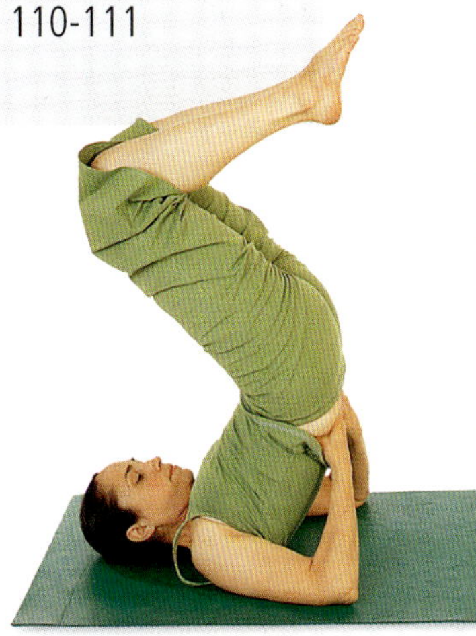

BRAS		
Développement des muscles	Équilibre sur un bras	68-71
	Pompes	86-87
	Le chien	144-145
Bras et avant-bras	Le triangle	52-53
	Équilibre sur un bras	68-71
	Pompes	86-87
	Le cobra	112-113
	Le chien	144-145
	La roue	138-139
	Régénération	154-155
Problèmes articulaires du coude	Équilibre sur un bras	68-71
	Le T à deux	72-73
	Torsion assise 1	76-77
Problèmes articulaires du poignet	Mouvement et méditation	162-171
	Le cobra	112-113

POITRINE

Pectoraux	Salutation au soleil	30-39
	Flexion arrière	58-59
	L'avion	74-75
	Le chameau	88-89
	Libération d'énergie	100-101
	Le cobra	112-113
	Demi-arc debout à deux	136-137
	La roue	138-139
Cœur et circulation	Salutation au soleil	30-39
	Échauffements	42-51
	Le guerrier 2	56-57
	Le T à deux	72-73
	Étirement latéral 1	92-93
	Étirement latéral 2	120-121
	Équilibre général	126-133
	Fente et équilibre	122-123
	L'éléphant	174-175

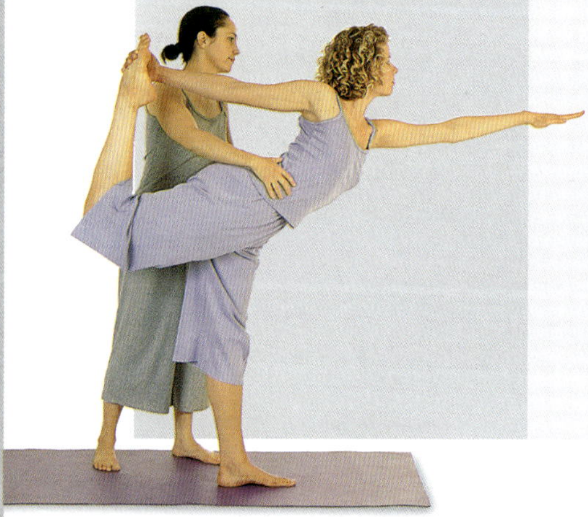

DOS

Douleurs lombaires	La sauterelle à deux	94-95
	Torsion au sol	106-107
	Le cobra	112-113
Douleurs dorsales	La charrue	116-119
	Torsion au sol	140-141
	Le lapin	142-143
	Le chien	144-145
	Torsion assise 2	146-149
Taille	Le triangle	52-53
	Le guerrier 2	56-57
	Torsion assise 1	76-77
	Étirement latéral 1	92-93
	Équilibre général	126-133

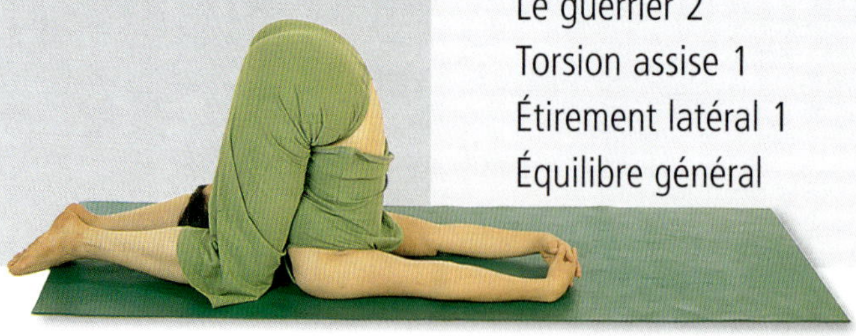

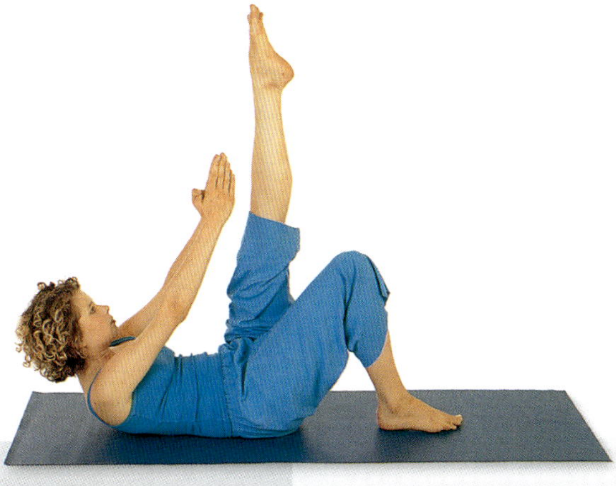

ABDOMEN

Muscles abdominaux	Étirement des jambes	60-63
	Équilibre assis	64-67
	Abdominaux en étirement	90-91
	Appui sur les épaules	114-115
	La charrue	116-119
	Torsion au sol	140-141
	Torsion assise 3	150-151
	Lancers de jambe	178-179
Troubles digestifs	La sauterelle à deux	94-95
	Étirement en arc	102-103
	Le chat	104-105
	Le cobra	112-113
Hormones et digestion	Le guerrier 1	54-55
	L'avion	74-75
	Torsion assise 1	76-77
	Le lapin	142-143
	Torsion assise 2	146-149

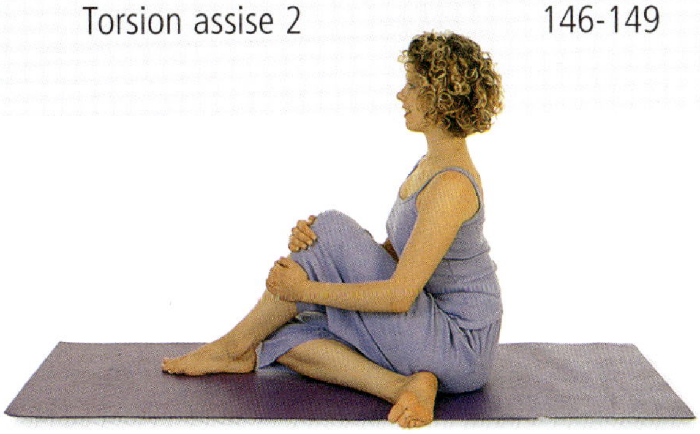

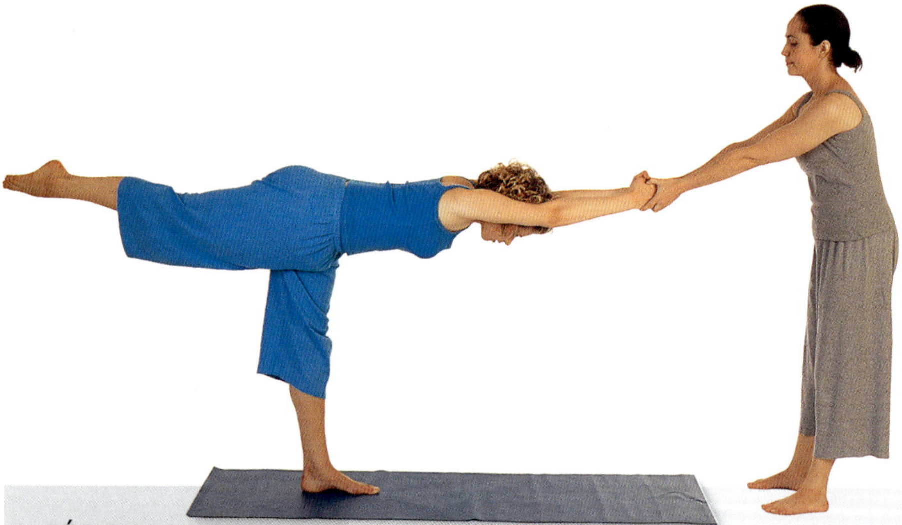

RÉGION PELVIENNE

JAMBES

Cuisses	Le guerrier 1	54-55
	Le guerrier 2	56-57
	Le chameau	88-89
	Fente & équilibre	122-123
	Le cheval	172-173
	L'éléphant	174-175
	Lancers de jambe	178-179
	Mouvement circulaire	180-181
Genoux	Le triangle	52-53
	Flexion arrière	58-59
	Étirement des jambes	60-63
	Le chameau	88-89
	L'arbre	134-135
Chevilles et pieds	Le triangle	52-53
	Le guerrier 1	54-55
	Le guerrier 2	56-57
	Flexion arrière	58-59
	Équilibre sur un bras	68-71
	Le T à deux	72-73
	Pompes	86-87
	L'arbre	134-135
	Demi-arc debout à deux	136-137

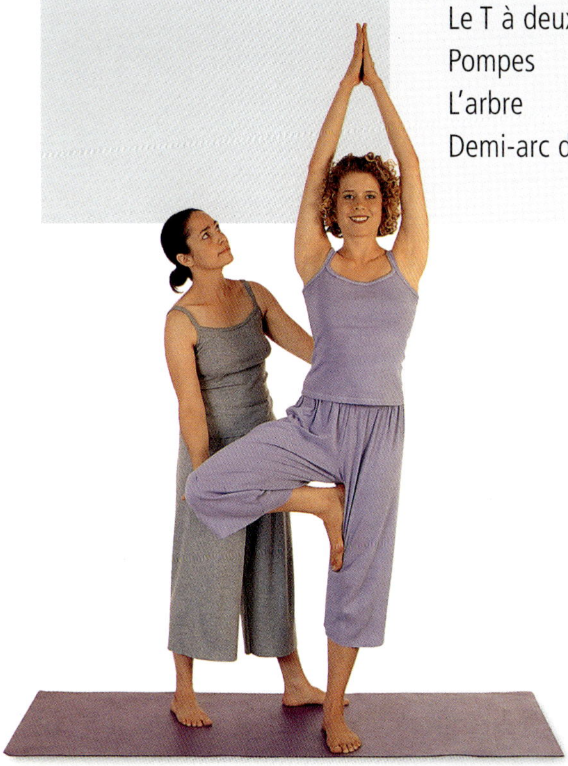

Qu'est-ce que le yoga ?

Le yoga est une discipline très ancienne qui nous enseigne comment bien vivre notre vie. Ce n'est pas une religion, mais une philosophie de la vie, qui nous donne le pouvoir d'influencer le cours de notre existence et nous enseigne une nouvelle vision, une nouvelle façon d'appréhender l'univers et nous-mêmes – pour trouver la paix intérieure dans un monde troublé et laisser la compassion rayonner et imprégner chaque aspect de notre être.

Que signifie le mot yoga ?

Le mot yoga vient du sanskrit et signifie l'union de l'être physique, mental et spirituel. Il trouve son origine dans les *Vedas*, textes révélés aux sages indiens il y a plus de 5 000 ans. C'est une discipline qui unifie tous les aspects de la personne et intègre la nature mentale, physique, émotionnelle et spirituelle de chacun. L'état naturel d'un être humain est l'équilibre et l'harmonie avec la nature, mais les conditions trépidantes de la vie moderne créent en permanence des ruptures de cet équilibre.

Yoga et équilibre intérieur

Le yoga restaure l'équilibre et l'harmonie, et le résultat peut être perçu tant à l'intérieur qu'à l'extérieur du corps. La pratique du yoga est aussi justifiée de nos jours qu'elle l'était il y a des milliers d'années, elle concerne des vérités universelles et peut être utile à tout un chacun. Grâce aux progrès de la recherche, on peut dire maintenant quelles parties du corps et de l'esprit sont stimulées par le yoga et mieux comprendre la sagesse des Anciens qui ont conçu cette science, il y a très longtemps.

Quelle aide peut nous apporter le yoga ?

L'intérêt que les médias portent au yoga, les témoignages enthousiastes de personnes qui le pratiquent ne sont pas étrangers à son succès croissant. Soumis au stress de la vie moderne, nos contemporains sont à la recherche de méthodes alternatives pour retrouver la santé et le bonheur. Certains se tournent vers le yoga après avoir essayé au préalable, et sans grande conviction ni succès, toutes sortes de programmes d'activité physique.

Yoga et forme

Les bienfaits du yoga sont multiples aussi bien sur le plan physique que mental. Les exercices d'étirement intense allongent chaque muscle, tonifiant et assouplissant le corps. Ils améliorent également la mobilité de la colonne vertébrale, ce qui prévient le vieillissement. Tenir les postures un certain temps augmente la force et l'endurance. Les niveaux d'énergie s'élèvent, ce qui améliore le moral et la confiance en soi. Les exercices respiratoires augmentent le taux d'oxygène du sang, nourrissant les cellules et les nerfs, régénérant les organes internes et faisant fonctionner tout le système comme une mécanique bien réglée. Le yoga agit sur le système nerveux central, induisant le calme, la tranquillité, ainsi qu'une attitude positive envers la vie. Le yoga est une discipline et, si vous le pratiquez régulièrement, vous obtiendrez des résultats visibles : un corps revigoré, un teint éclatant, un regard brillant, un esprit positif et le sens du calme intérieur.

Comment le yoga agit-il ?

Tous les exercices de yoga associent étirement, relaxation et respiration profonde. Des mouvements gracieux et fluides tonifient et équilibrent aussi bien le corps que l'esprit. Le but du yoga n'est pas de développer la musculature, mais de tonifier les muscles. Les étirements facilitent l'élimination de la graisse, participant ainsi au combat contre la cellulite. Le yoga renforce les défenses immunitaires, jouant un rôle protecteur contre les infections courantes bénignes et aussi contre les maladies graves – cancer, maladies cardio-vasculaires – bien souvent favorisées par le stress et les tensions de la vie moderne. Le yoga régule également le métabolisme et l'équilibre hormonal.

Yoga et années

Au fil des années, le métabolisme ralentit et nous avons tendance à prendre régulièrement du poids. Les postures de yoga stimulent le métabolisme, évitant ainsi la prise de kilos superflus et permettant de garder un poids idéal. Un des principaux bienfaits du yoga est d'apprendre à gérer le stress. Même si on ne peut pas se couper complètement du monde extérieur, le yoga nous aide à y faire face. Les étirements profonds associés aux exercices de *Pranayama* atténuent le stress musculaire. La relaxation atténue le stress mental, détend le cerveau et les nerfs.

Les techniques mentales

Les techniques mentales de visualisation et de méditation nous apprennent à supprimer l'agitation de notre mental, préjudiciable à la clarté et à la tranquillité de l'esprit. Quand l'esprit est calme, on peut se concentrer sur les problèmes à résoudre et trouver calmement la solution adaptée. Cela s'applique aux problèmes quotidiens et aux aléas de la condition humaine. Les techniques de maîtrise de l'esprit enrichissent l'âme humaine.

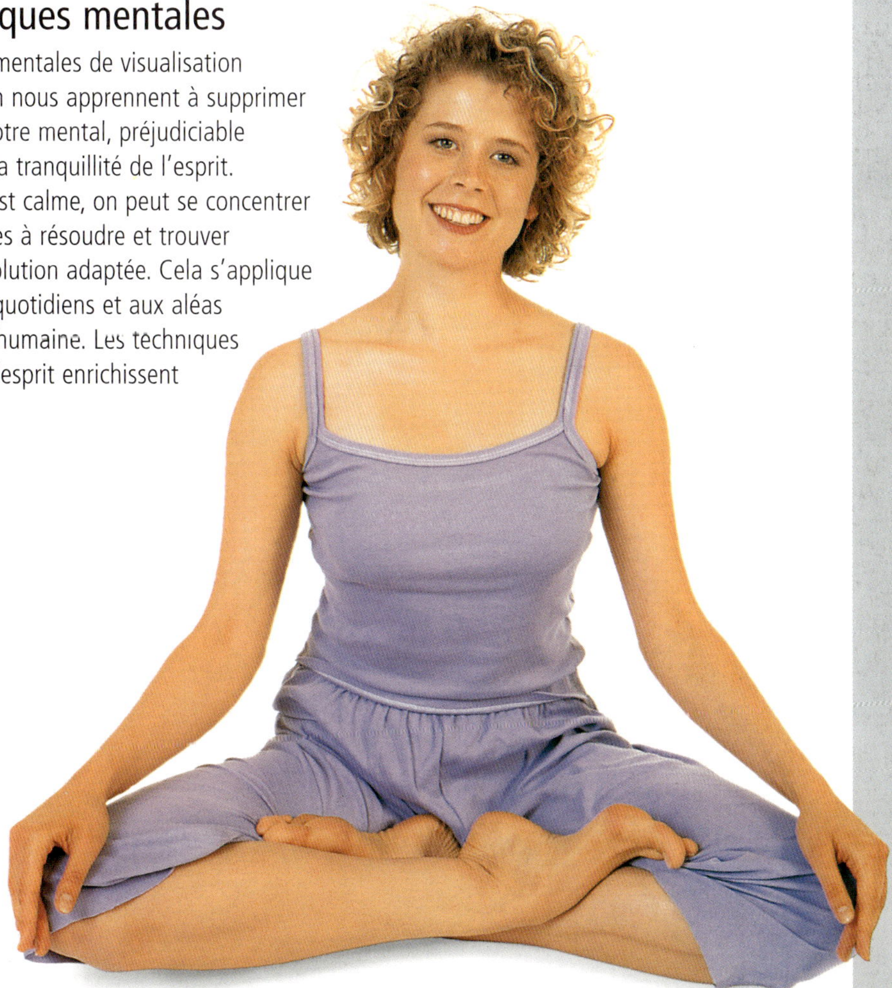

Les types de yoga

Tous les styles de yoga ont le même objectif : parvenir à l'union de l'être avec l'univers cosmique. Les *Vedas* proposent différentes voies, justifiées par le fait que nous sommes tous uniques et différents, notre personnalité déterminant la voie que nous devons suivre. Pour obtenir les meilleurs résultats, il faudrait étudier et pratiquer toutes les voies. Les quatre voies mentales sont *Bhakti*-yoga, *Jnana*-yoga, *Raja*-yoga et *Karma*-yoga.

Les quatre voies

Lorsqu'une personne commence à faire du yoga, elle prend conscience qu'il ne s'agit pas d'une simple activité physique. L'esprit apprend à se concentrer, et les quatre voies y participent de façon différente. Le *Raja*-yoga enseigne la maîtrise de l'esprit grâce à la méditation. Tout type de yoga est une voie spirituelle, la pratique du *Raja*-yoga développe l'élan spirituel en vue d'atteindre le *nirvana* – la béatitude céleste. Ceux qui optent pour cette voie recherchent l'union avec l'univers cosmique, comme l'enseignent les religions hindoue et bouddhiste. Le *Bhakti*-yoga est le yoga de la dévotion. Le chant, la prière et la répétition de mantras transforment les émotions en amour divin. Le *Karma*-yoga est destiné à ceux qui consacrent leur vie au bien-être de l'humanité. C'est l'amour et la spiritualité mis au service du désintéressement. Le *Jnana*-yoga convient aux intellectuels et aux philosophes qui étudient les textes anciens du *Vedanta*.

Le yoga physique

Le *Hatha*-yoga est la forme physique du yoga, considérée comme une étape préalable au *Raja*-yoga, et c'est lui qui est enseigné dans cet ouvrage. *Hatha* signifie « union du soleil et de la lune » ou, en termes modernes, l'union des énergies masculine et féminine. Ces deux types d'énergie sont présents en chaque personne, quel que soit son sexe, et le but du yoga est d'équilibrer les valeurs de ces énergies pour parvenir à l'harmonie.

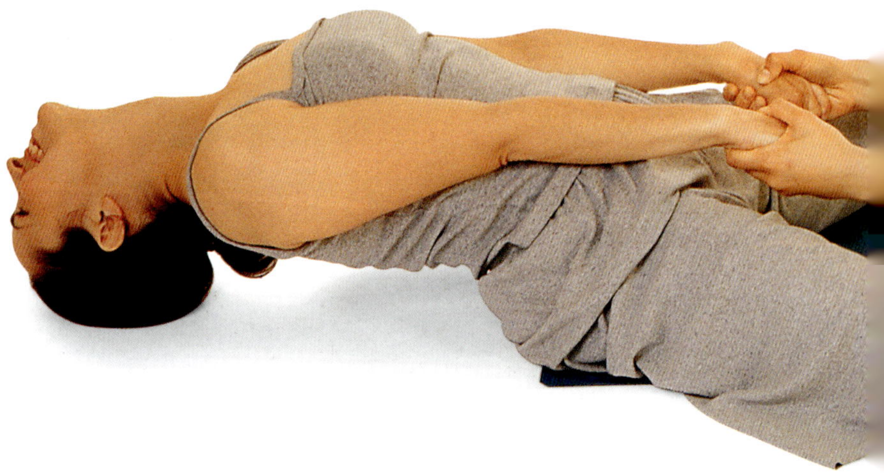

Le *Kundalini*-yoga est aussi une forme de *Raja*-yoga. Ce type de yoga a été pendant des millénaires le secret bien gardé des sages hindous et des mystiques. La *Kundalini* est l'énergie vitale cosmique qui repose, lovée comme un serpent, à la base de la colonne vertébrale, jusqu'à ce qu'elle soit réveillée et activée par l'esprit. Certaines pratiques de yoga spécifiques réveillent ce serpent endormi, ce qui conduit à un haut niveau de conscience qui réalise l'union avec Dieu ou avec l'énergie cosmique. Bien qu'il y ait différents types de yoga, le *Hatha*-yoga est le plus pratiqué. Il est aussi appelé « la première étape du yoga ». La philosophie énonce qu'avant de pouvoir discipliner son esprit, il faut d'abord discipliner son corps.

Travailler la force, le tonus et le dynamisme du corps physique est le premier objectif de ceux qui font des postures *(asanas)* de yoga. Apprendre à se calmer en pratiquant la relaxation et la visualisation est le but recherché par de nombreux élèves des cours de yoga qui souhaitent parvenir à gérer les stress de la vie quotidienne. Dans le domaine de la santé, le yoga joue un rôle préventif et thérapeutique, atténuant les symptômes de nombreux maux courants. Des postures spécifiques soulagent, entre autres, la migraine, le mal de dos, les douleurs rhumatismales, les crises d'asthme et de panique.

Le yoga aujourd'hui

De nombreux médecins reconnaissent l'importance du yoga et encouragent leurs patients à le pratiquer. Des études menées par des universités de renom et des hôpitaux ont mis en évidence les bienfaits apportés par le yoga à l'organisme sur le plan neurologique. Des kinésithérapeutes font prendre « passivement » des postures de yoga à des patients handicapés ou âgés, l'excellence de cette méthode pour reconnecter le corps et l'esprit étant avérée ; elle est particulièrement efficace dans les cas de lésions nerveuses. Le yoga agit sur le système nerveux central, l'esprit est stimulé, il envoie des messages au cerveau qui entame un processus de rééducation.

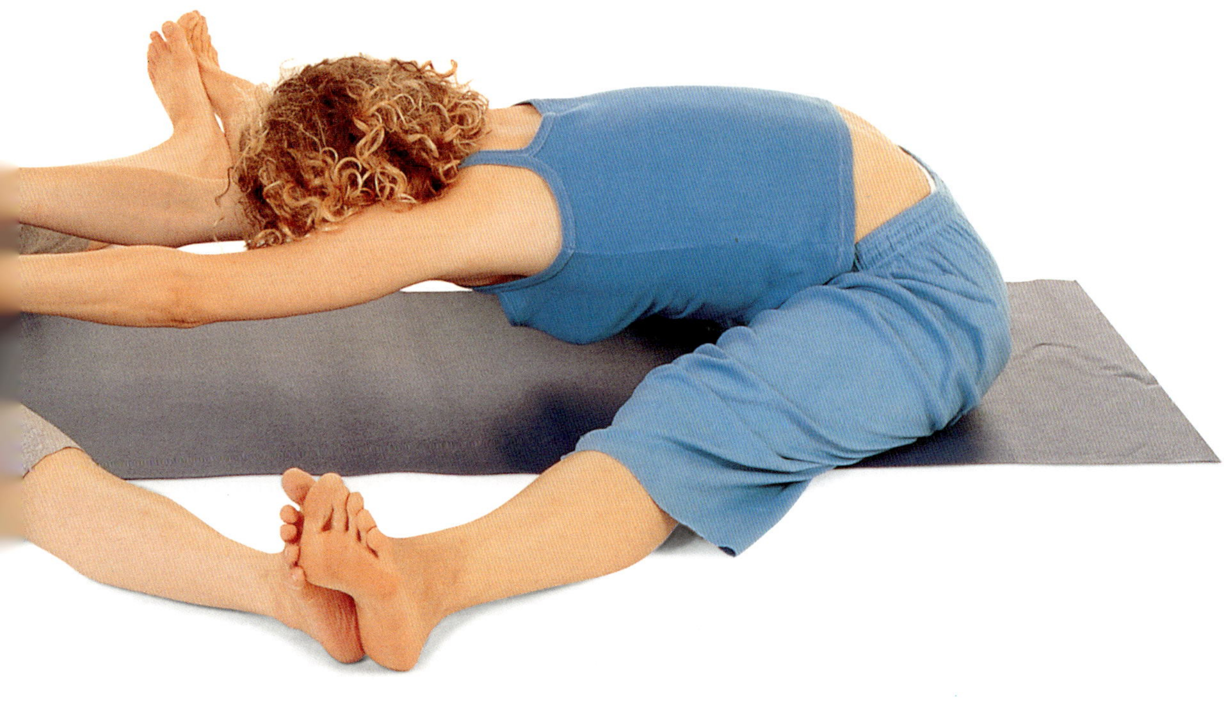

Ayurveda et yoga

Il y a un lien direct entre le yoga et l'*Ayurveda*. Ces deux disciplines s'inspirent des *Vedas*, les livres sacrés des hindous. Selon la littérature védique, chaque individu est une somme d'énergies – physique, mentale, émotionnelle et spirituelle – qui doivent être équilibrées et en totale harmonie. L'*Ayurveda* est une médecine globale et le yoga est l'art de l'union des énergies. Yoga et *Ayurveda* travaillent dans la même direction et se complètent. Le yoga a pour but ultime l'épanouissement de l'individu (bien que la plupart d'entre nous se soient faits à l'idée qu'ils ne l'atteindraient jamais) et l'*Ayurveda* est la voie de la santé parfaite. Selon cette science médicale, chaque individu est unique et doit être considéré comme tel.

Les trois doshas

L'*Ayurveda* classe les individus en trois types primaires selon leur structure mentale, leurs qualités émotionnelles, leurs caractéristiques physiques et leurs aptitudes spirituelles ; chaque type réagissant différemment à une situation donnée. Ces constitutions sont appelées *doshas* et il est indispensable de découvrir quelle est la vôtre pour mieux vous connaître et organiser votre vie en fonction des caractéristiques qui vous sont propres. Les postures *(asanas)* et les exercices respiratoires *(Pranayama)* et de méditation ne conviennent pas à tous les *doshas*.

Chaque personne est une combinaison des trois types primaires. Son *dosha* est déterminé par son trait dominant. Les trois *doshas* sont *Vata*, *Pitta* et *Kapha*. *Vata* contrôle le mouvement ou catabolisme, *Pitta* contrôle le métabolisme et *Kapha* contrôle la structure ou anabolisme. Chaque cellule du corps doit contenir les trois principes. *Vata* permet au corps de respirer, envoie des impulsions nerveuses du et vers le cerveau, fait circuler le sang dans les vaisseaux, les aliments dans le tube digestif et permet de saisir des idées. Grâce à *Pitta*, nous assimilons la nourriture, l'eau, l'air et les pensées. *Kapha* assure la cohérence des cellules, produit les tissus et stimule la mémoire.

Prakriti

La constitution de base d'un individu, sa *Prakriti*, est fixée au moment de la conception. Elle est basée sur les conditions physiques et mentales de ses géniteurs. Le schéma est gravé dans les gènes pour toujours et il ne changera pas au cours de l'existence. Quand les trois *doshas* sont de même intensité, ils s'équilibrent. Quand ils sont structurellement et fonctionnellement dans un état normal, la santé est préservée.

Bien que la *Prakriti* n'évolue pas, *Vikriti* – l'état de santé d'un individu – est sujet aux changements. Quand un déséquilibre affecte les *doshas*, des changements de constitution surviennent ; ils se manifestent par les symptômes d'une maladie.

Quel est votre dosha ?

Littéralement, *Vata* signifie « vent », il symbolise l'éther + l'air. Quand il est équilibré, il stimule la créativité, la rapidité, l'agilité et l'enthousiasme. Un *Vata* perturbé ou déficient provoque des troubles mentaux, nerveux et digestifs, une perte d'énergie et une faiblesse de tous les tissus corporels. De structure fragile, les constitutions *Vata* ont de grandes qualités de mutation et d'adaptation pour se protéger.

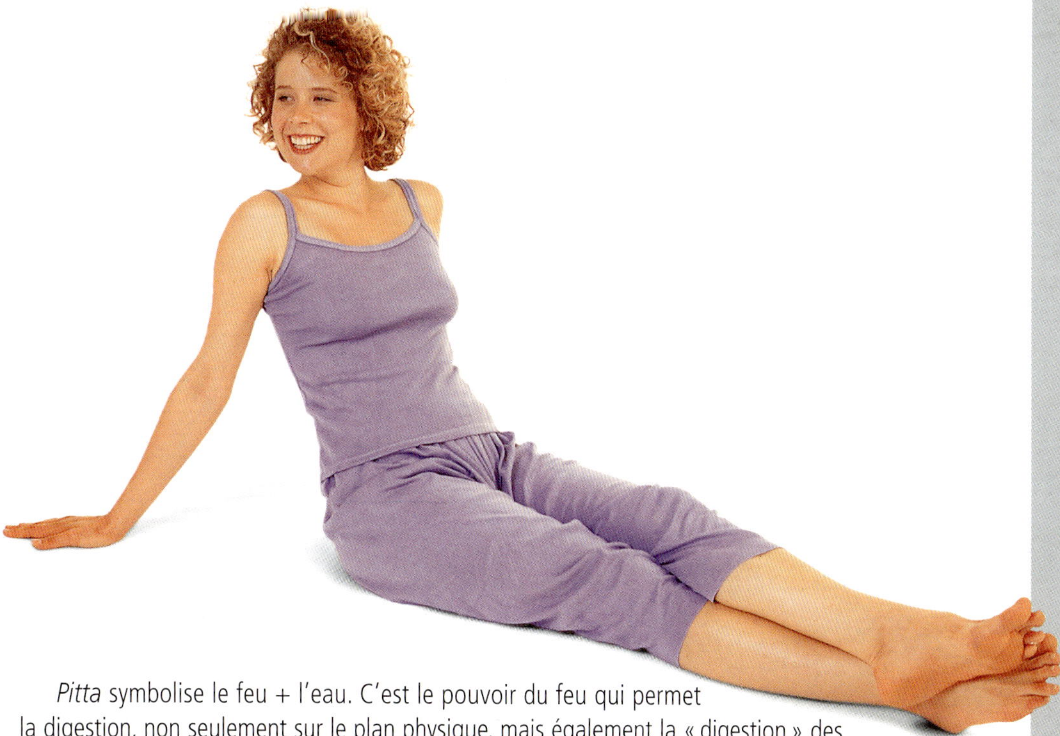

Pitta symbolise le feu + l'eau. C'est le pouvoir du feu qui permet la digestion, non seulement sur le plan physique, mais également la « digestion » des perceptions que nous avons du monde extérieur. *Pitta* donne de l'intelligence, du courage, de la vitalité. Sans *Pitta*, nous serions craintifs, indécis et démotivés. Une insuffisance de *Pitta* provoque une accumulation de toxines, source d'inflammation et d'infection. La force physique de *Pitta* est modérée, mais sa force de caractère et sa sensibilité sont élevées.

Kapha symbolise l'eau + la terre. c'est le pouvoir de la cohésion. Un *Kapha* équilibré se traduit par des sensations et des émotions intenses. C'est l'amour, l'affection, la dévotion, la loyauté et la foi qui créent l'harmonie en soi et dans le contact avec les autres. L'eau de *Kapha* apporte des nutriments aux tissus corporels. Lorsque *Kapha* est perturbé se produit un excès de mucus qui peut entraîner un excès de poids, des problèmes respiratoires, des troubles hormonaux et une déficience du système immunitaire.

Les bienfaits de la médecine ayurvédique

L'*Ayurveda* se propose de prévenir et soigner les maladies avec des herbes, des écorces d'arbres, des épices, des sels minéraux et des extraits de plantes. Des traitements ont été élaborés pour soigner divers troubles dont les maladies cardio-vasculaires, les affections cutanées et la dépression nerveuse. Les remèdes ayurvédiques ne provoquent pas d'effets secondaires, contrairement aux traitements classiques, d'où l'intérêt croissant qu'ils suscitent. Les praticiens recommandent la pratique du yoga pour équilibrer et harmoniser les *doshas*. Il y a des postures spécifiques qui aident à équilibrer chaque *dosha*. Pour les constitutions *Vata*, l'objectif est de développer l'endurance, de stimuler l'énergie et de calmer le système nerveux. Pour les constitutions *Pitta*, le but est d'encourager les pensées positives, de stimuler le système immunitaire et de détoxiquer l'organisme. Pour les constitutions *Kapha*, il faut rééquilibrer la sécrétion hormonale et proposer des exercices dynamiques pour tonifier le corps en brûlant des calories pour éviter l'excès de poids.

Il est important que vous connaissiez votre constitution, pour choisir un mode de vie qui vous permette de rester en bonne santé. Cela concerne aussi bien votre régime alimentaire que le choix de vos activités physiques, et cela conditionne la connaissance de votre personnalité et vos rapports avec les autres.

Le questionnaire dosha

Vous pouvez déterminer votre constitution en répondant au questionnaire suivant. Cochez les caractéristiques qui semblent vous correspondre. Faites le total des réponses positives concernant chaque *dosha*. Le *dosha* qui correspond le mieux à votre personnalité détermine votre constitution.

Par exemple, si le résultat que vous obtenez est V : 10, P : 6, K : 1, votre constitution est *Vata Pitta*. Il s'agit des *doshas* qui gouvernent vos émotions, votre corps, votre esprit et votre spiritualité.

VATA

Physique

Ossature	fine, déliée ou légère avec de grosses articulations et des contours osseux
Taille	petite ou grande
Poids	léger ou insuffisant
Peau	sèche, rugueuse, fragile, craquelée, sombre ou brune
Cheveux	rêches, secs, fins, rares et ternes
Yeux	blanc de l'œil grisâtre
Dents	irrégulières
Ongles	rêches et fragiles
Nez	busqué ou en trompette

Fonctions

Appétit	variable, sujet à fringales
Soif	variable
Digestion	tendance à la constipation
Goûts/préférences	sucré, acide, salé, boissons chaudes, gâteaux, tout ce qui se grignote, comme les chips
Sommeil	léger ou interrompu avec tendance à l'insomnie
Température corporelle	extrémités froides, frileux
Marche	rapide
Énergie/résistance	se comporte comme une pile qui se décharge brutalement, peu d'endurance
Activité	actif à hyperactif, fait tout rapidement
Élocution	rapide et volubile
Situation financière	pauvre, dépense facilement le peu qu'il a

Personnalité

Caractéristiques	sensible, nerveux, changeant, réactions rapides
Tendances positives	souple, détaché et ouvert
Tendances négatives	impatient, facilement contrarié, craintif, anxieux, méfiant, manque de confiance en soi, nerveux, mais peut aussi se montrer audacieux

Mental

Pensée		alerte, esprit vif, aime communiquer, tendance à s'éparpiller
Apprentissage		apprend vite
Mémoire		faible, oublie facilement
Goûts :	couleurs	gris, brun, couleurs sombres et tristes
	musique	musique contemporaine, tonitruante et dissonante
	voitures	pratiques et peu chères
	meubles	simples et fonctionnels, d'occasion ou d'époque
	nature	montagne, conditions extrêmes

PITTA

Physique

Ossature	moyenne, délicate, silhouette ronde ou élancée avec des veines et des tendons saillants
Taille	moyenne
Poids	moyen
Peau	fine, douce, chaude, teint tirant sur le jaune ou le rouge, grains de beauté
Cheveux	fins, soyeux, raides, châtains ou roux, devenant gris assez tôt
Yeux	petits, vifs, pénétrants, gris, verts ou marron clair
Dents	jaunes
Ongles	mous, fins et délicats
Nez	pointu

Fonctions

Appétit	bon à gros, devient insupportable s'il ne mange pas régulièrement
Soif	excessive
Digestion	rapide, avec tendance à la diarrhée, sujet aux ulcères
Goûts/préférences	sucré, amer, astringent, boissons froides
Sommeil	modéré et de bonne qualité, mais a du mal à se rendormir s'il est réveillé
Température corporelle	élevée, a toujours chaud
Marche	digne
Énergie/résistance	modérées et stables
Situation financière	assez bonne, aime le luxe et étaler sa richesse

Personnalité

Caractéristiques	fort, énergique, exubérant, affirmé voire dominant
Tendances positives	ambitieux, responsable et ponctuel, aptitude à prendre des décisions et à commander
Tendances négatives	enclin à la haine, à la colère, à la jalousie, porté à juger et à critiquer, impatient et irritable

Mental

Pensée	rapide, intelligent et perspicace, sens de l'analyse et de l'organisation, grands pouvoirs de compréhension, aime les bons arguments
Apprentissage	rapide et précis
Mémoire	vive ou moyenne
Élocution	usage modéré mais bon des mots, orateur persuasif
Goûts : couleurs	rouge, orange, jaune et or
musique	douce, baroque, Mozart
voitures	rapides, modèles de sport rouges
meubles	fonctionnels mais élégants

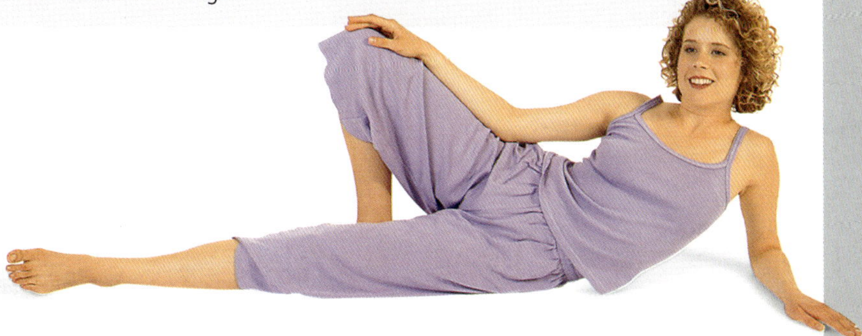

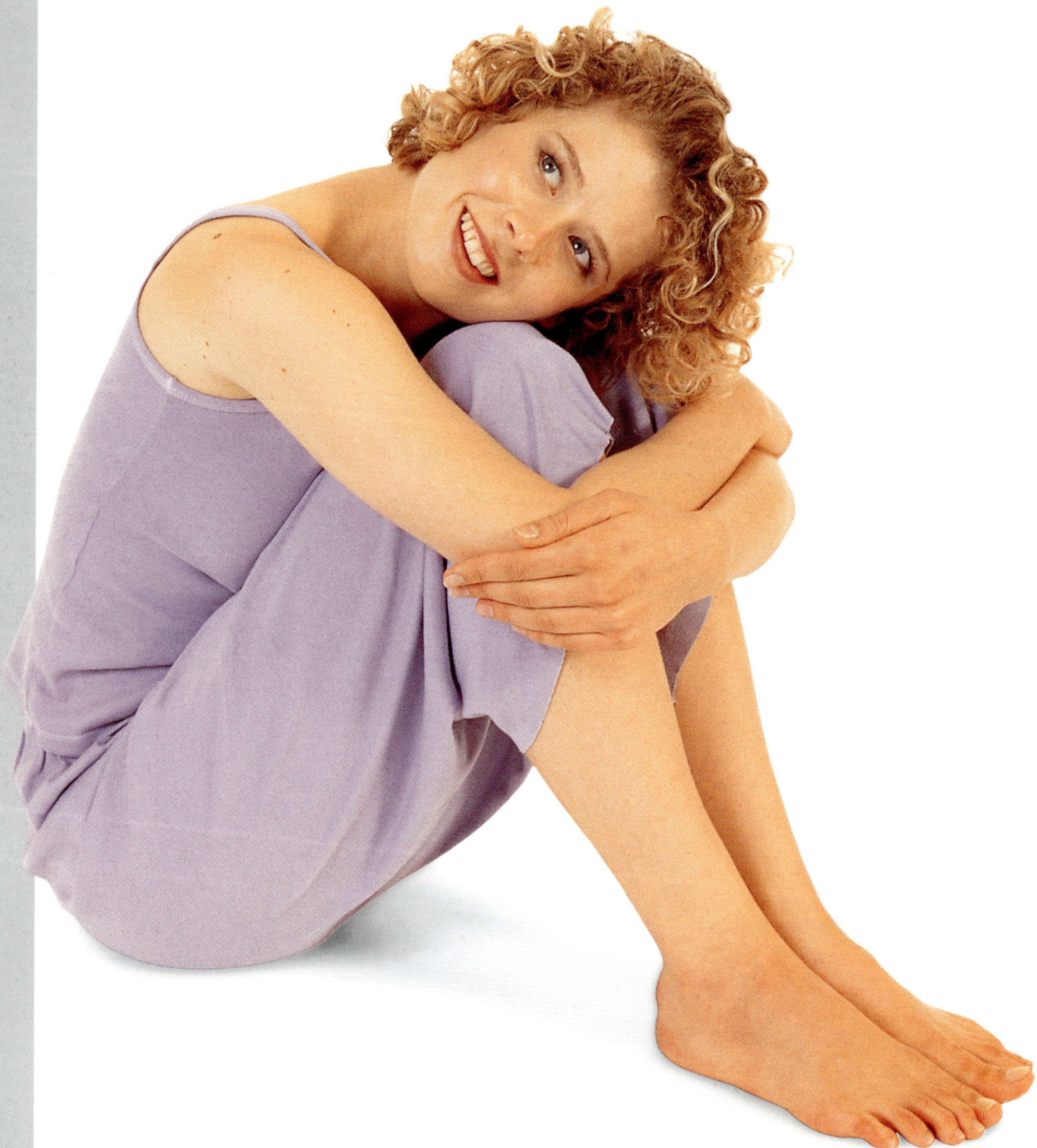

KAPHA

Physique

Ossature	bien développée, silhouette massive, poitrine large
Taille	moyenne
Poids	élevé avec tendance à l'obésité
Peau	douce, soyeuse, grasse, froide, teint clair
Cheveux	épaix, doux, abondants, foncés et ondulés
Yeux	noirs ou bleus, grands et humides, vivacité du regard
Dents	blanches, régulières, attirantes
Ongles	mous, épais et brillants
Nez	bien fait

Fonctions

Appétit	modéré, bas
Soif	faible
Digestion	lente
Goûts/préférences	aliments relevés, amers et astringents
Sommeil	profond et prolongé, a du mal à se réveiller
Température corporelle	moyenne
Marche	lente, digne, élégante
Énergie/résistance	régulières, élevées
Situation financière	confortable, aime l'argent

Personnalité

Caractéristique	calme, tranquille, stable et sérieux
Tendances positives	patient, aimable, fort, humble, souple, tolérant et loyal
Tendances négatives	avide, exclusif, voire possessif

Mental

Pensée	lente, sûre, ses conclusions sont appréciées
Apprentissage	manque de rapidité, mais acquisition durable
Mémoire	bonne
Activité	lent, inactif et passif
Élocution	lente, avec une voix douce
Goûts : couleurs	bleu clair, vert clair
meubles	massifs, élégants, chers, de style

Où et quand pratiquer ?

Pour obtenir des résultats, pour ressentir des bienfaits, il faut pratiquer au moins trois fois par semaine. Le yoga est une discipline et, si vous pratiquez régulièrement, vous en ressentirez le besoin. Choisissez toujours à peu près le même moment de la journée, peu importe l'heure, mais un moment où vous pouvez vous isoler du reste du monde, sans enfants, sans téléphone, à l'abri des bruits de la vie quotidienne.

Créez un environnement favorable

Choisissez un endroit calme et au décor chaleureux. Portez des vêtements confortables et restez, de préférence, pieds nus. L'hiver, vous pouvez garder des chaussettes, mais attention de ne pas glisser – un tapis de sol antidérapant peut résoudre le problème. Les pieds jouent un rôle important dans les postures, parce que tous les organes y ont des terminaisons nerveuses et aussi parce qu'ils peuvent se connecter avec l'énergie de la terre. De plus, lorsque l'on est pieds nus, on peut s'agripper avec les orteils, ce qui facilite le maintien de l'équilibre. L'ambiance est également importante, diffusez une musique que vous aimez et coupez le téléphone. Il vaut mieux enchaîner toute la séance plutôt que commencer et s'interrompre.

Cheminez à votre propre vitesse

Le premier contact est souvent frustrant. Le débutant a l'impression qu'il n'arrivera à rien. Ne vous précipitez pas, avancez à votre rythme. Souvenez-vous qu'il n'y a pas d'esprit de compétition en yoga, tout se passe entre vous et seulement vous, qui allez apprendre de vos propres réponses et réactions. Votre pratique du yoga va être un reflet de votre état mental, physique, émotionnel et spirituel. Certains *asanas* vous plairont beaucoup, vous en détesterez d'autres. C'est normal. Mais ceux qui sont le plus utiles à votre équilibre sont ceux que vous n'aimez pas faire. Vous vous apercevrez également que certaines postures asymétriques sont plus faciles à faire d'un côté que de l'autre. C'est toute la question de l'équilibre entre les énergies féminine et masculine. Gardez l'esprit en éveil.

Un *asana* que vous trouvez difficile paraîtra très simple à quelqu'un d'autre. Surtout, ne vous découragez pas. En pratiquant régulièrement, vous allez vous surprendre vous-même. Au cours de trente ans d'enseignement, j'ai vu la joie et la surprise de nombreux élèves qui arrivaient à maîtriser des postures qu'ils s'imaginaient tout à fait incapables d'aborder.

Toute pensée se forme dans l'esprit, aussi si vous préparez votre esprit et si vous vous lancez un défi, vous obtiendrez des résultats pour vous-même. Faites preuve de patience et fixez-vous des objectifs progressifs. Les progrès se font par étapes. Les premiers changements physiques visibles concernent la souplesse, la force et l'endurance. Ils sont accompagnés par un sens croissant du calme intérieur. Vos niveaux d'énergie vont augmenter et vous allez vous sentir vivifié. Dans un second temps, vous parviendrez plus facilement à vous concentrer au cours de vos séances de yoga et vous vous sentirez plus apte à contrôler votre vie. Dans un troisième temps, vous aurez l'impression d'être une nouvelle personne. Votre être physique, mental et spirituel sera unifié. Vous sentirez immédiatement la différence, la joie intérieure vous envahira.

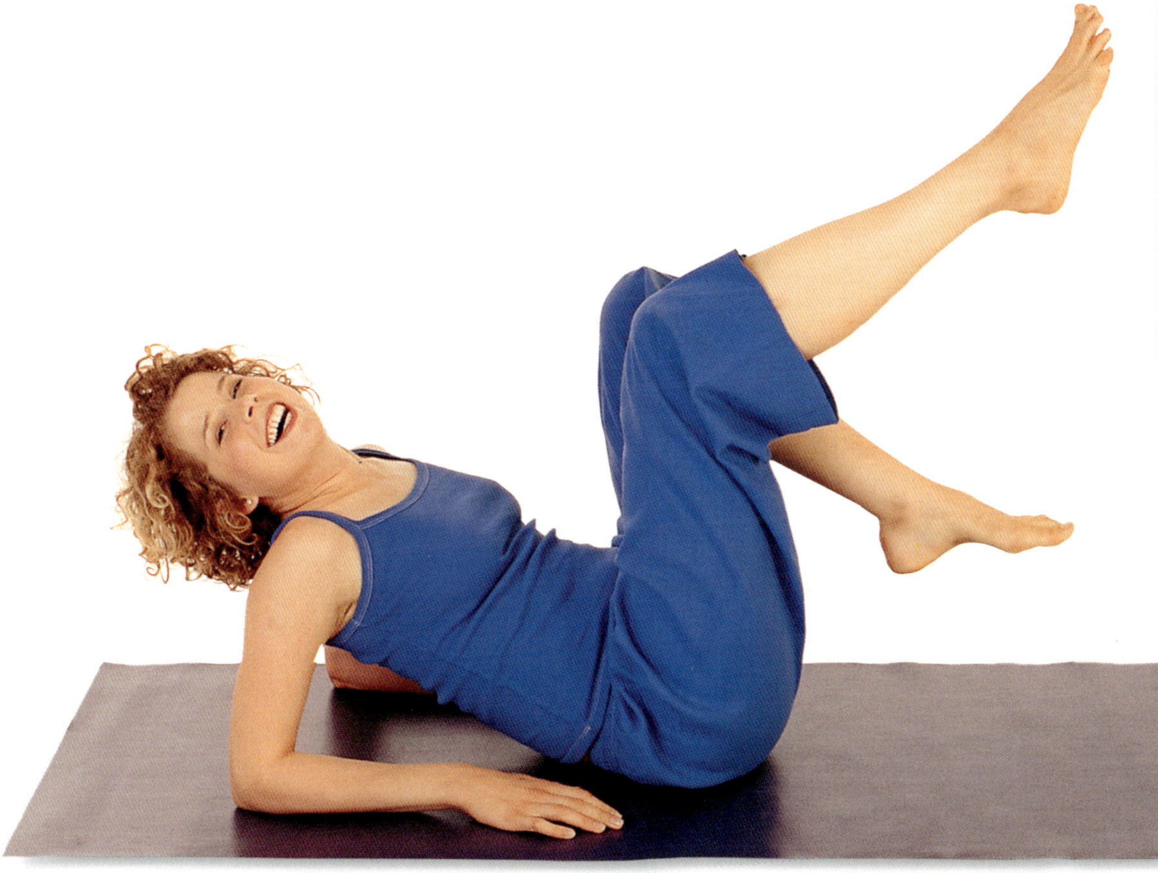

Faut-il changer de mode de vie ?

Des élèves m'ont souvent demandé s'ils devaient changer leur alimentation ou leur mode de vie. Le yoga prône la modération et non l'interdiction. Quand vous commencerez à pratiquer le yoga, vous trouverez votre équilibre. Quand vous serez en harmonie avec vous-même, vous saurez ce que vous pouvez ou ne pouvez pas manger, quelles sont les habitudes qui peuvent demeurer inchangées et comment introduire la modération dans votre mode de vie.

Précautions d'usage et contre-indications

Cet ouvrage s'adresse à des personnes en bonne santé, si vous avez le moindre problème d'ordre médical, demandez l'avis d'un médecin. Si vous êtes enceinte, ne faites pas de posture inversée, où les jambes seraient plus hautes que la tête, ce qui pourrait provoquer une rétroversion de l'utérus, les postures sur le ventre sont également déconseillées. Ne faites pas de yoga l'estomac plein. Attendez deux heures après un repas léger ou quatre heures après un repas copieux. Certains débutants ressentent des nausées ou des vertiges. C'est tout à fait normal. Les nausées sont provoquées par les toxines présentes dans l'organisme. Le yoga facilite l'évacuation de ces poisons que l'alcool, le tabac, les substances médicamenteuses et la pollution ont contribué à former. L'afflux d'oxygène peut provoquer une sensation d'ivresse. Ces réactions disparaissent rapidement et ne devraient pas vous dissuader de continuer.

La bonne posture

Une posture correcte est à la base de tous les exercices de yoga. Pensez qu'il y a un fil au sommet de votre tête qui vous tire vers le haut. Si vous êtes debout, assurez-vous que le poids de votre corps est bien réparti entre les orteils et les talons. Soulevez-vous sur la pointe des pieds ; si vous avez tendance à basculer vers l'avant ou vers l'arrière, c'est que votre posture n'est pas bonne.

Cette posture debout est appelée *Tadasana* ou la Montagne. Vous devez vous sentir aussi fort et inébranlable qu'une montagne. Regardez droit devant vous. Gardez la tête haute, les épaules vers l'arrière, la poitrine ouverte, les jambes tendues. Au début, vous pouvez vous placer contre un mur pour vérifier votre alignement.

Progressivement, vous apprendrez à reconnaître si votre posture est correcte. Cette posture permet d'acquérir de l'équilibre et de fixer son attention. Elle paraît très simple, mais elle exige de la concentration et encourage une vision positive de la vie.

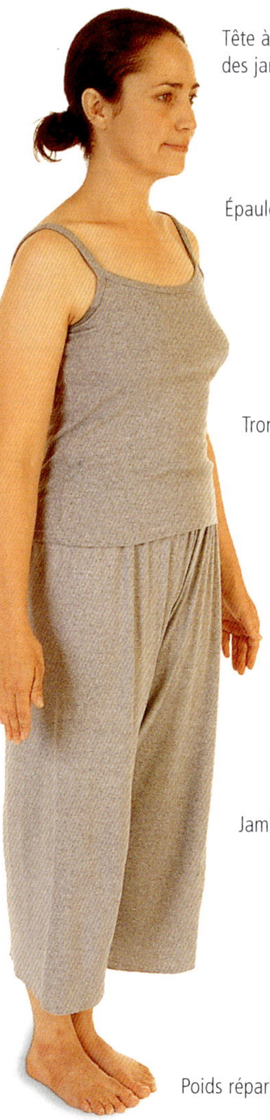

1 Debout, pieds joints, bras le long du corps, tête droite, regardez droit devant vous. Ayez la sensation qu'un fil vous tire vers le haut. Ouvrez la poitrine et gardez les épaules basses. Dans cette position, faites 5 à 7 respirations profondes. Essayez de tourner votre attention vers l'intérieur et restez aussi immobile que possible pour fixer votre esprit.

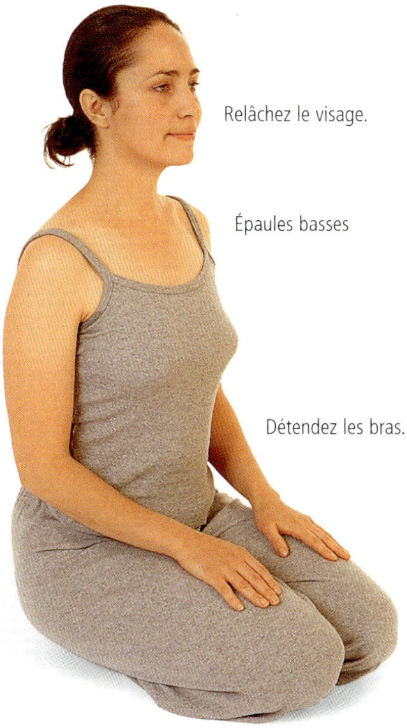

2 Asseyez-vous sur les talons, posez les mains sur les cuisses et regardez devant vous.

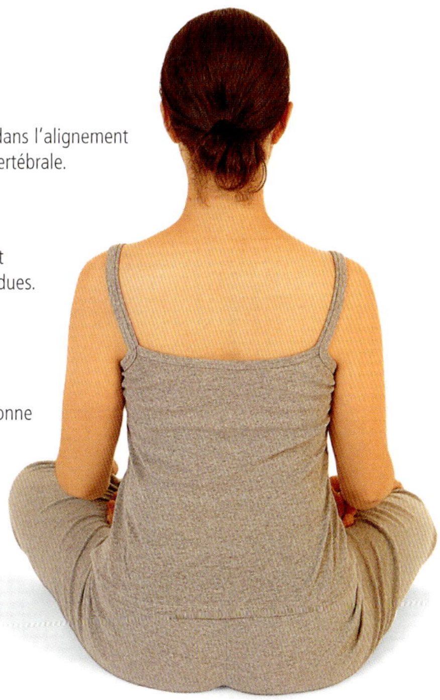
Gardez la tête dans l'alignement de la colonne vertébrale.
Les épaules sont basses et détendues.
Étirez la colonne vertébrale.

3 Asseyez-vous en tailleur, dos droit et étiré vers le haut. Une bonne posture donne confiance et améliore l'apparence. Elle permet d'acquérir ou de retrouver une attitude mentale positive.

La respiration

La respiration est la source de la vie et les exercices respiratoires du yoga *(Pranayama)* vous enseignent comment profiter au maximum de votre potentiel énergétique. Le yoga préconise de respirer par le nez et à partir du diaphragme. À l'inspiration, le ventre s'arrondit ; à l'expiration, il se creuse. Chaque cellule corporelle est nourrie par l'apport en oxygène. Le sang oxygéné alimente et régénère tous les organes internes. L'inspiration fournit l'énergie vitale *(prana)* au corps, et l'expiration permet d'éliminer les toxines. Une bonne respiration a les vertus d'un tranquillisant naturel. Plus vous respirez profondément, plus votre esprit est calme, c'est une réaction automatique. La respiration profonde stabilise les pensées et facilite la concentration.

De trop nombreuses personnes ne savent pas respirer et privent littéralement leur organisme d'oxygène. Les techniques respiratoires du yoga vous apprennent à augmenter votre capacité respiratoire. Essayez de ressentir une différence quand vous respirez par la narine gauche ou par la narine droite. Par la narine droite circule l'énergie masculine, plus chaude et plus forte, par la narine gauche circule l'énergie féminine, plus fraîche et plus douce.

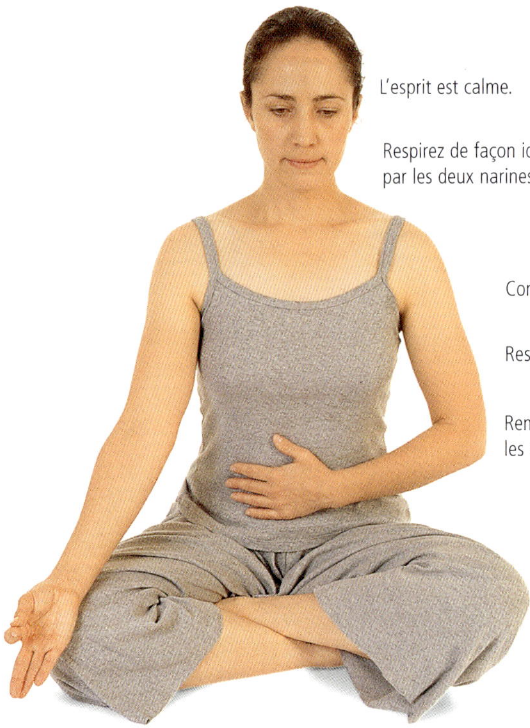

L'esprit est calme.
Respirez de façon identique par les deux narines.
Concentrez-vous sur la respiration.
Respirez profondément et régulièrement.
Remplissez et videz pareillement les deux poumons.

1 Asseyez-vous sur le sol dans une position confortable, colonne vertébrale bien étirée. Le pouce et l'index de la main droite forment un cercle. La main gauche est posée sur le ventre ou au niveau du diaphragme. Concentrez-vous sur la respiration.

Concentrez-vous sur la respiration.

Relâchez les muscles du visage.

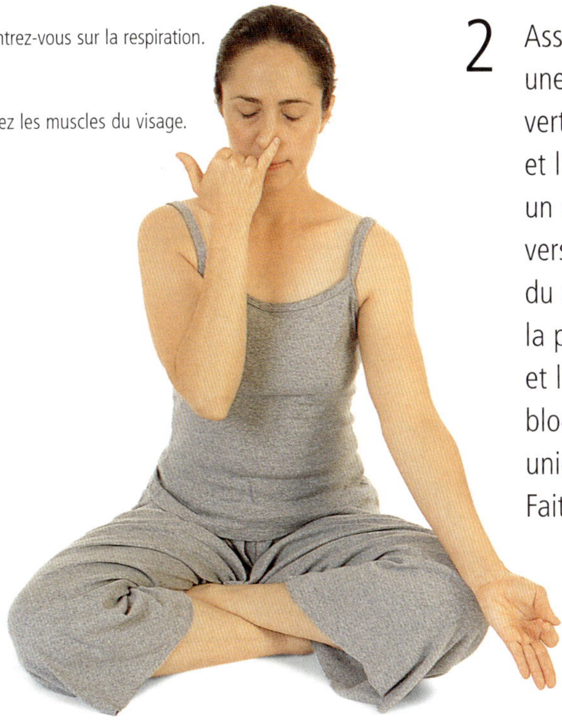

2 Asseyez-vous sur le sol dans une position confortable, colonne vertébrale bien étirée. Le pouce et l'index de la main gauche forment un cercle, la paume est tournée vers le haut. Pliez les trois doigts du milieu de la main droite dans la paume et étirez le pouce et l'auriculaire. Avec l'auriculaire, bloquez la narine gauche et respirez uniquement par la narine droite. Faites une série de 10 respirations.

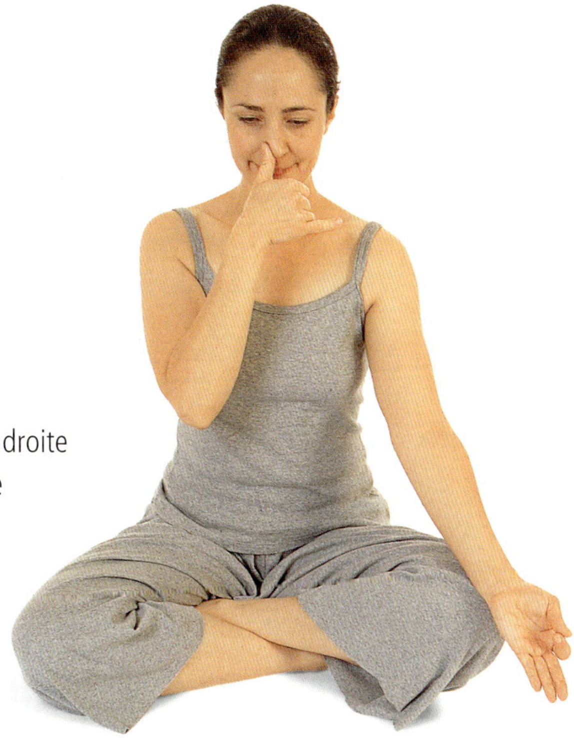

3 Bloquez maintenant la narine droite avec le pouce. Faites une série de 10 respirations.

Salutation au soleil

Cet enchaînement sollicite tour à tour tous les muscles, c'est l'échauffement yoga par excellence. Associé à une respiration correcte, c'est un exercice d'éveil, idéal pour commencer la journée. Il est décomposé en dix-neuf étapes qui s'enchaînent par le biais de mouvements *(vinyasa)* destinés à donner de la fluidité à l'ensemble. Passez d'une position à une autre comme si vous dansiez. Évitez les mouvements brusques et harmonisez respiration et mouvement.

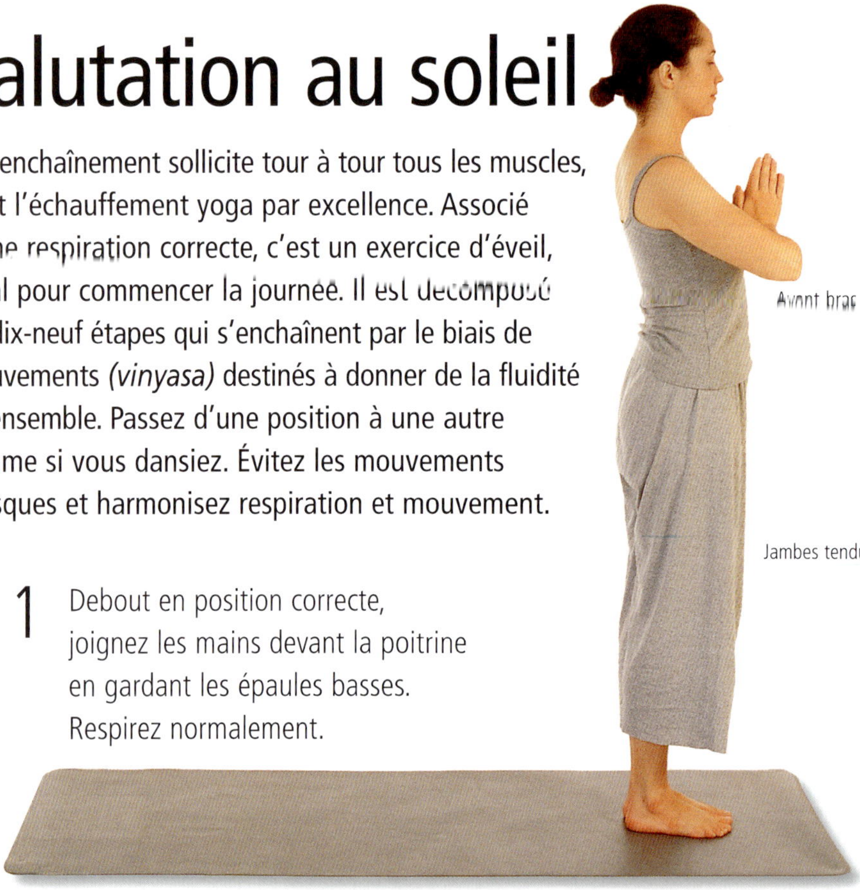
Avant bras horizontaux
Jambes tendues

1 Debout en position correcte, joignez les mains devant la poitrine en gardant les épaules basses. Respirez normalement.

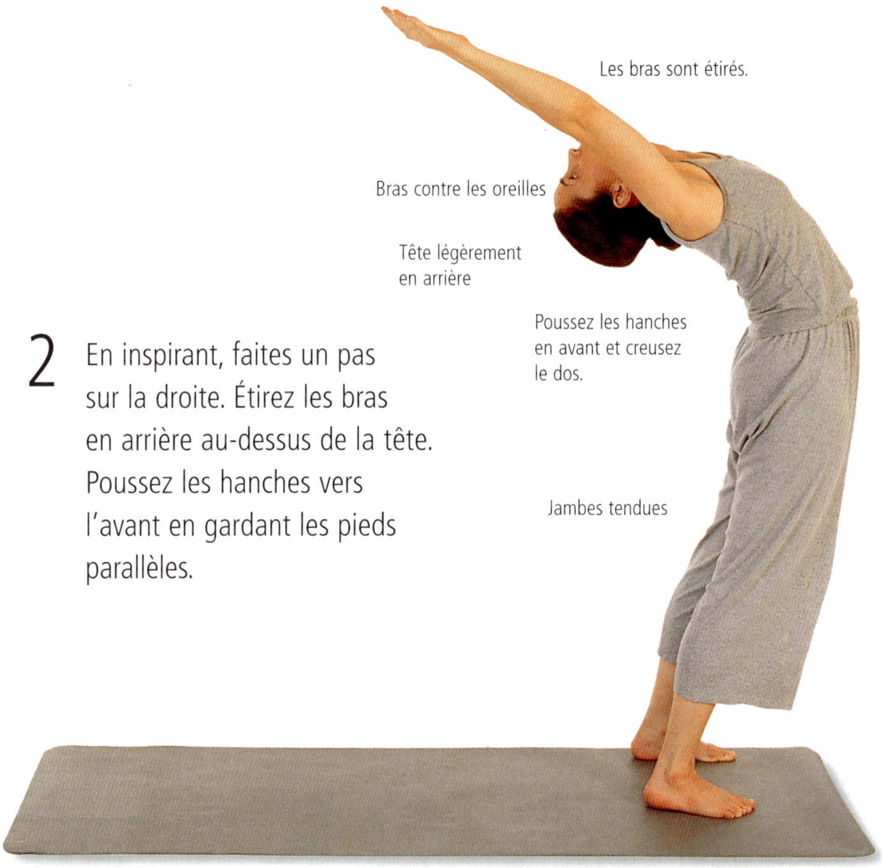
Les bras sont étirés.
Bras contre les oreilles
Tête légèrement en arrière
Poussez les hanches en avant et creusez le dos.
Jambes tendues

2 En inspirant, faites un pas sur la droite. Étirez les bras en arrière au-dessus de la tête. Poussez les hanches vers l'avant en gardant les pieds parallèles.

3 En expirant, rejoignez les pieds et baissez les bras. Étirez-vous vers le bas pour saisir vos chevilles afin d'amener le front vers les genoux.

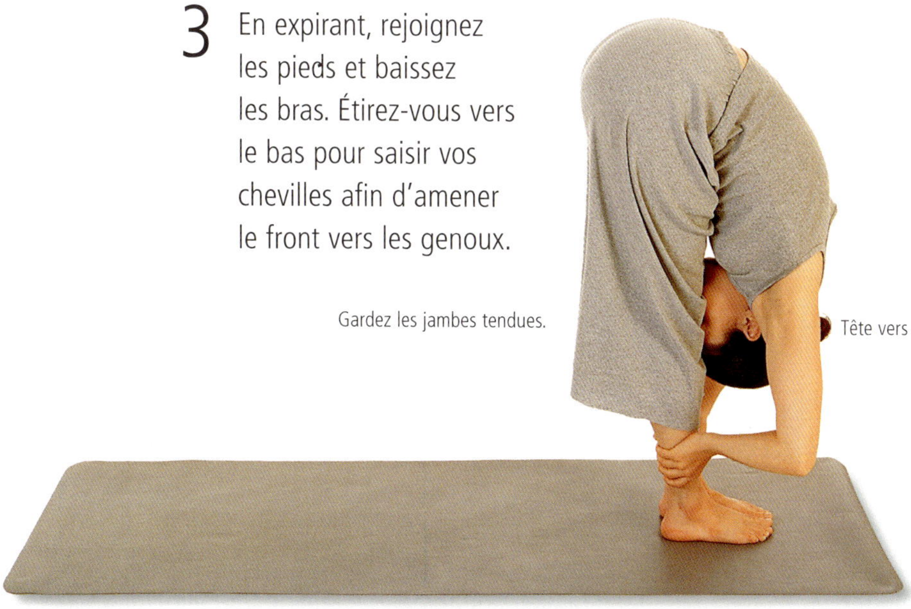

4 Posez les mains à plat sur le sol pour vous préparer au mouvement suivant. Si vous avez du mal à garder les jambes tendues, pliez légèrement les genoux.

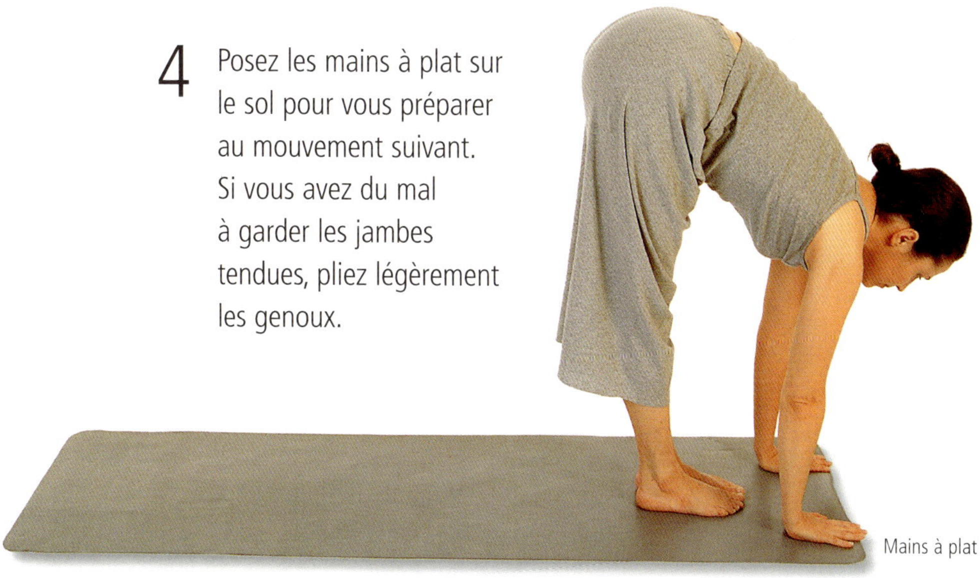

suite ▸

5 En inspirant, portez la jambe droite en arrière. Prenez appui sur les orteils et pliez le genou gauche. C'est la position de départ du sprinteur.

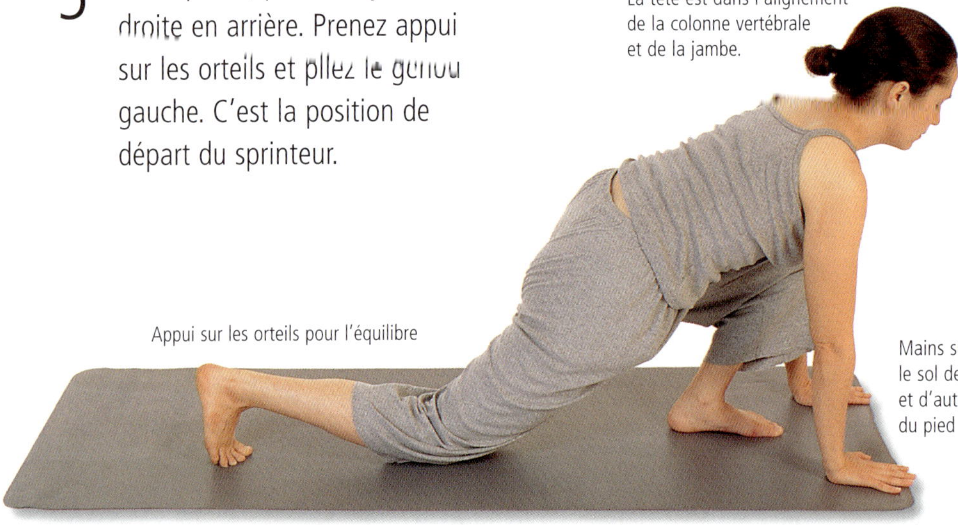
La tête est dans l'alignement de la colonne vertébrale et de la jambe.
Appui sur les orteils pour l'équilibre
Mains sur le sol de part et d'autre du pied gauche

6 Posez le genou droit sur le sol. Veillez à ce qu'il n'y ait pas trop de poids sur la rotule pour éviter les blessures. Étirez la colonne vertébrale vers le haut en étirant les bras au-dessus de la tête, mains jointes. Maintenez l'étirement quelques secondes en respirant normalement.

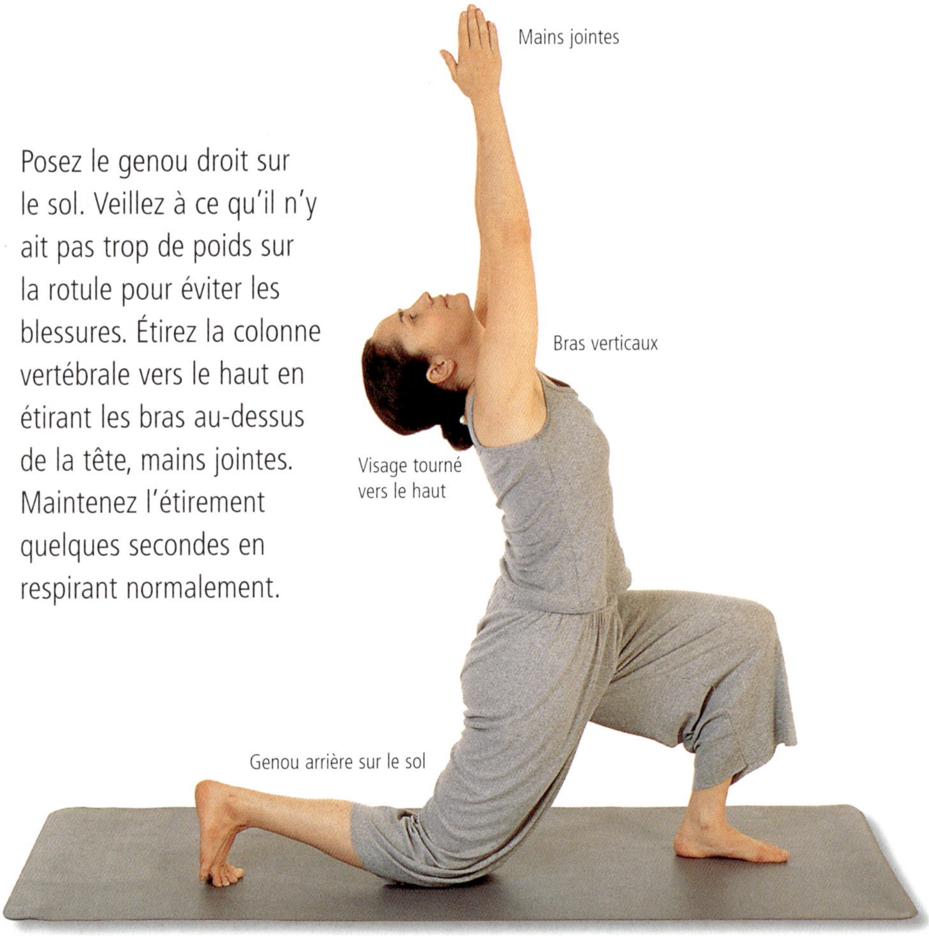
Mains jointes
Bras verticaux
Visage tourné vers le haut
Genou arrière sur le sol

7 Revenez dans la position de l'étape 5 et laissez aller le menton vers le genou.

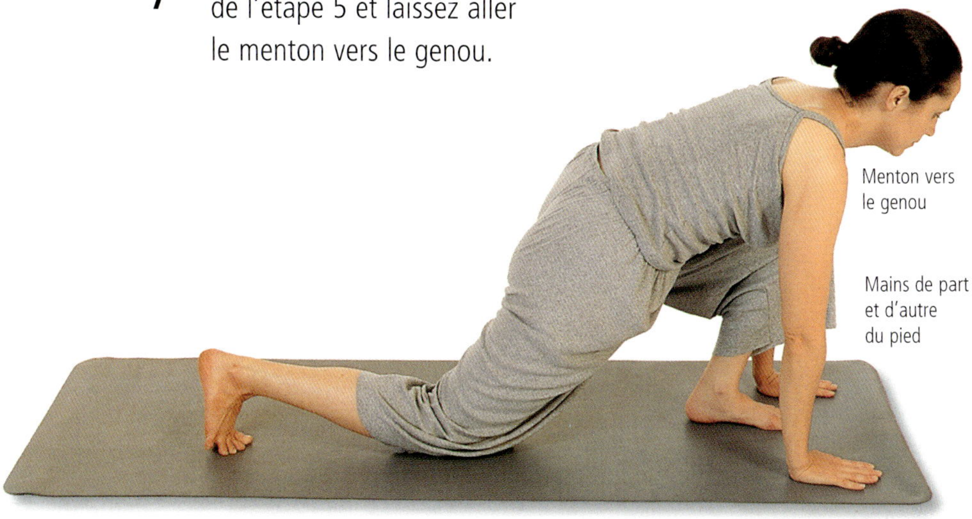
Menton vers le genou
Mains de part et d'autre du pied

8 Laissez les mains à plat sur le sol et, en inspirant, étirez les jambes vers l'arrière. Gardez les bras tendus et répartissez votre poids sur les mains et les pieds. Gardez le menton relevé.

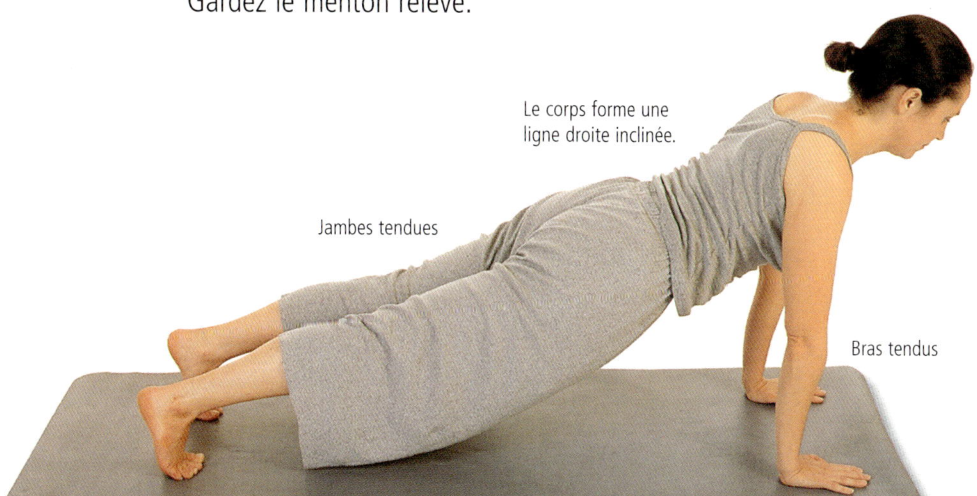
Maintenez la tête.
Le corps forme une ligne droite inclinée.
Jambes tendues
Bras tendus

suite ▶

9 En expirant, posez les genoux sur le sol et portez le regard sur vos mains.

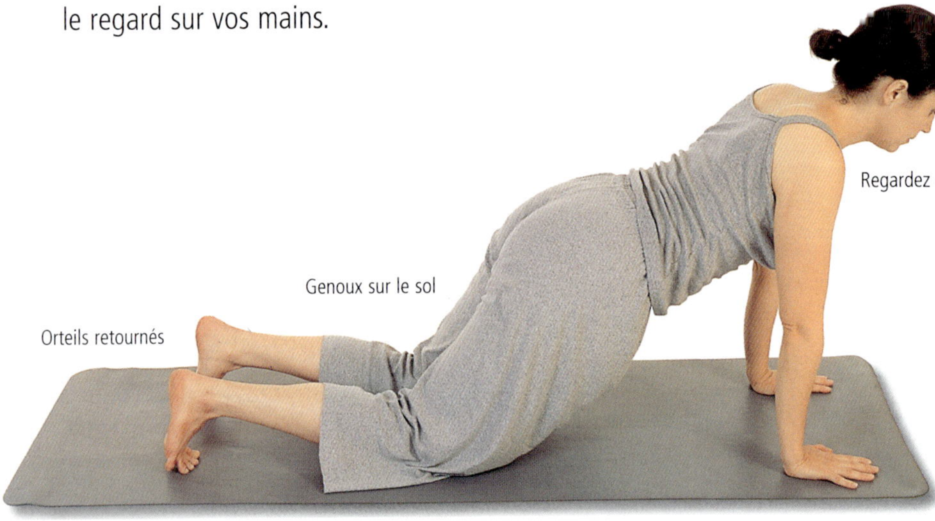
Regardez en bas.
Genoux sur le sol
Orteils retournés

10 En continuant à expirer, asseyez-vous sur les talons en étirant les bras vers l'avant pour détendre la colonne vertébrale.

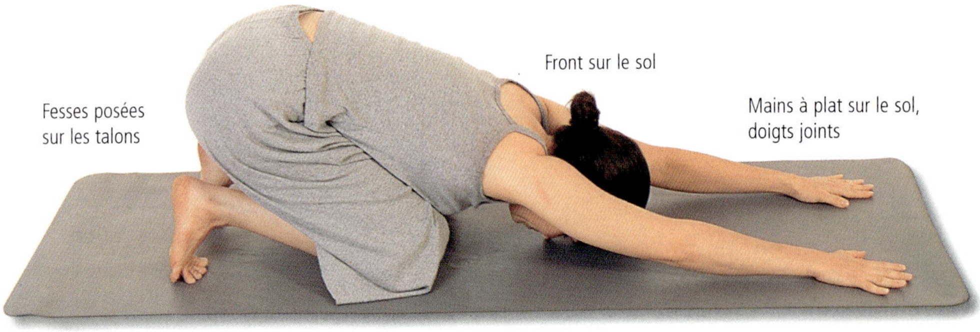
Front sur le sol
Fesses posées
sur les talons
Mains à plat sur le sol,
doigts joints

11 En inspirant, soulevez les fesses, creusez le dos, menton au ras du sol, et fléchissez les coudes en les écartant.

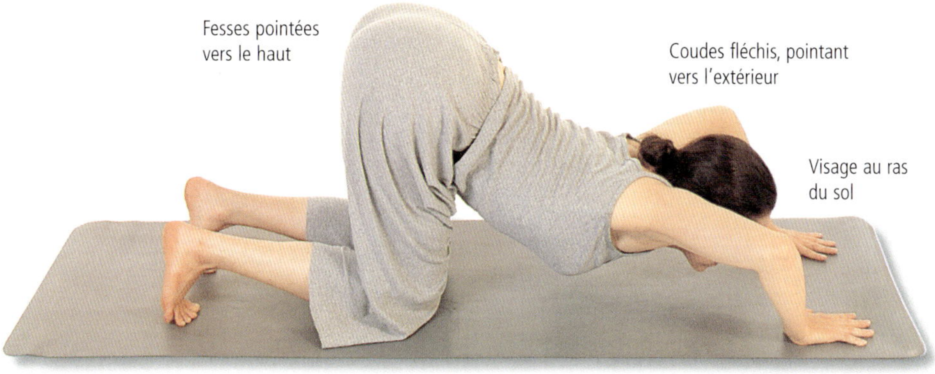

Fesses pointées vers le haut

Coudes fléchis, pointant vers l'extérieur

Visage au ras du sol

12 En continuant à inspirer, déplacez-vous vers l'avant en glissant la poitrine et le menton au ras du sol.

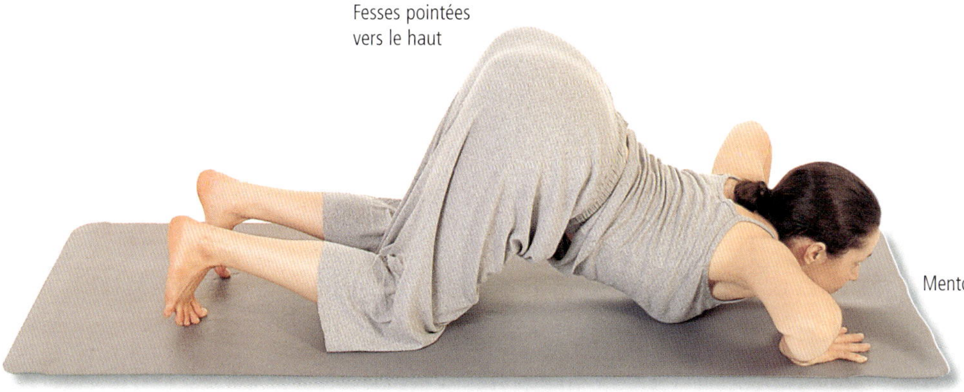

Fesses pointées vers le haut

Menton vers le sol

suite ▶

13 Toujours en inspirant, baissez le bassin et tendez les bras comme dans la posture du Cobra. Creusez le dos et tournez le visage vers le haut. En expirant, soulevez le corps pour revenir à la position de l'étape 8. Respirez normalement.

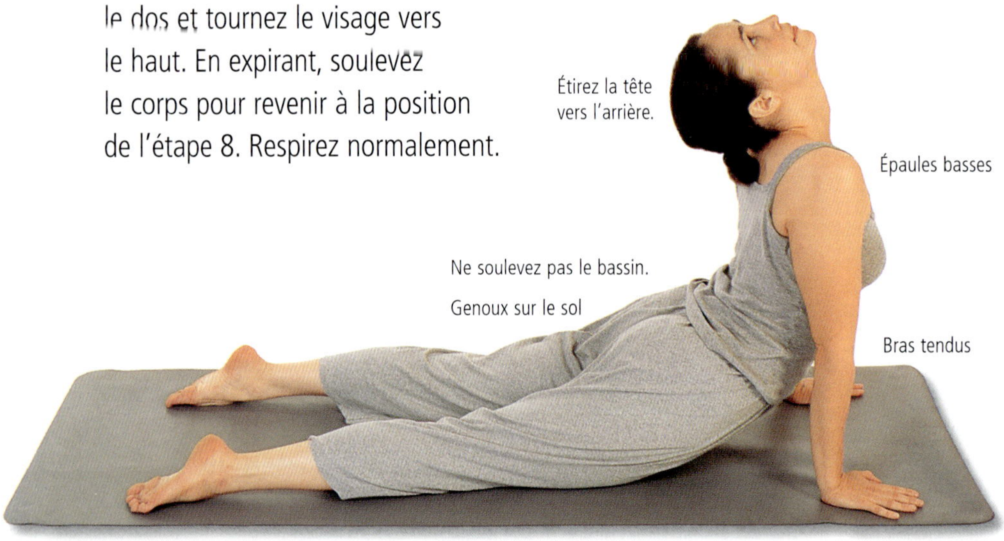
Regardez vers le haut.
Étirez la tête vers l'arrière.
Épaules basses
Ne soulevez pas le bassin.
Genoux sur le sol
Bras tendus

14 Inspirez puis, en expirant, pointez les fesses vers le haut et étirez la colonne vertébrale. Essayez de ne pas décoller les talons et ressentez l'étirement des pieds jusqu'aux doigts. Tenez quelques secondes, en respirant normalement, cette posture du Chien.

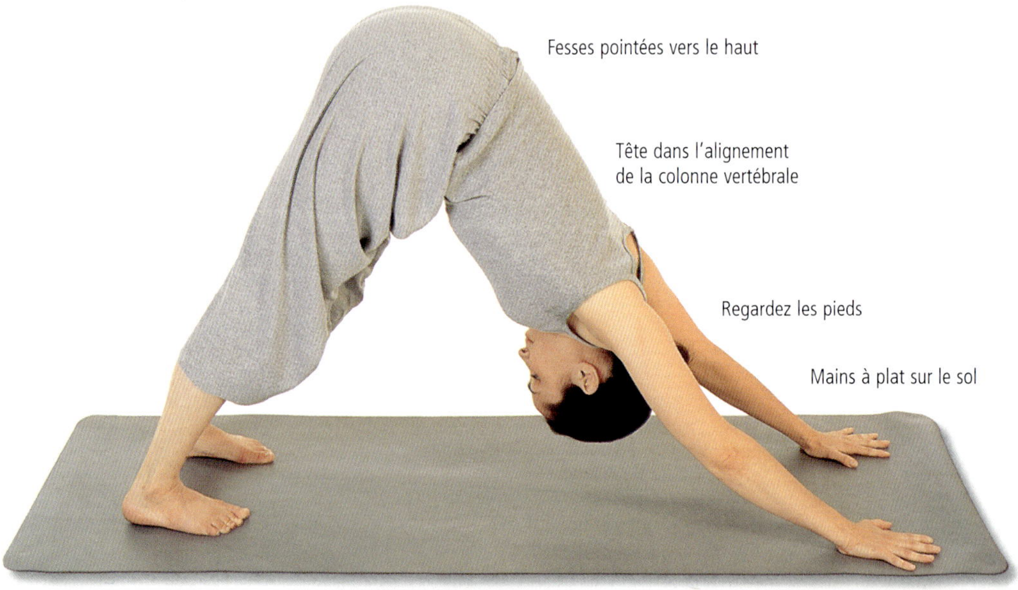
Fesses pointées vers le haut
Tête dans l'alignement de la colonne vertébrale
Regardez les pieds
Mains à plat sur le sol

15 Revenez à l'étape 5, mais avec la jambe gauche en arrière, le genou droit fléchi et les mains à plat sur le sol de part et d'autre du pied droit. Regardez devant vous.

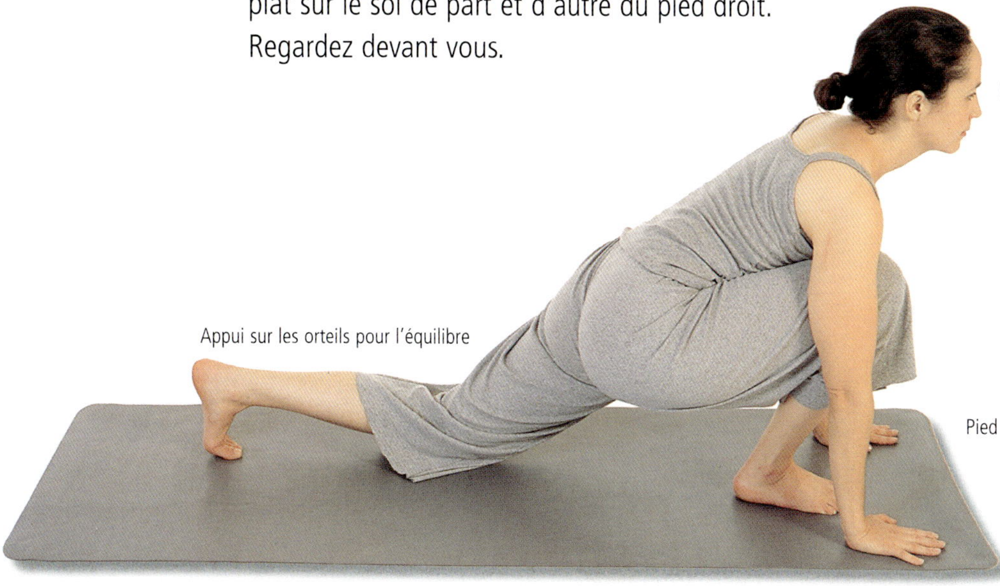

Tête dans l'alignement de la colonne vertébrale
Regardez devant.
Appui sur les orteils pour l'équilibre
Pied à plat sur le sol
Mains à plat sur le sol

16 En inspirant, revenez à l'étape 6, mais avec la position des jambes inversée. Gardez la position quelques secondes en respirant normalement.

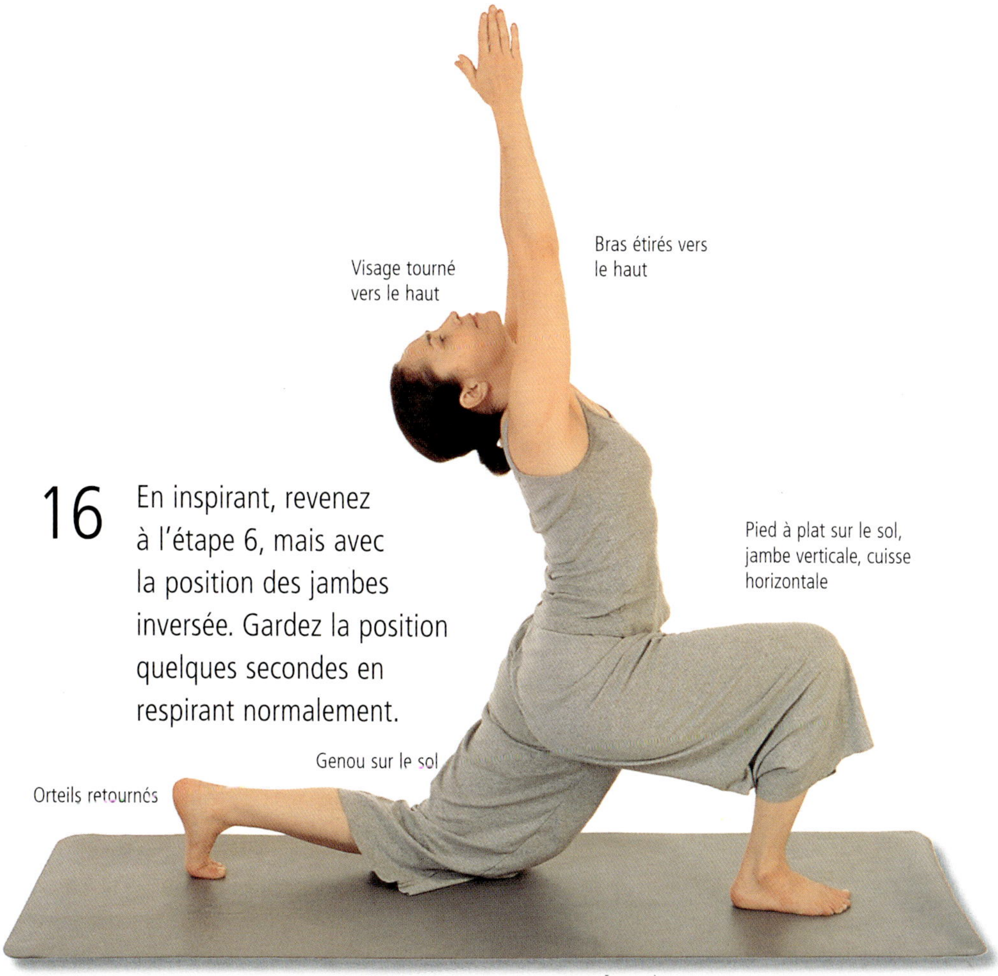

Visage tourné vers le haut
Bras étirés vers le haut
Pied à plat sur le sol, jambe verticale, cuisse horizontale
Genou sur le sol
Orteils retournés

suite ▶

17 En expirant, allez poser les mains de part et d'autre du pied droit (position 15), puis ramenez le pied gauche contre le pied droit en soulevant le bassin (position 4) et reprenez la position 3.

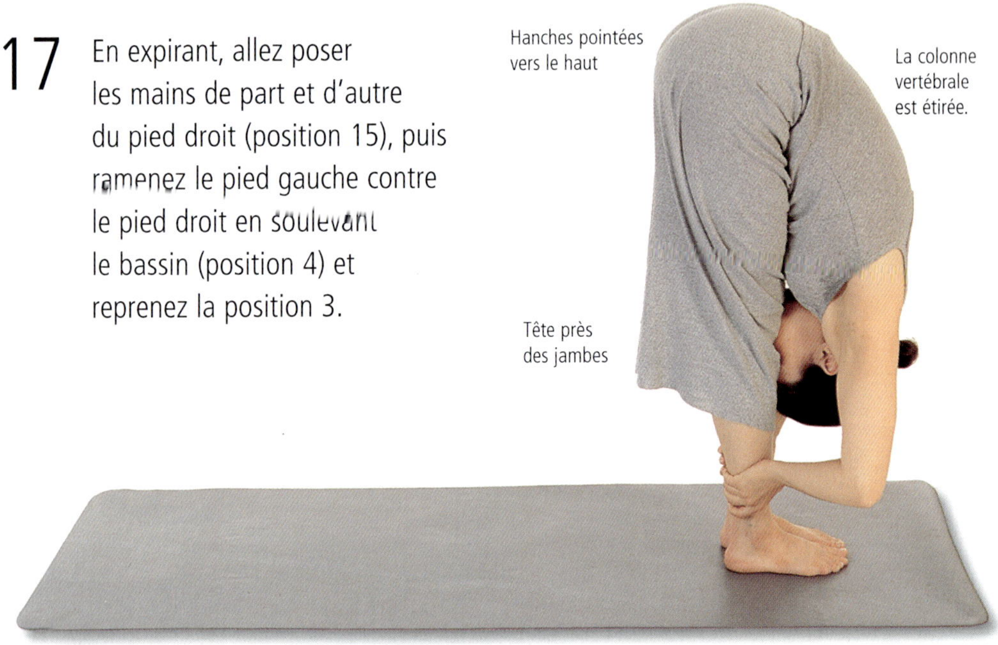
Hanches pointées vers le haut
La colonne vertébrale est étirée.
Tête près des jambes

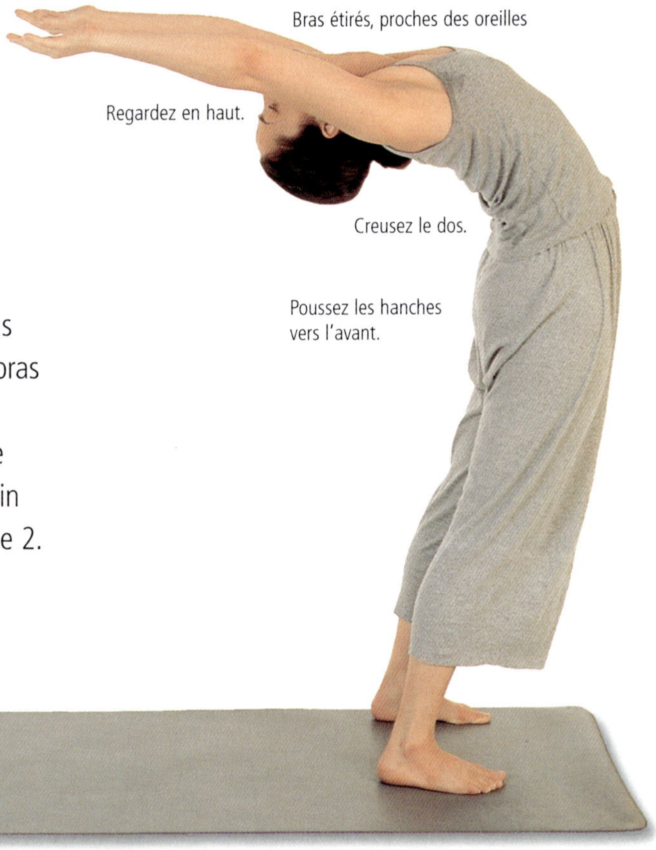
Doigts joints, paumes vers le haut
Bras étirés, proches des oreilles
Regardez en haut.
Creusez le dos.
Poussez les hanches vers l'avant.

18 En inspirant, faites un pas sur la gauche, étirez les bras au-dessus de la tête et arquez-vous vers l'arrière en vous étirant le plus loin possible, comme à l'étape 2.

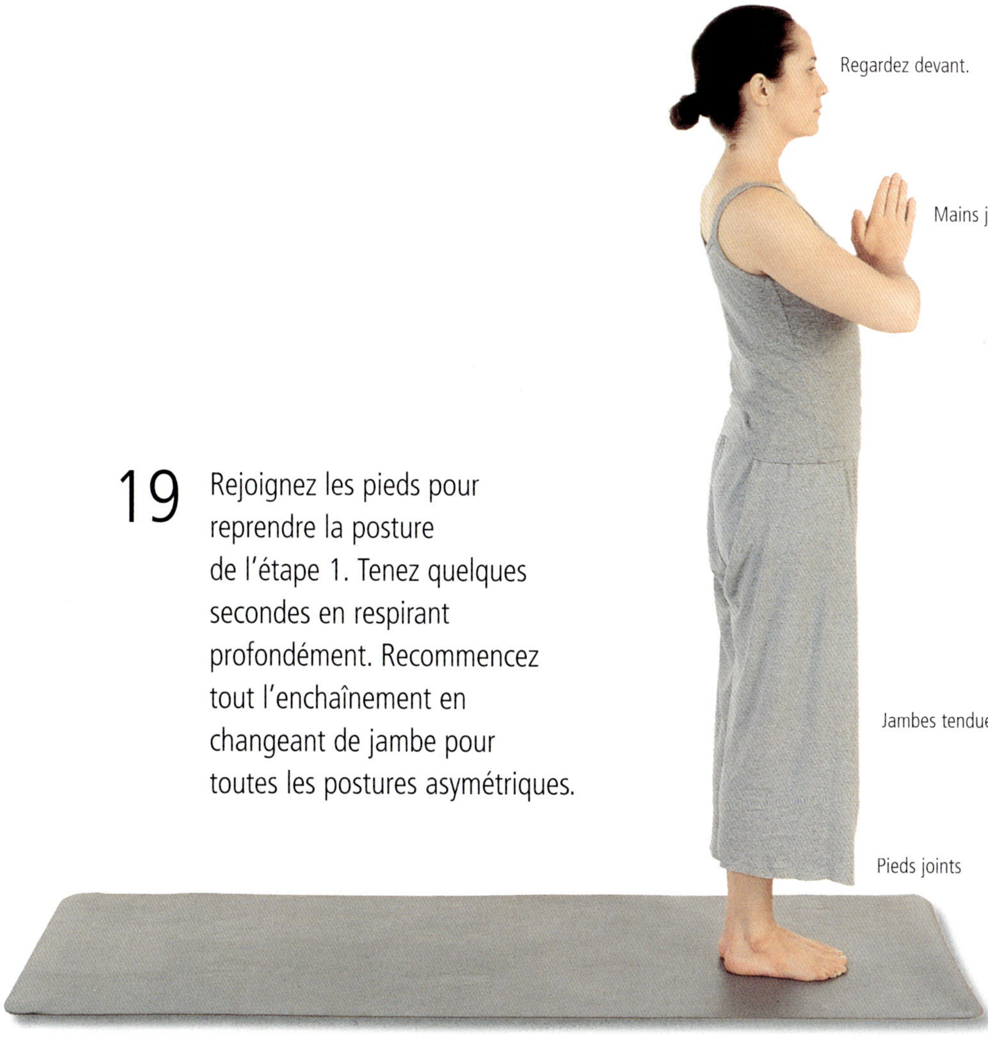

19 Rejoignez les pieds pour reprendre la posture de l'étape 1. Tenez quelques secondes en respirant profondément. Recommencez tout l'enchaînement en changeant de jambe pour toutes les postures asymétriques.

exercices & postures

Pratiquer le yoga est un bon moyen de rester en forme. Être en forme, c'est avoir une activité physique normale sans ressentir de fatigue. Vous n'avez pas besoin de posséder la force ni l'endurance d'un marathonien, mais vous devez pouvoir accomplir vos activités habituelles tout en conservant une réserve d'énergie.

Les différentes composantes de la forme

Pour être en forme, il faut remplir plusieurs conditions. La première concerne les fonctions cardio-respiratoires : cœur, poumons et vaisseaux sanguins doivent être en bon état. La résistance à la maladie est ainsi accrue et les risques de troubles cardiaques, de diabète et de cancer sont moindres.

La seconde concerne le tonus musculaire, qui conditionne la force et la résistance. Si l'activité physique est insuffisante, les masses musculaires fondent, ce qui affaiblit et altère équilibre et coordination.

La troisième est relative à la souplesse. En vieillissant, muscles et tendons perdent une partie de leur élasticité. La conséquence en est une réduction de la mobilité des articulations et plus particulièrement des genoux, des épaules, des coudes et de la colonne vertébrale. Cette perte de souplesse et de mobilité accroît le risque de douleurs et de blessures.

La quatrième est liée au pourcentage de graisse corporelle.

Il est de plus en plus certain, lorsqu'on s'appuie sur des résultats d'études scientifiques, que le yoga aide à conserver une forme optimale.

En quoi le yoga est-il différent ?

La caractéristique du yoga est la combinaison d'étirements et de postures maintenues pendant un temps plus ou moins long. Les étirements atténuent les tensions provoquées par le stress et, associés aux techniques de respiration du yoga, ils tonifient et façonnent les muscles tout en stimulant l'énergie. Les postures permettent d'acquérir de la force et de l'endurance. Passer rapidement d'un mouvement à un autre comme le proposent l'aérobic ou la danse consomme de l'énergie au lieu de l'accroître.

Le yoga modifie progressivement votre apparence physique en l'améliorant. Les muscles prennent leur juste volume, vos habitudes changent, vous manifestez plus de modération. Vous avez moins d'envies irrésistibles de faire des excès et vous allez perdre du poids, si vous avez des kilos en trop. Pour être en grande forme, vous n'avez pas besoin de vous mettre au régime.

Échauffements

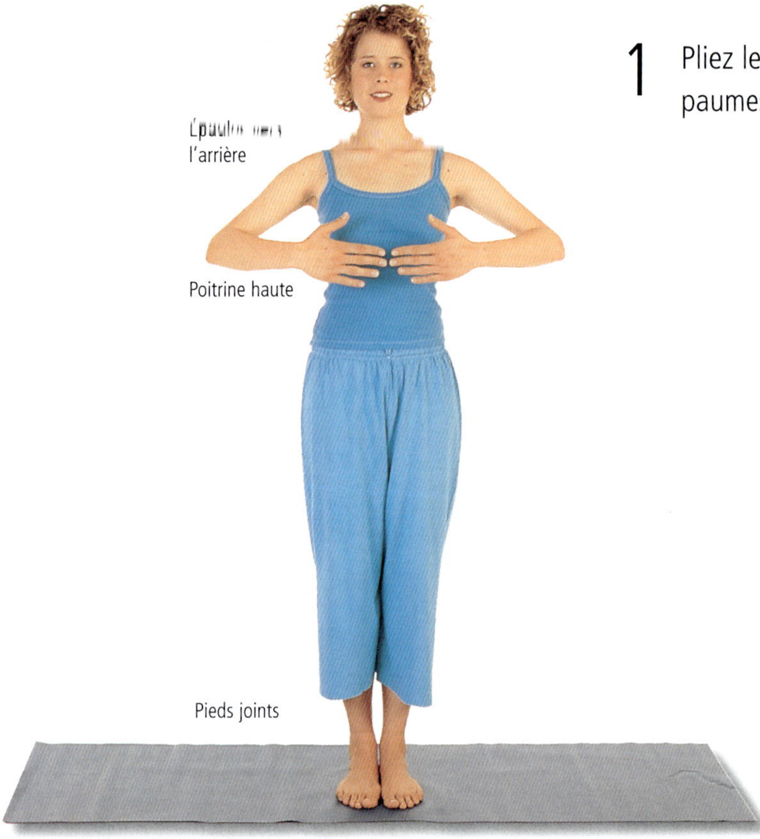

Épaules vers
l'arrière
Poitrine haute
Pieds joints

1 Pliez les bras devant vous, paumes face à la poitrine.

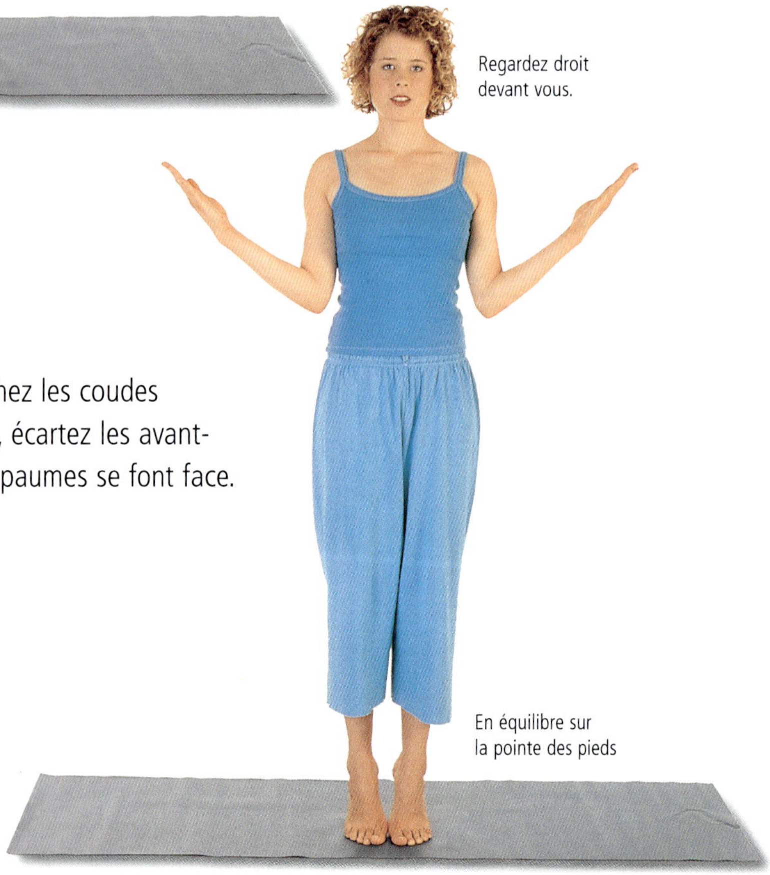

Regardez droit
devant vous.
En équilibre sur
la pointe des pieds

2 Rapprochez les coudes du corps, écartez les avant-bras, les paumes se font face.

3 Baissez les avant-bras en gardant les coudes près du corps.

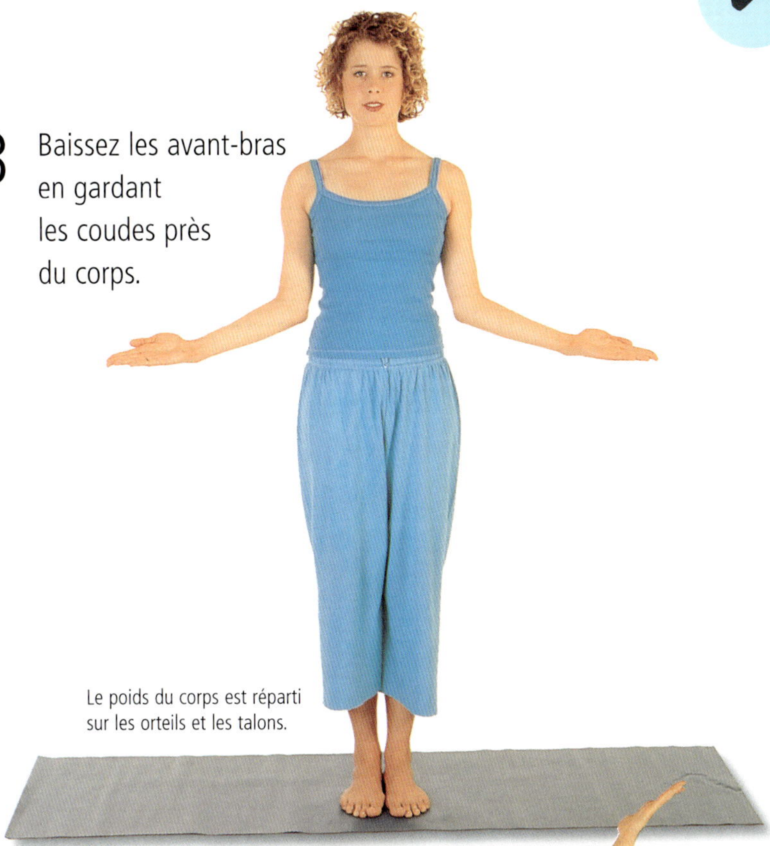

Le poids du corps est réparti sur les orteils et les talons.

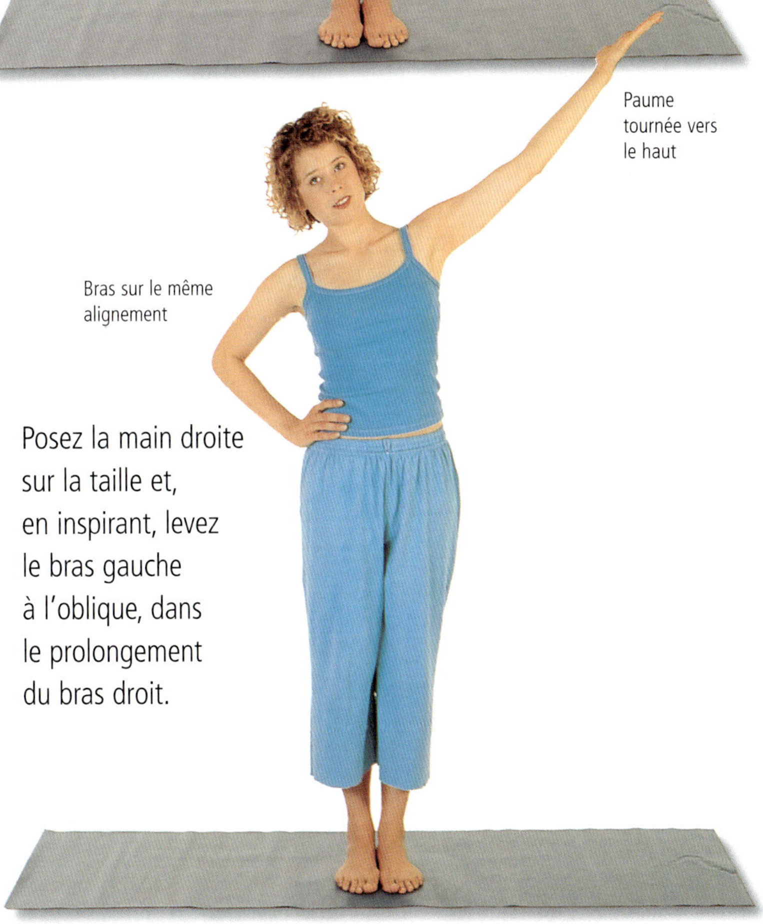

Paume tournée vers le haut

Bras sur le même alignement

4 Posez la main droite sur la taille et, en inspirant, levez le bras gauche à l'oblique, dans le prolongement du bras droit.

suite ▶

BIENFAITS

Cette série de mouvements a pour but d'échauffer les muscles avant de commencer la séance de yoga proprement dite, afin d'éviter les blessures musculaires. Avant de commencer, concentrez-vous sur la respiration ; inspirez et expirez par le nez afin de vous recentrer sur votre corps et de calmer votre esprit. S'étirer vers le haut et latéralement assouplit la nuque et les épaules et facilite la circulation de l'énergie le long de la colonne vertébrale. Ce regain d'énergie vous permettra d'enchaîner les postures avec la grâce d'un danseur.

Physique

- Améliore la souplesse
- Augmente le niveau d'énergie

Mental

- Facilite la concentration

Bien-être global

- Active la circulation

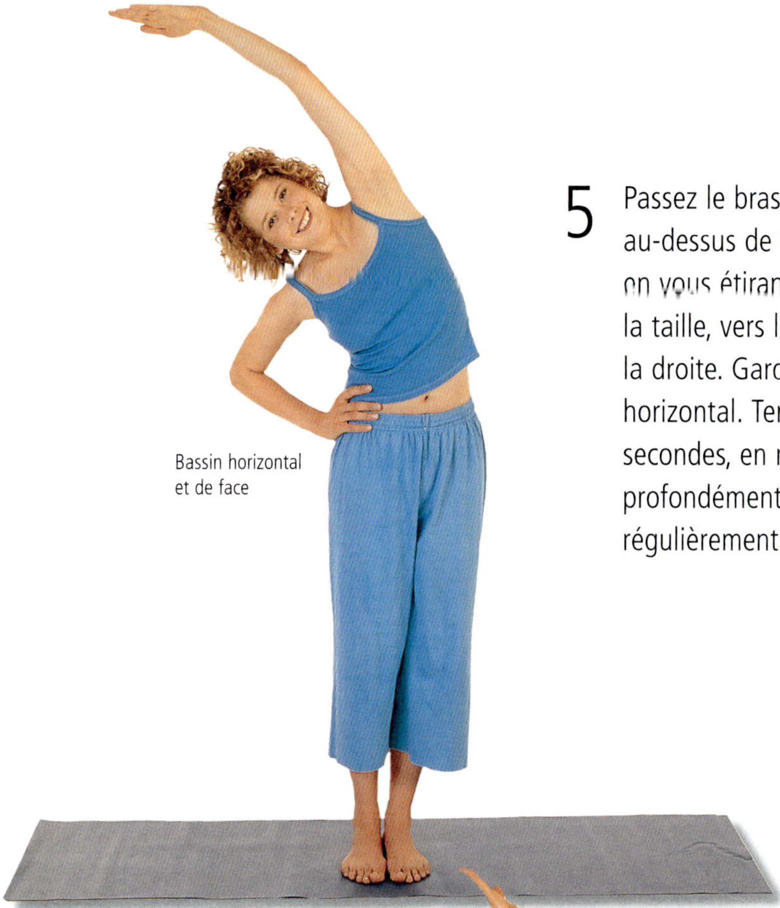

Bassin horizontal
et de face

5 Passez le bras gauche au-dessus de la tête en vous étirant, à partir de la taille, vers le haut et vers la droite. Gardez le bassin horizontal. Tenez quelques secondes, en respirant profondément et régulièrement.

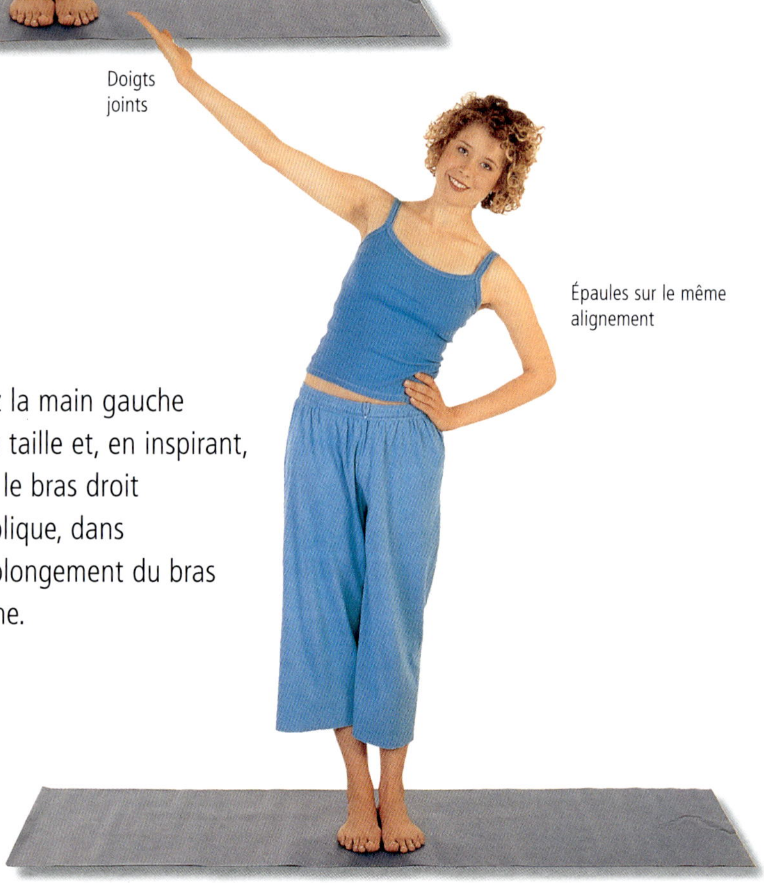

Doigts
joints

Épaules sur le même
alignement

6 Posez la main gauche sur la taille et, en inspirant, levez le bras droit à l'oblique, dans le prolongement du bras gauche.

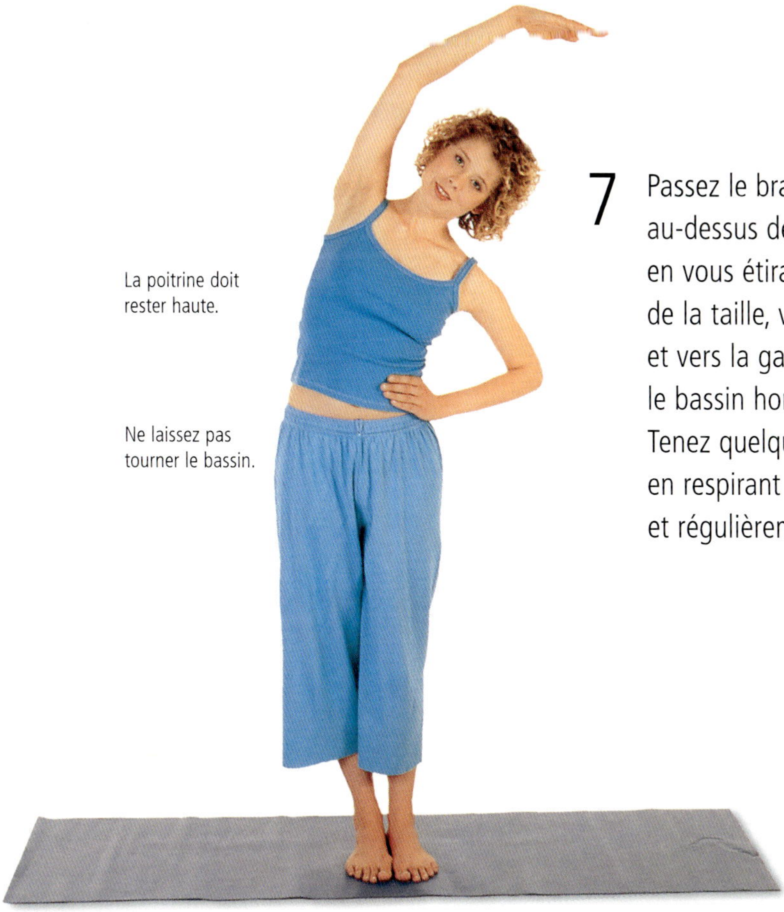
La poitrine doit rester haute.
Ne laissez pas tourner le bassin.

7 Passez le bras droit au-dessus de la tête en vous étirant, à partir de la taille, vers le haut et vers la gauche. Gardez le bassin horizontal. Tenez quelques secondes, en respirant profondément et régulièrement.

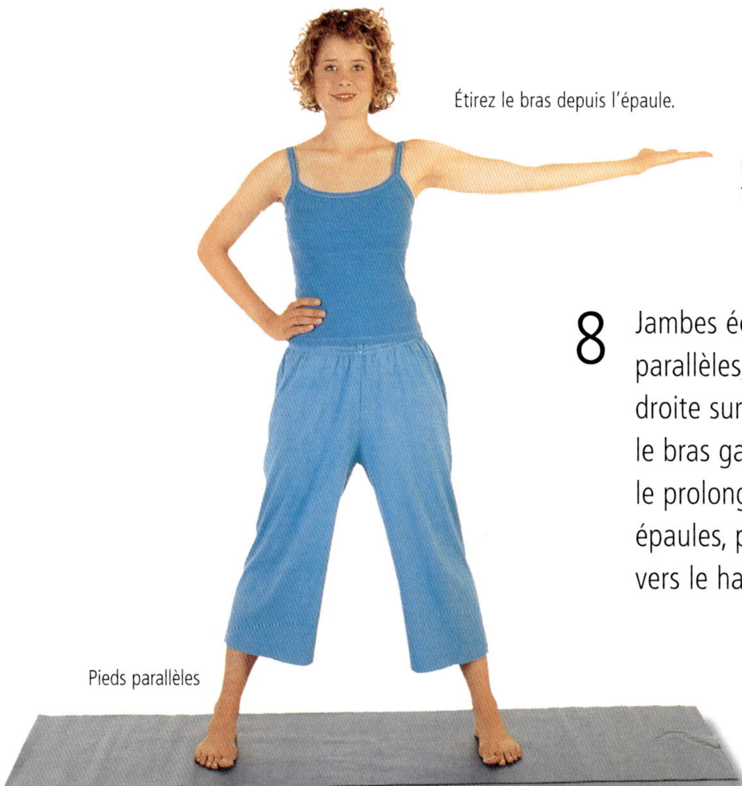
Étirez le bras depuis l'épaule.
Doigts joints, paume tournée vers le haut
Pieds parallèles

8 Jambes écartées, pieds parallèles, posez la main droite sur la taille et étirez le bras gauche dans le prolongement des épaules, paume tournée vers le haut.

suite ▸

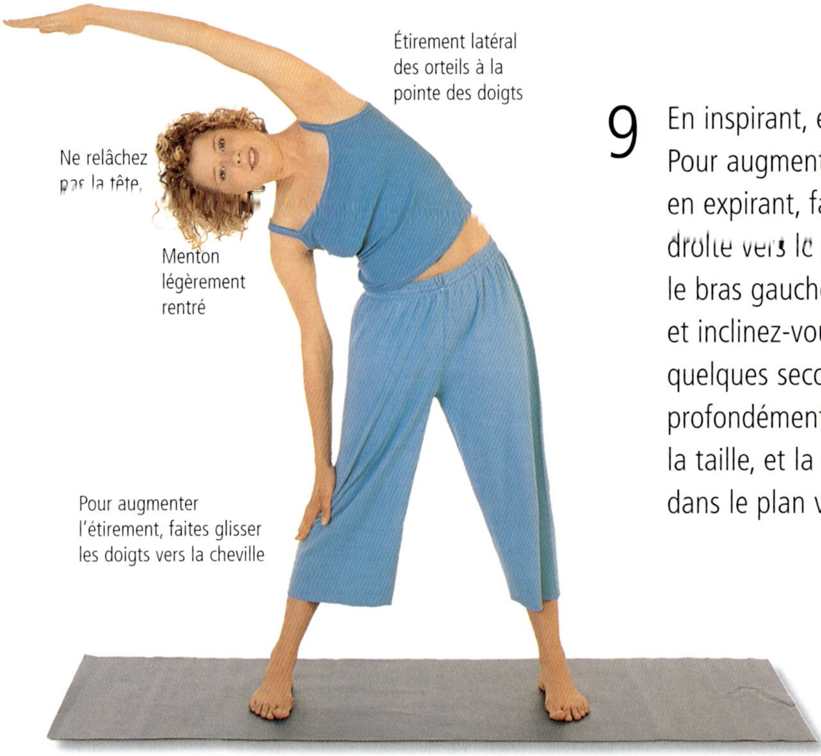
Étirement latéral des orteils à la pointe des doigts
Ne relâchez pas la tête.
Menton légèrement rentré
Pour augmenter l'étirement, faites glisser les doigts vers la cheville

9 En inspirant, étirez le côté gauche. Pour augmenter l'étirement, en expirant, faites glisser la main droite vers le pied droit, passez le bras gauche au-dessus de la tête et inclinez-vous vers la droite. Tenez quelques secondes en respirant profondément. L'étirement part de la taille, et la colonne vertébrale reste dans le plan vertical.

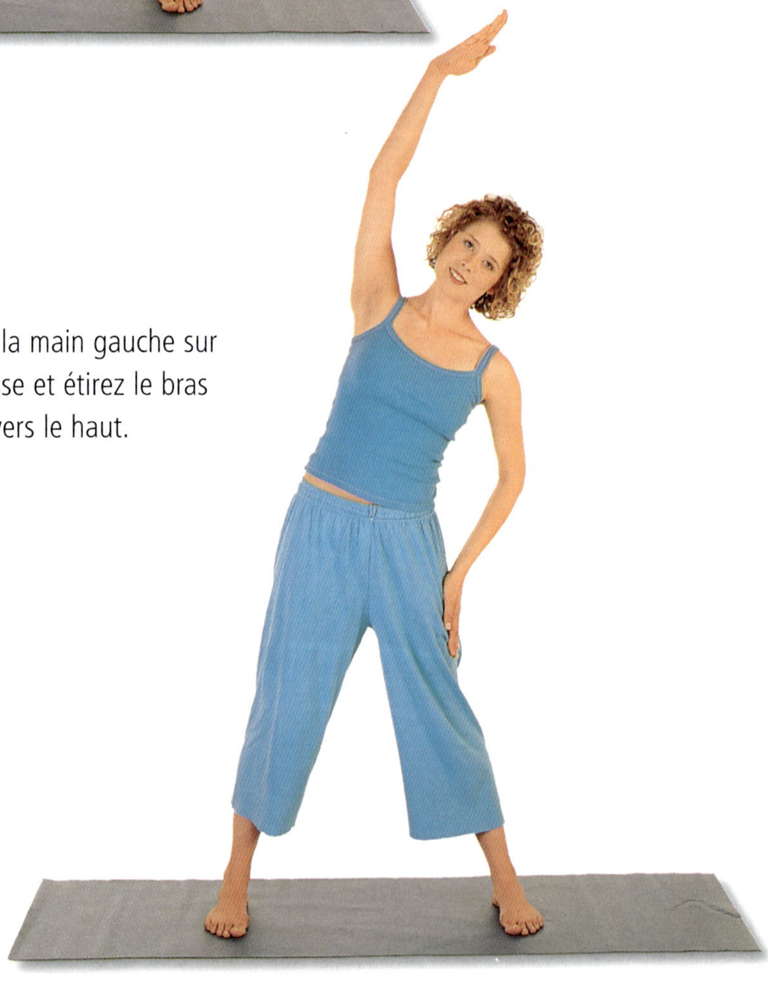

10 Posez la main gauche sur la cuisse et étirez le bras droit vers le haut.

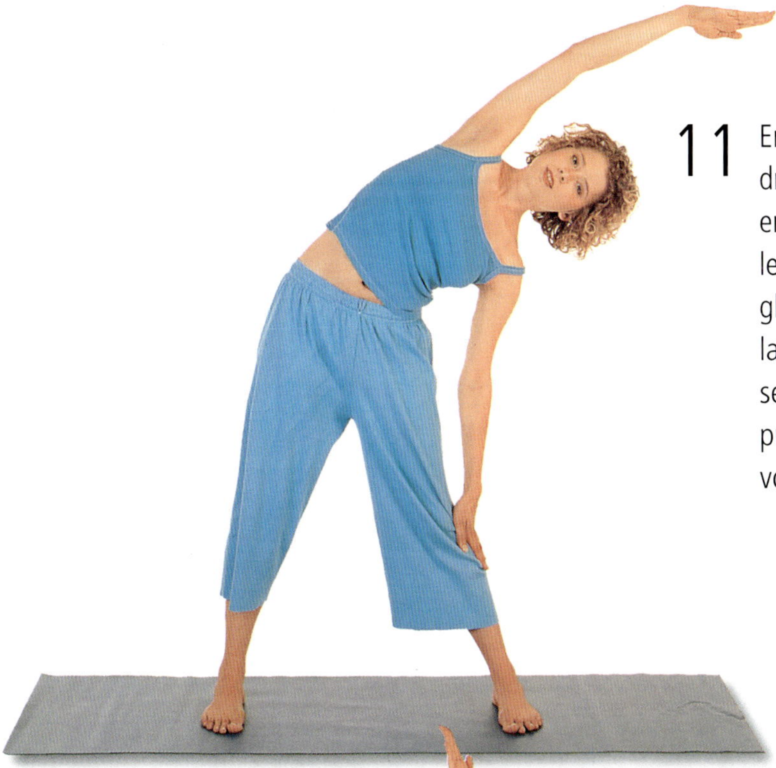

11 En inspirant, passez le bras droit au-dessus de la tête en vous inclinant sur le côté tout en faisant glisser la main gauche vers la cheville. Tenez quelques secondes en respirant profondément. Redressez-vous.

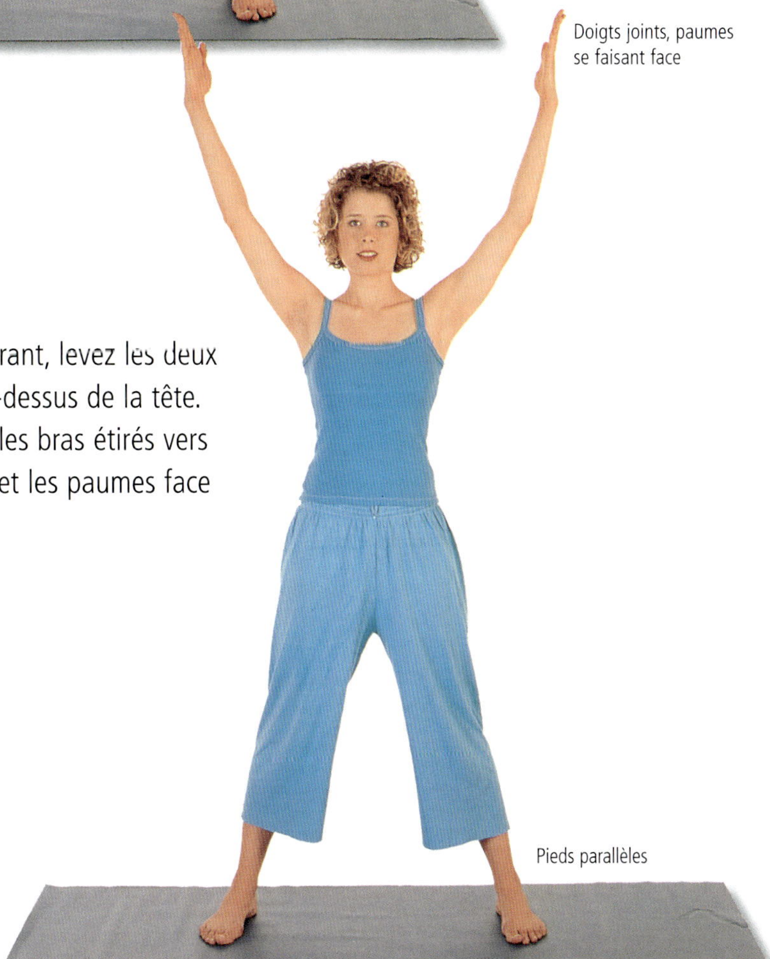

Doigts joints, paumes se faisant face

Pieds parallèles

12 En inspirant, levez les deux bras au-dessus de la tête. Gardez les bras étirés vers le haut et les paumes face à face.

suite ▶

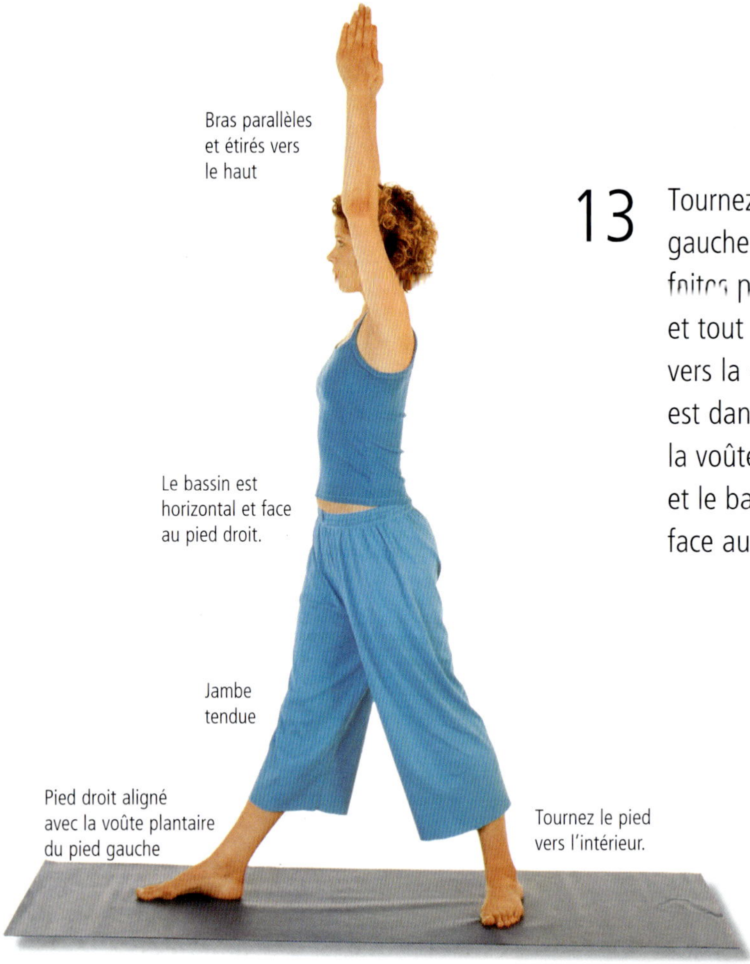
Bras parallèles et étirés vers le haut
Le bassin est horizontal et face au pied droit.
Jambe tendue
Pied droit aligné avec la voûte plantaire du pied gauche
Tournez le pied vers l'intérieur.

13 Tournez légèrement le pied gauche vers l'intérieur, puis faites pivoter le pied droit et tout le corps de 90° vers la droite. Le pied droit est dans l'alignement de la voûte plantaire gauche, et le bassin est horizontal, face au pied droit.

14 Faites une fente avant en fléchissant le genou droit et en gardant la jambe verticale. Gardez le dos droit et regardez vers le haut. Tenez quelques secondes en respirant profondément et régulièrement. Recommencez cet exercice en changeant de côté.

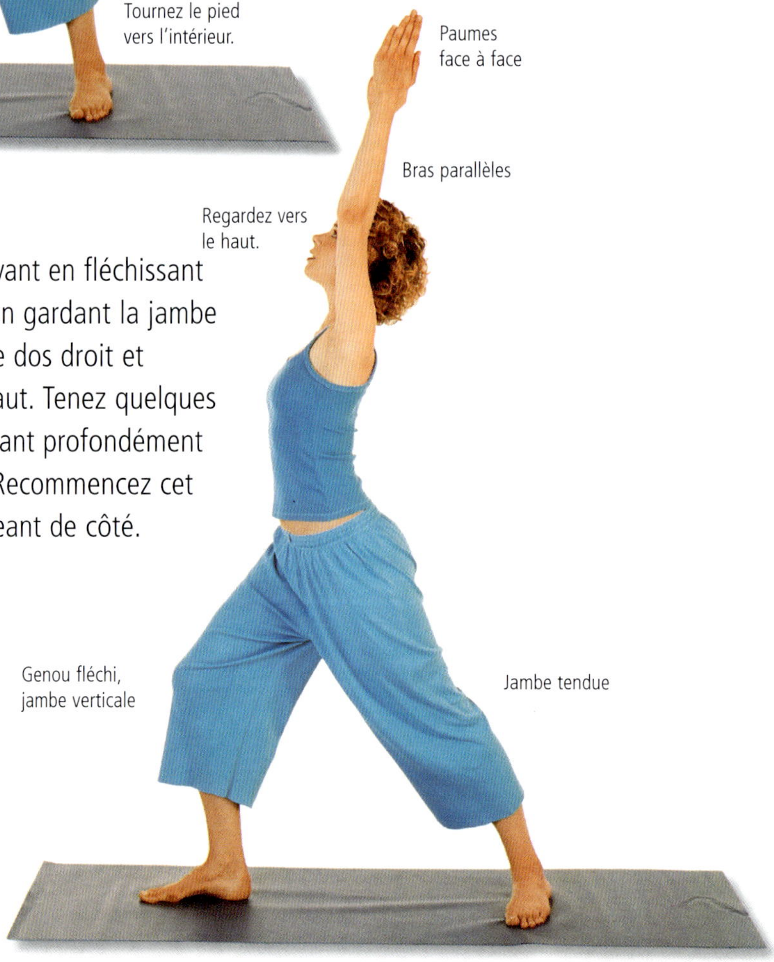
Paumes face à face
Bras parallèles
Regardez vers le haut.
Genou fléchi, jambe verticale
Jambe tendue

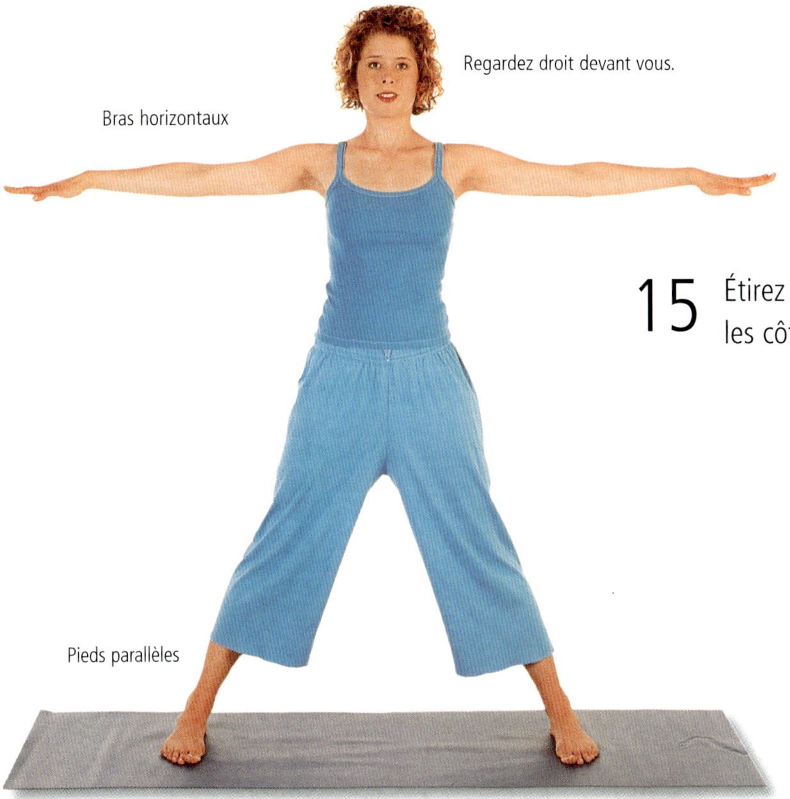
Regardez droit devant vous.
Bras horizontaux
Pieds parallèles

15 Étirez les bras sur les côtés.

16 En inspirant, baissez les bras devant vous et croisez-les au niveau des poignets. Concentrez votre attention sur les mains.

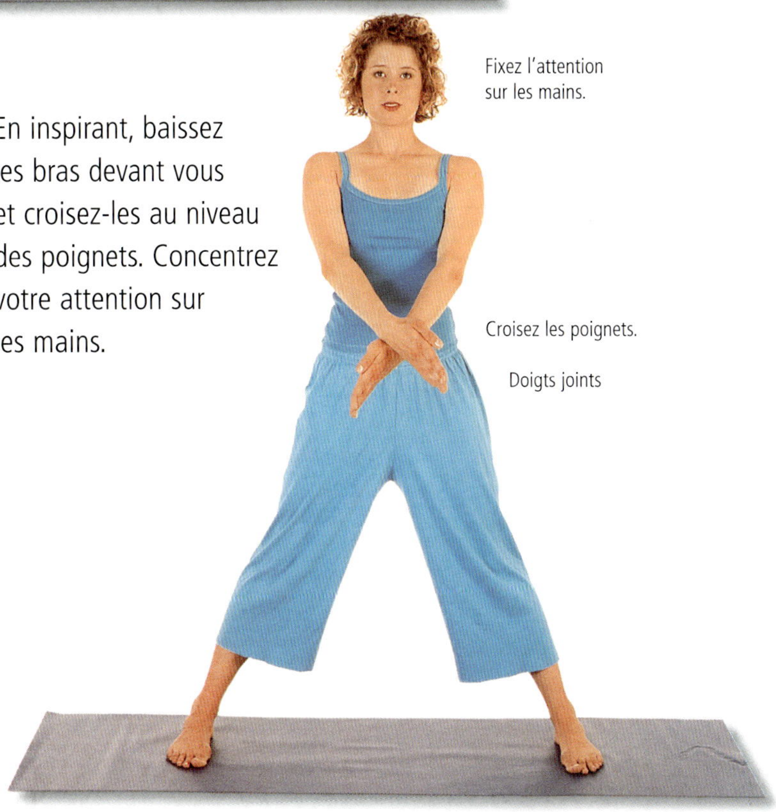
Fixez l'attention sur les mains.
Croisez les poignets.
Doigts joints

suite ▸

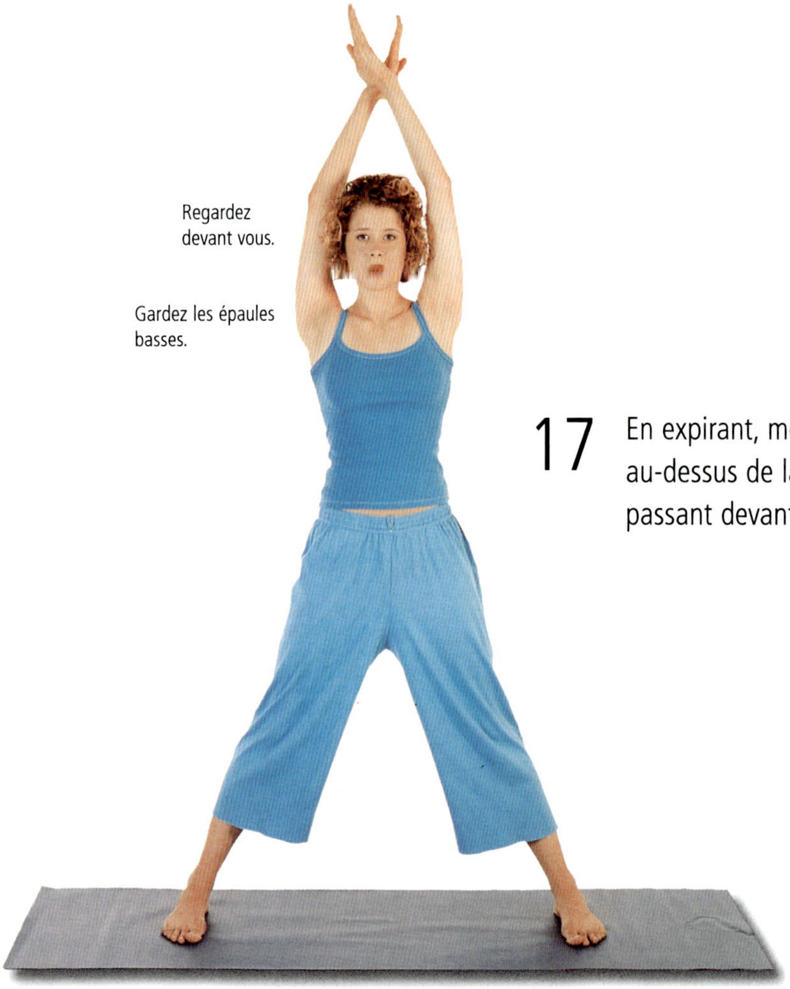
Regardez
devant vous.
Gardez les épaules
basses.

17 En expirant, montez les bras au-dessus de la tête en passant devant le visage.

18 Inspirez et, en expirant, relâchez les bras en libérant de l'énergie. Inspirez en soulevant les bras et, en expirant, laissez aller le corps en avant, bras dirigés vers le sol.

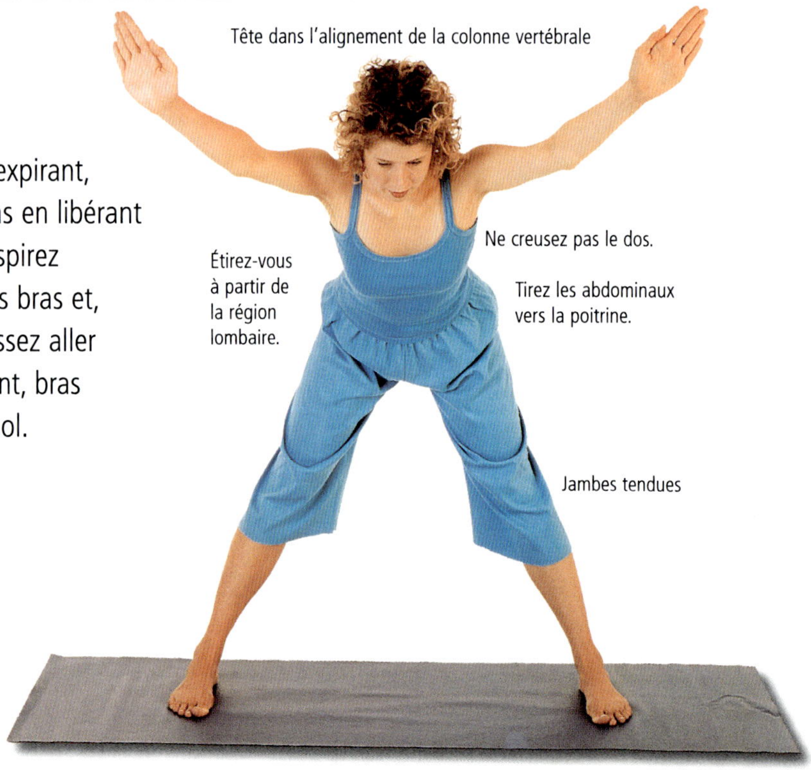
Tête dans l'alignement de la colonne vertébrale
Ne creusez pas le dos.
Étirez-vous
à partir de
la région
lombaire.
Tirez les abdominaux
vers la poitrine.
Jambes tendues

19 Respirez profondément et régulièrement et laissez le poids du corps vous entraîner vers le bas. Si votre colonne vertébrale est raide et si vous n'arrivez pas jusqu'au sol, surtout ne forcez pas. Vous serez surpris de voir comment, grâce à cet exercice, votre souplesse et votre mobilité vont s'améliorer rapidement. Tenez quelques secondes.

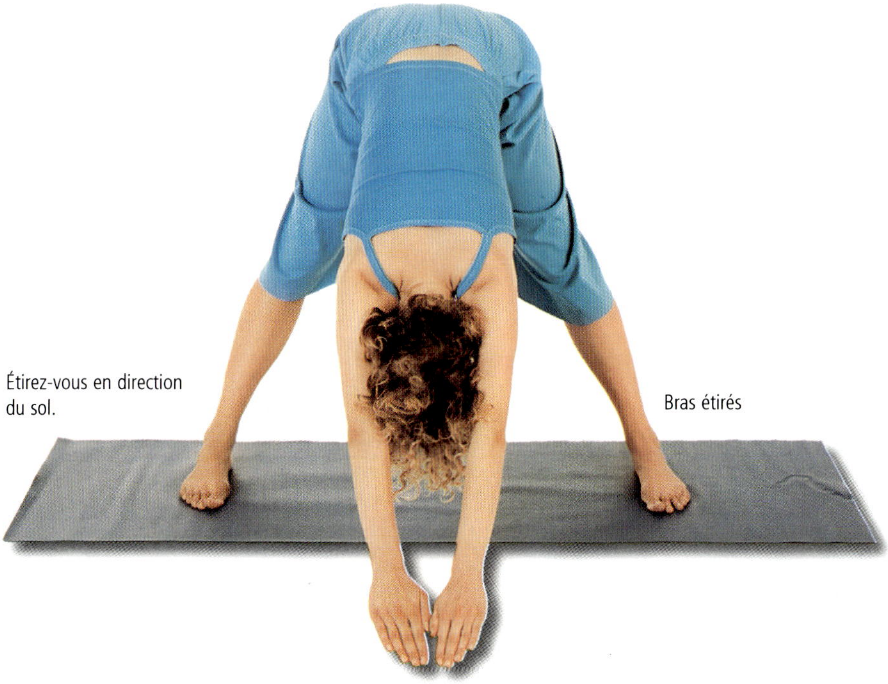
Étirez-vous en direction du sol.
Bras étirés

20 Rentrez le ventre et étirez-vous un peu plus en agrippant les chevilles pour baisser la tête vers le sol. Tenez quelques secondes, puis déroulez lentement la colonne vertébrale pour vous redresser.

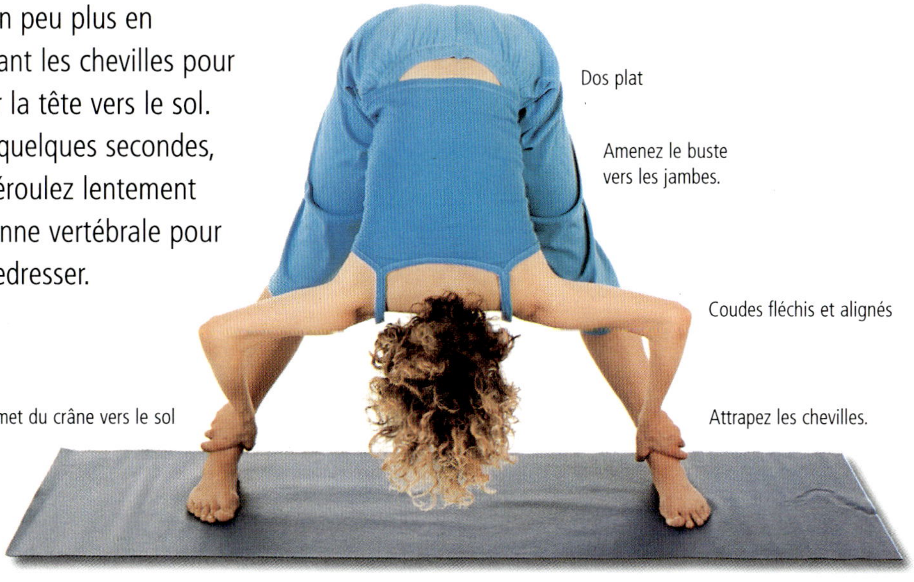
Dos plat
Amenez le buste vers les jambes.
Coudes fléchis et alignés
Sommet du crâne vers le sol
Attrapez les chevilles.

Le triangle

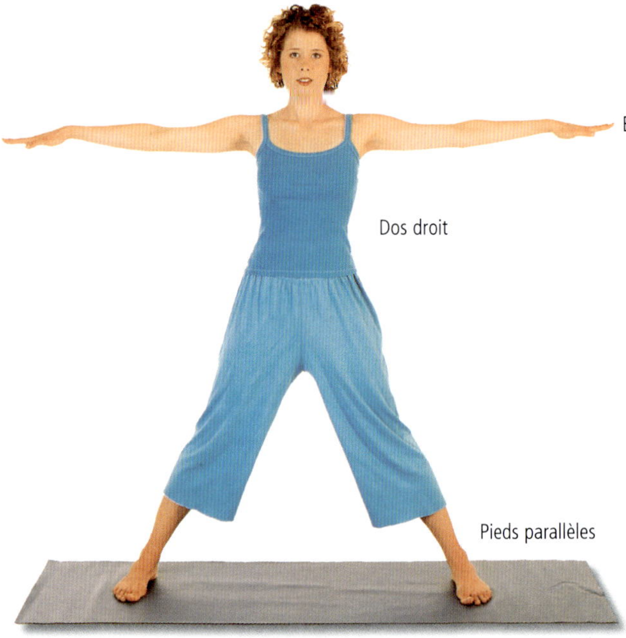
Bras horizontaux
Dos droit
Pieds parallèles

1 Debout, jambes écartées, étirez les bras à l'horizontale sur les côtés, paumes tournées vers le sol. Respirez normalement.

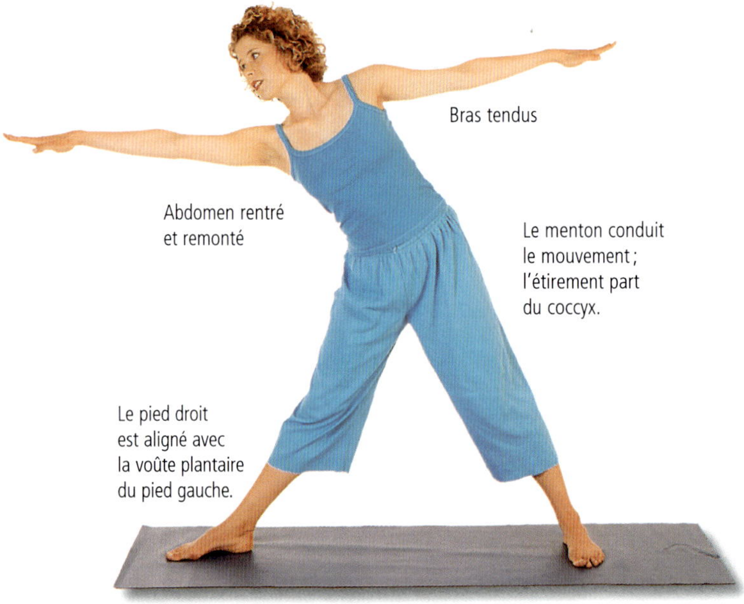
Bras tendus
Abdomen rentré
et remonté
Le menton conduit
le mouvement ;
l'étirement part
du coccyx.
Le pied droit
est aligné avec
la voûte plantaire
du pied gauche.

2 Tournez légèrement le pied gauche vers l'intérieur et tournez le pied droit à 90° vers l'extérieur. Inspirez et étirez-vous sur la droite. Gardez le dos droit et ne vous penchez pas vers l'avant. Respirez normalement et gardez la position quelques secondes.

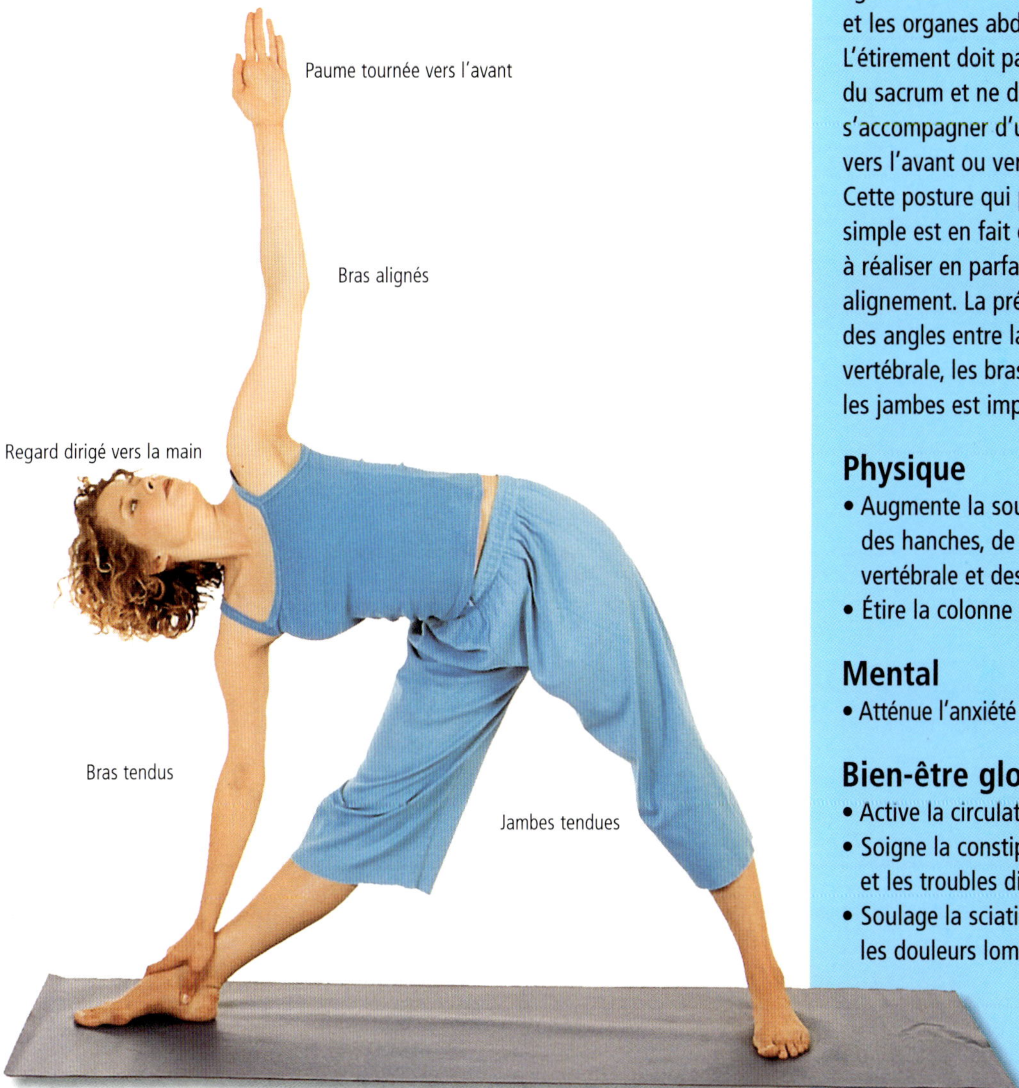

3 Posez la main droite sur la cheville droite et étirez le bras gauche à la verticale, paume tournée vers l'avant. Tête tournée vers le haut, regardez votre main gauche. Détendez le visage et les épaules, et gardez la position pendant quelques secondes.

✔

BIENFAITS

Cet étirement latéral intense tonifie les chevilles, les jambes, les hanches et les bras. Il revitalise également les nerfs spinaux et les organes abdominaux. L'étirement doit partir du sacrum et ne doit pas s'accompagner d'une torsion vers l'avant ou vers l'arrière. Cette posture qui paraît simple est en fait difficile à réaliser en parfait alignement. La précision des angles entre la colonne vertébrale, les bras et les jambes est importante.

Physique

- Augmente la souplesse des hanches, de la colonne vertébrale et des jambes
- Étire la colonne vertébrale

Mental

- Atténue l'anxiété et le stress

Bien-être global

- Active la circulation
- Soigne la constipation et les troubles digestifs
- Soulage la sciatique et les douleurs lombaires

Selon l'Ayurveda

- Bon pour les trois *doshas* et spécialement les constitutions *Vata*

Le guerrier 1

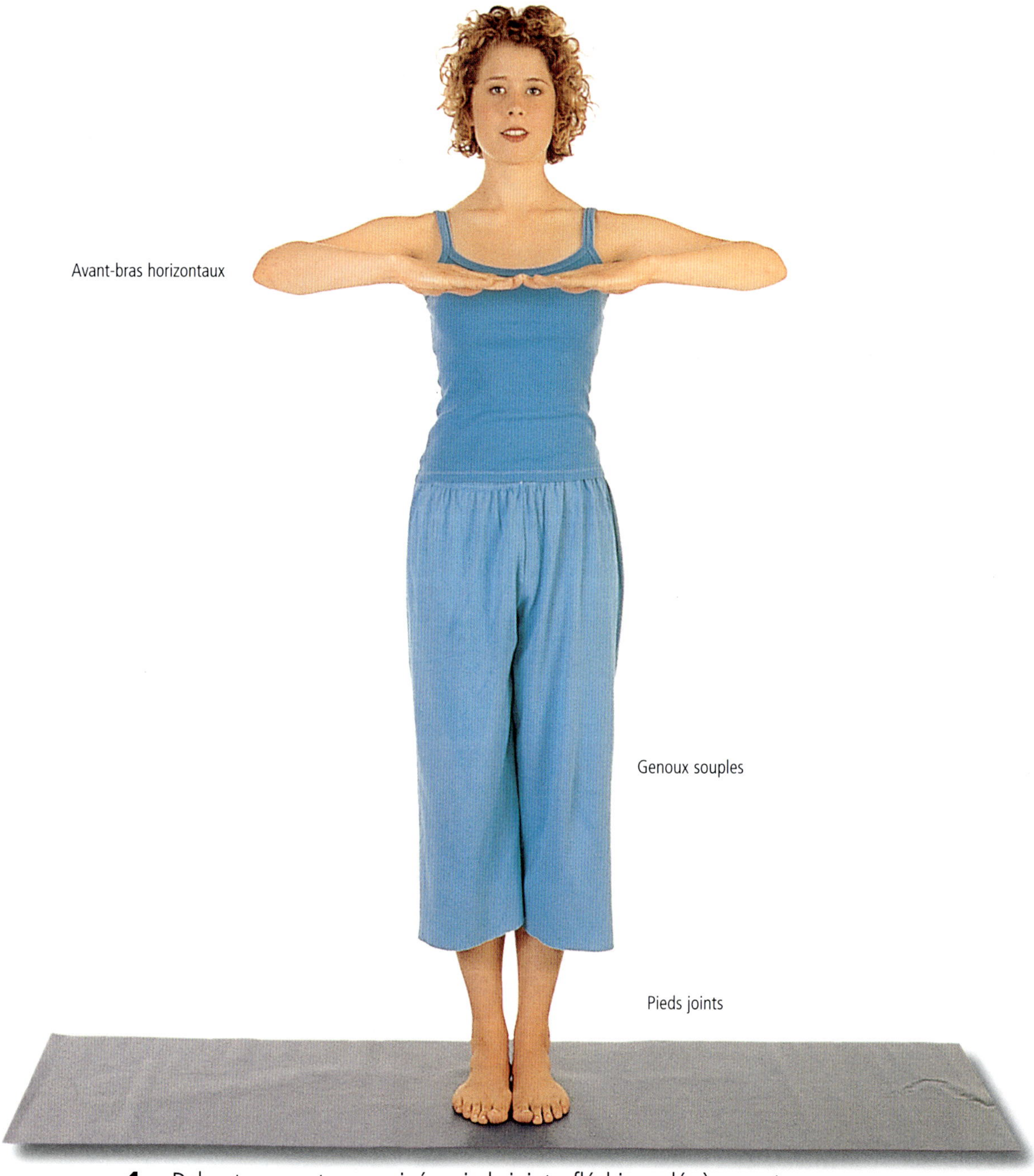

1 Debout, en posture corrigée, pieds joints, fléchissez légèrement les genoux pour vous préparer à sauter. Montez les bras fléchis à l'horizontale, paumes tournées vers le bas, doigts se touchant.

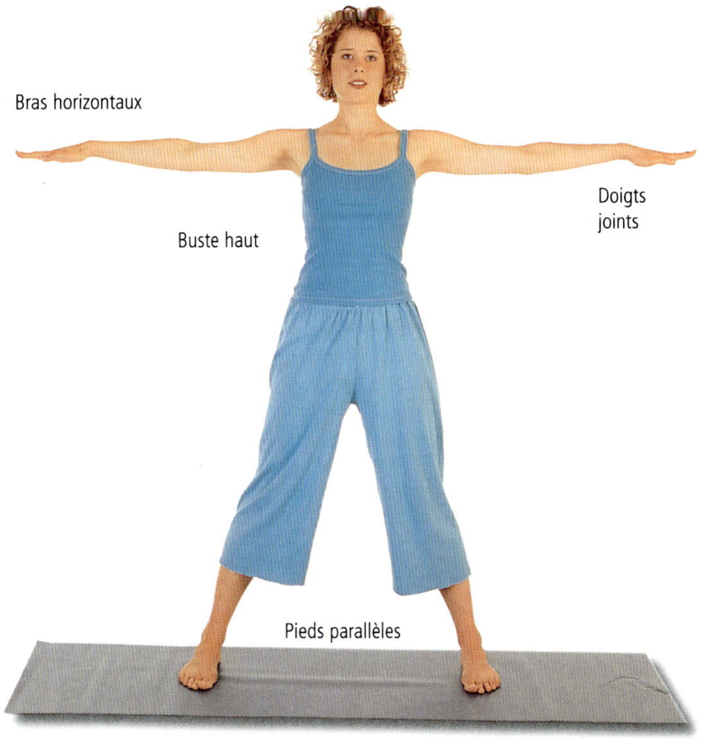
Bras horizontaux
Doigts joints
Buste haut
Pieds parallèles

2 Sautez pour écarter largement les jambes. Assurez-vous que vos pieds sont bien parallèles et étirez les bras à l'horizontale sur les côtés.

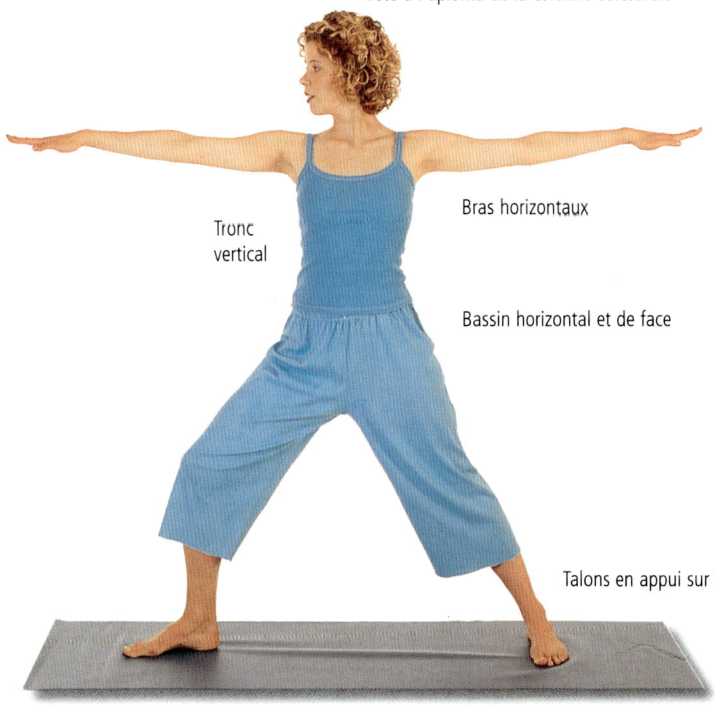
Tête à l'aplomb de la colonne vertébrale
Bras horizontaux
Tronc vertical
Bassin horizontal et de face
Talons en appui sur le sol

3 Tournez le genou droit et regardez à droite. Inclinez le corps en arrière et poussez le bassin et le ventre vers l'avant. Fléchissez ensuite le genou droit au maximum en gardant le dos vertical. Recommencez de l'autre côté.

BIENFAITS

Le guerrier est une posture debout dynamique qui tonifie aussi bien le corps que l'esprit. Cette posture statique doit être tenue pendant au moins 30 secondes pour être pleinement efficace. La respiration devient plus profonde tandis que le *prana*, l'énergie vitale, pénètre dans l'organisme, nourrissant et régénérant toutes les cellules.

Physique

- Fortifie les jambes
- Affine les cuisses

Mental

- Stimule pensées positives, conscience et réceptivité

Bien-être global

- Régénère les cellules en oxygénant le sang

Le guerrier 2

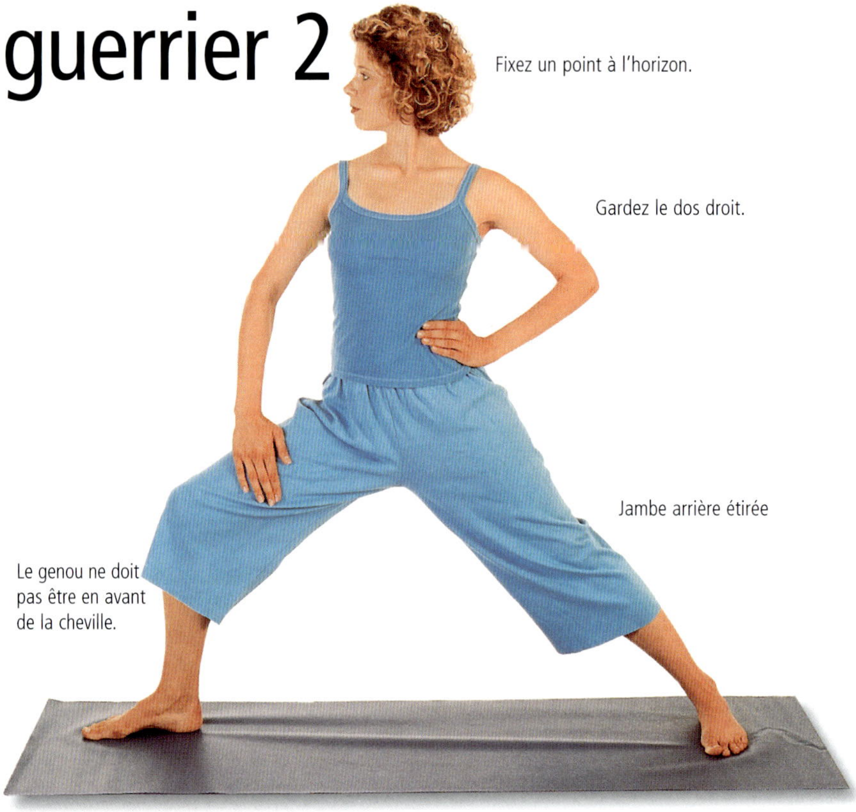
Fixez un point à l'horizon.
Gardez le dos droit.
Jambe arrière étirée
Le genou ne doit pas être en avant de la cheville.

1 Debout, bras le long du corps, écartez largement les jambes. Tournez le pied droit sur la droite, pied dans l'alignement de la voûte plantaire gauche. Pliez la jambe droite à 90°, l'arrière du genou se trouve à l'aplomb du talon. Posez la main droite à l'intérieur de la cuisse et la main gauche à la taille. En respirant normalement, gardez la position quelques secondes.

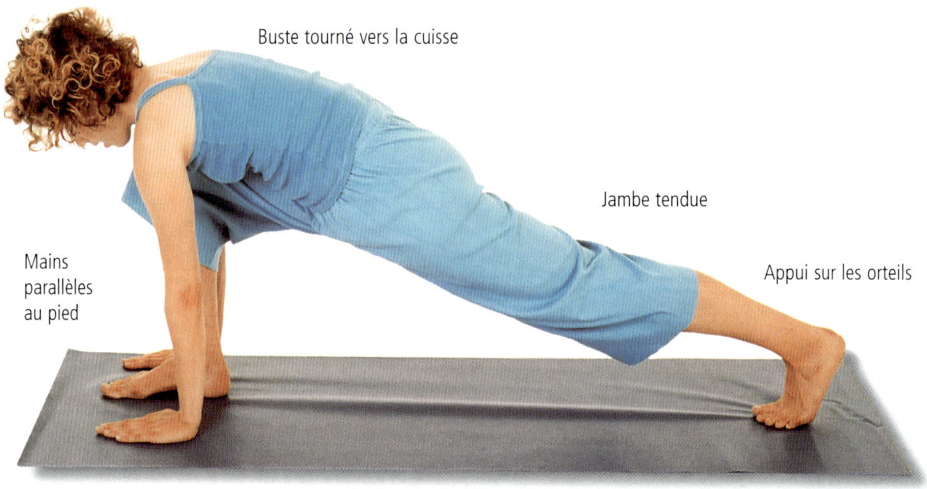
Tête dans l'alignement de la colonne vertébrale
Buste tourné vers la cuisse
Jambe tendue
Appui sur les orteils
Mains parallèles au pied

2 Tournez-vous entièrement sur la droite et posez les mains sur le sol. Tournez le pied gauche, de façon à ce qu'il soit parallèle au pied droit.

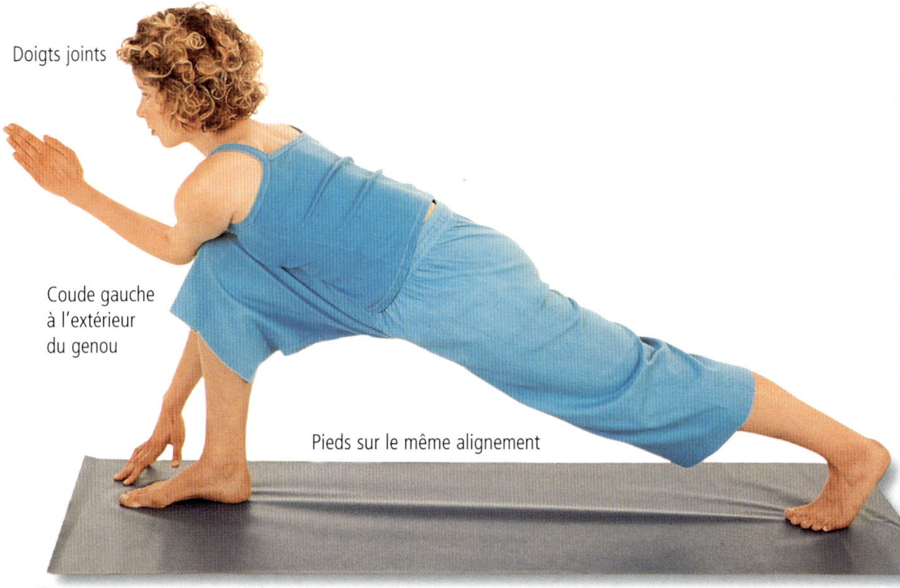
Doigts joints
Coude gauche
à l'extérieur
du genou
Pieds sur le même alignement

3 Pliez le bras gauche et placez le coude à l'extérieur du genou droit. Gardez les doigts joints et regardez votre main.

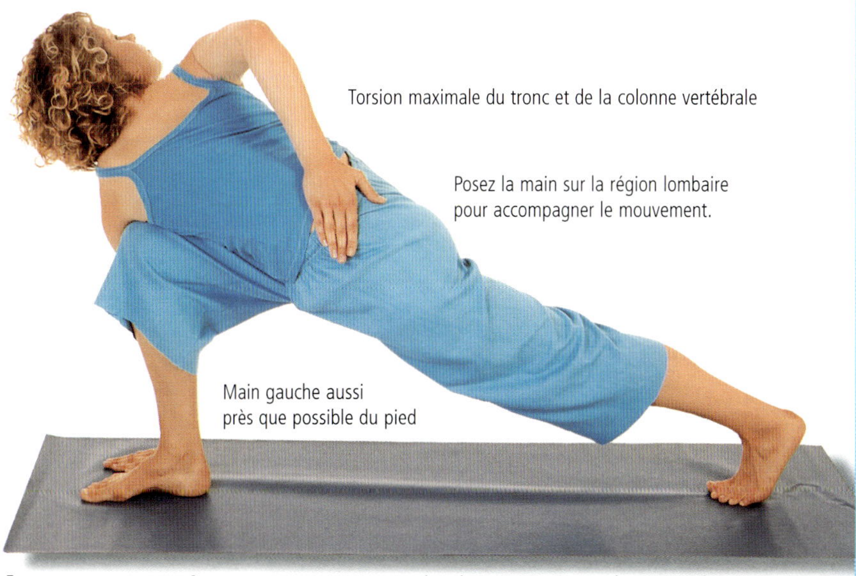
Continuez à tourner et regardez par-dessus l'épaule.
Torsion maximale du tronc et de la colonne vertébrale
Posez la main sur la région lombaire
pour accompagner le mouvement.
Main gauche aussi
près que possible du pied

4 En inspirant, faites une torsion sur la droite et regardez par-dessus l'épaule. Placez la main droite sur la hanche gauche et posez la main gauche à l'extérieur du pied droit. Expirez et gardez la position quelques secondes en respirant profondément. Redressez-vous et changez de côté.

BIENFAITS

Cette torsion en étirement augmente la souplesse et la mobilité de la colonne vertébrale et développe la force et la résistance. C'est une posture difficile qui exige de l'entraînement pour être pratiquée avec assurance sans perte d'équilibre. Ne l'abordez pas avant de maîtriser le Guerrier 1. La torsion masse et stimule les organes internes, réduisant les troubles digestifs.

Physique

- Assouplit la colonne vertébrale
- Augmente la mobilité
- Améliore l'équilibre, la force et l'endurance
- Aide à garder le ventre plat

Mental

- Stimule l'esprit
- Favorise la concentration

Bien-être global

- Masse les organes internes
- Stimule le foie, les reins, la rate et le côlon

Selon l'Ayurveda

- Bon pour les constitutions *Vata* et *Kapha*

Flexion arrière

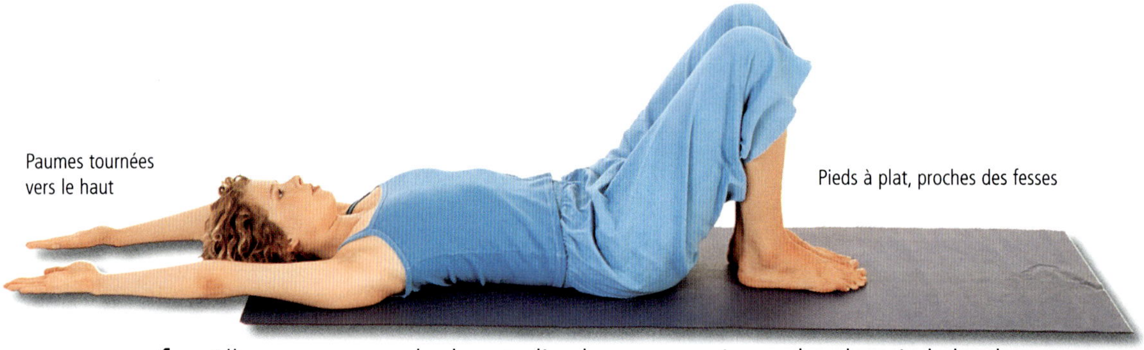
Paumes tournées vers le haut
Pieds à plat, proches des fesses

1 Allongez-vous sur le dos et pliez les genoux. Approchez les pieds le plus près possible des fesses. Étirez les bras derrière la tête et respirez normalement.

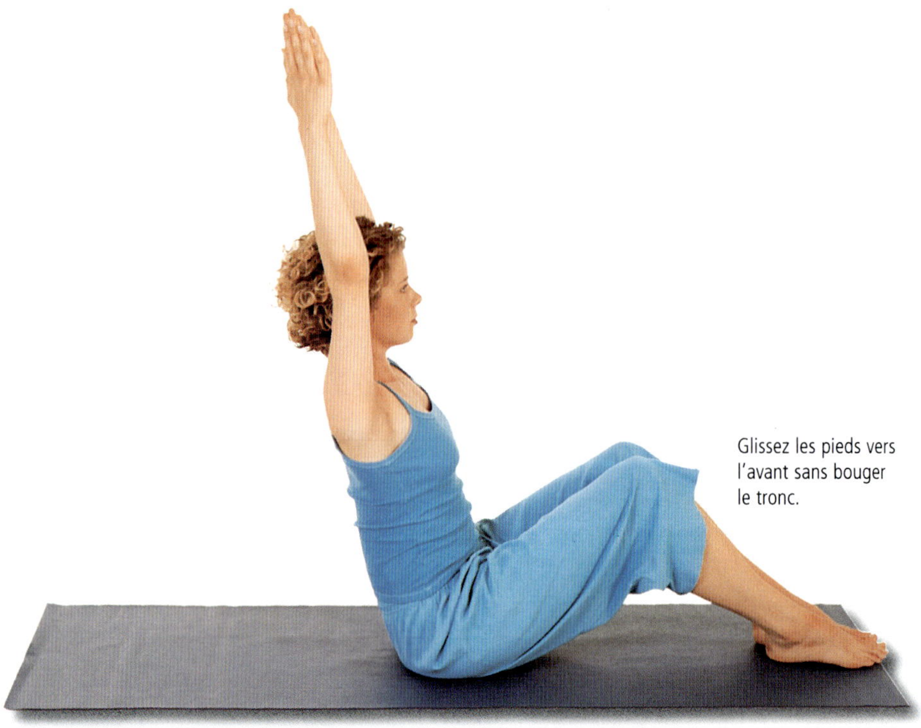
Glissez les pieds vers l'avant sans bouger le tronc.

2 En inspirant, relevez le buste en étirant les bras vers le haut. Étendez légèrement les jambes, mais en gardant les pieds joints. Respirez normalement.

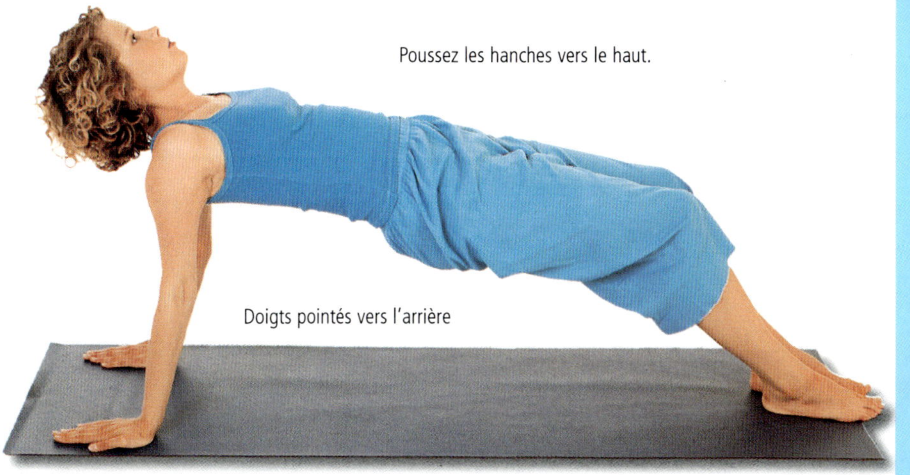
Poussez les hanches vers le haut.
Doigts pointés vers l'arrière

3 En gardant les pieds à plat sur le sol, posez les mains derrière vous. Pour supporter le poids du corps, tournez les doigts vers l'arrière. En inspirant, soulevez les fesses pour aligner les genoux, les hanches et les épaules. Regardez vers le haut, expirez et respirez normalement pendant quelques secondes.

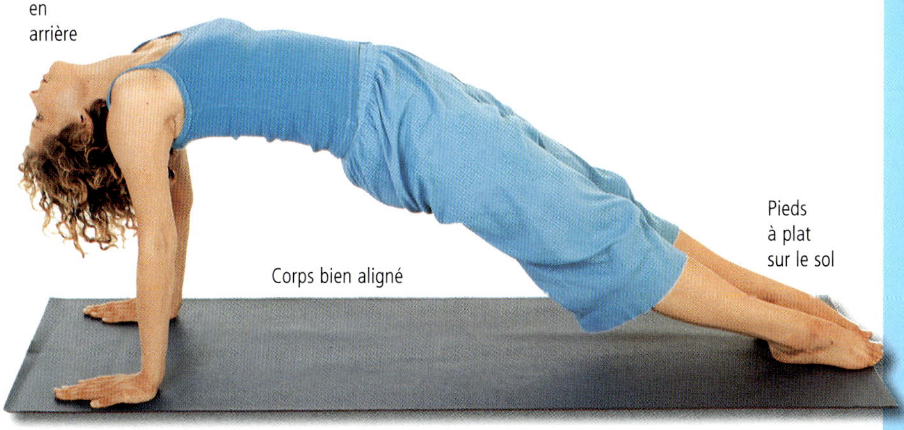
Tête en arrière
Détendez la nuque et les épaules.
Pieds à plat sur le sol
Corps bien aligné

4 Inspirez, allongez les jambes en tendant les genoux. Laissez aller la tête en arrière, et détendez le cou et le visage. Poussez les hanches vers le haut. Respirez normalement et gardez la position quelques secondes.

BIENFAITS

Les flexions arrière stimulent et tonifient la colonne vertébrale. Cet exercice réduit la peur d'aller vers l'arrière. Pour harmoniser la mobilité du corps, on effectue des flexions en avant, sur les côtés et en arrière. Cette posture fortifie les épaules, les bras et les hanches, et développe la coordination et l'endurance. Pour libérer toutes les tensions de la colonne vertébrale, relâchez bien le visage et les mâchoires.

Physique

- Tonifie les épaules, les bras et les poignets
- Augmente la souplesse et la mobilité des hanches
- Améliore l'endurance

Mental

- Stimule la résistance et la concentration mentales

Bien-être global

- Entretient la jeunesse
- Prévient le mal de dos
- Soulage les douleurs rhumatismales

Selon l'Ayurveda

- Bon pour les constitutions *Kapha*

Étirement des jambes

Bras le long du corps

Orteils pointés

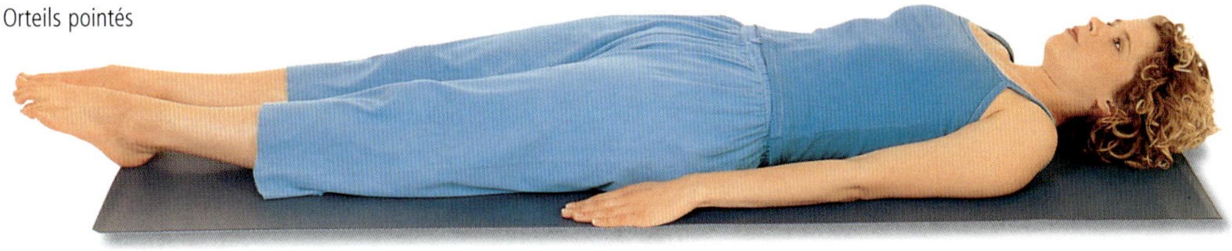

1 Allongez-vous sur le dos, bras le long du corps. Gardez les yeux ouverts et regardez vers le haut. Respirez lentement et profondément.

Étirez la jambe à la verticale.

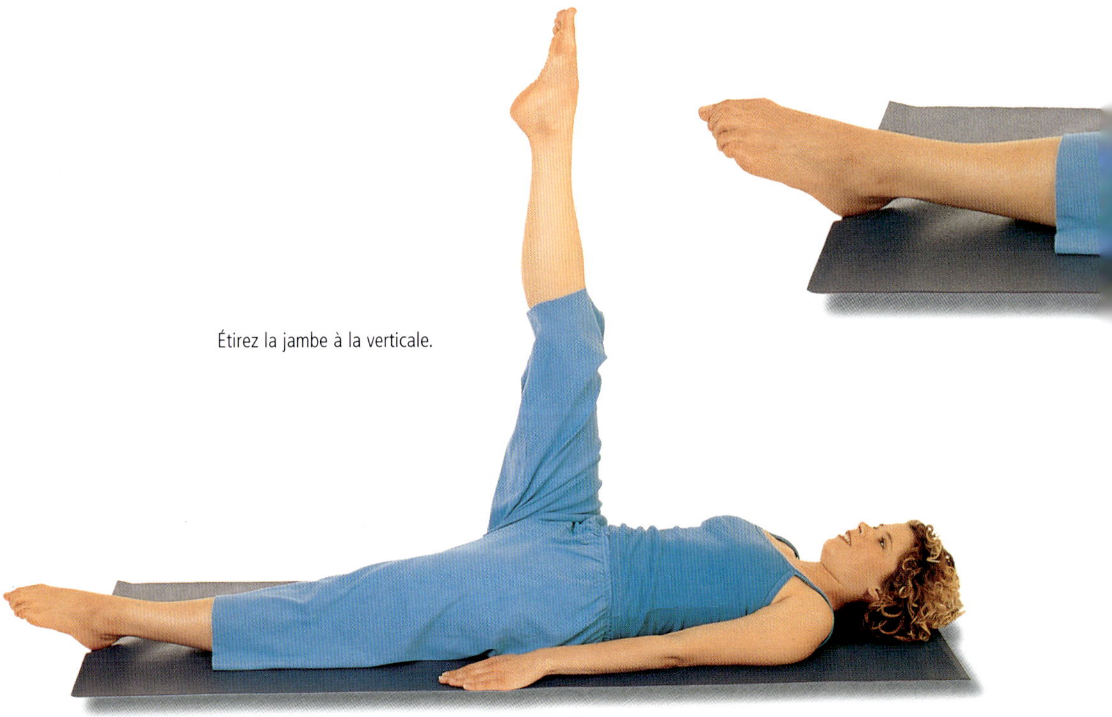

2 En inspirant, étirez la jambe droite à la verticale. Gardez la position, sans bouger, pendant quelques secondes en respirant normalement.

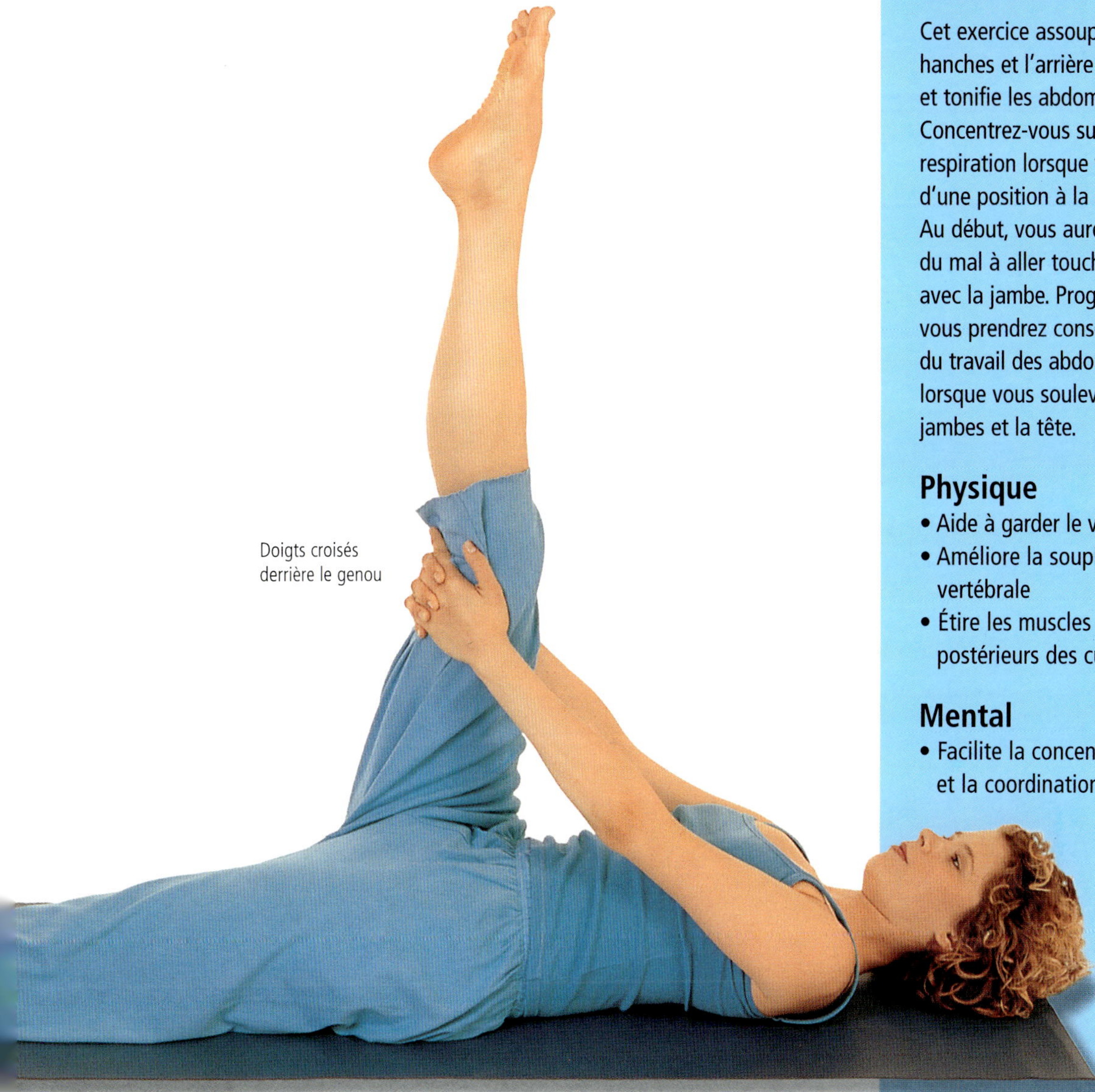

3 Croisez les doigts derrière le genou. Si vous n'y arrivez pas, entourez seulement la cuisse, mais évitez de plier le genou.

suite ▸

BIENFAITS

Cet exercice assouplit les hanches et l'arrière des cuisses, et tonifie les abdominaux. Concentrez-vous sur la respiration lorsque vous passez d'une position à la suivante. Au début, vous aurez peut-être du mal à aller toucher la tête avec la jambe. Progressivement vous prendrez conscience du travail des abdominaux lorsque vous soulevez les deux jambes et la tête.

Physique

- Aide à garder le ventre plat
- Améliore la souplesse vertébrale
- Étire les muscles postérieurs des cuisses

Mental

- Facilite la concentration et la coordination

Selon l'Ayurveda

- Bon pour les constitutions *Pitta*

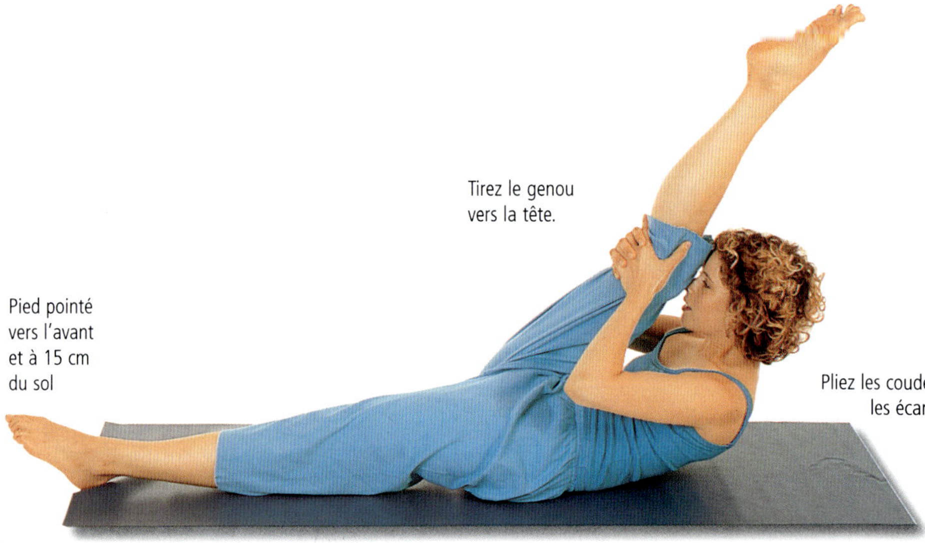

4 Amenez le front contre le genou droit et tenez quelques secondes. Tendez le pied gauche vers l'avant à 15 cm du sol.

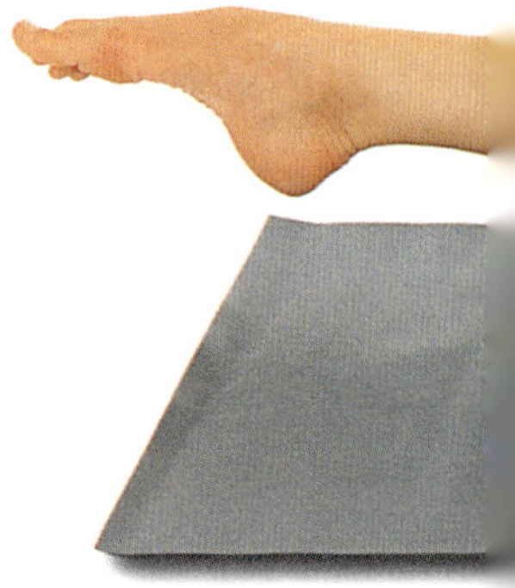

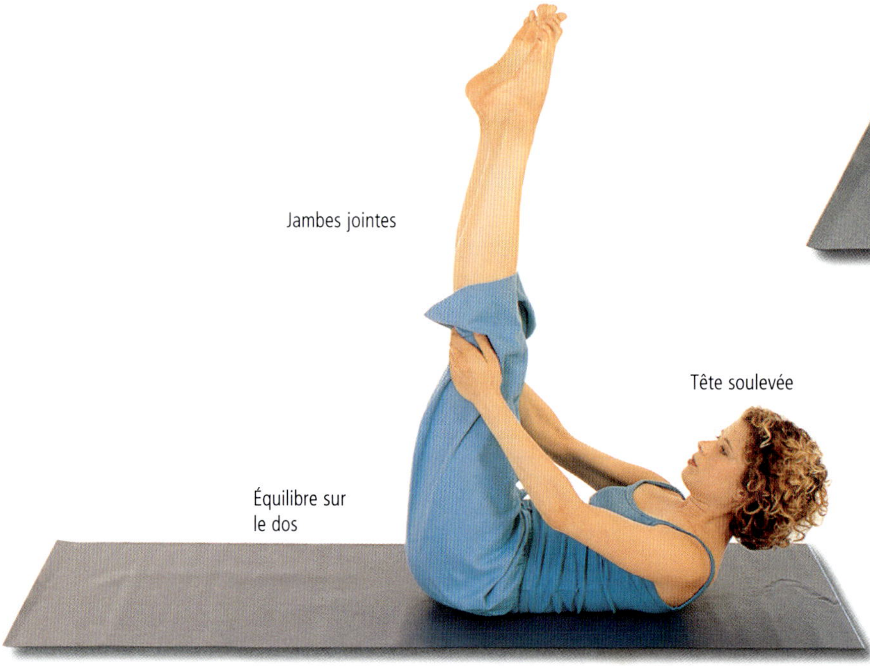

5 Tendez les deux jambes à la verticale. En restant, sans bouger, dans cette position pendant quelques secondes, vous sentez la contraction des abdominaux.

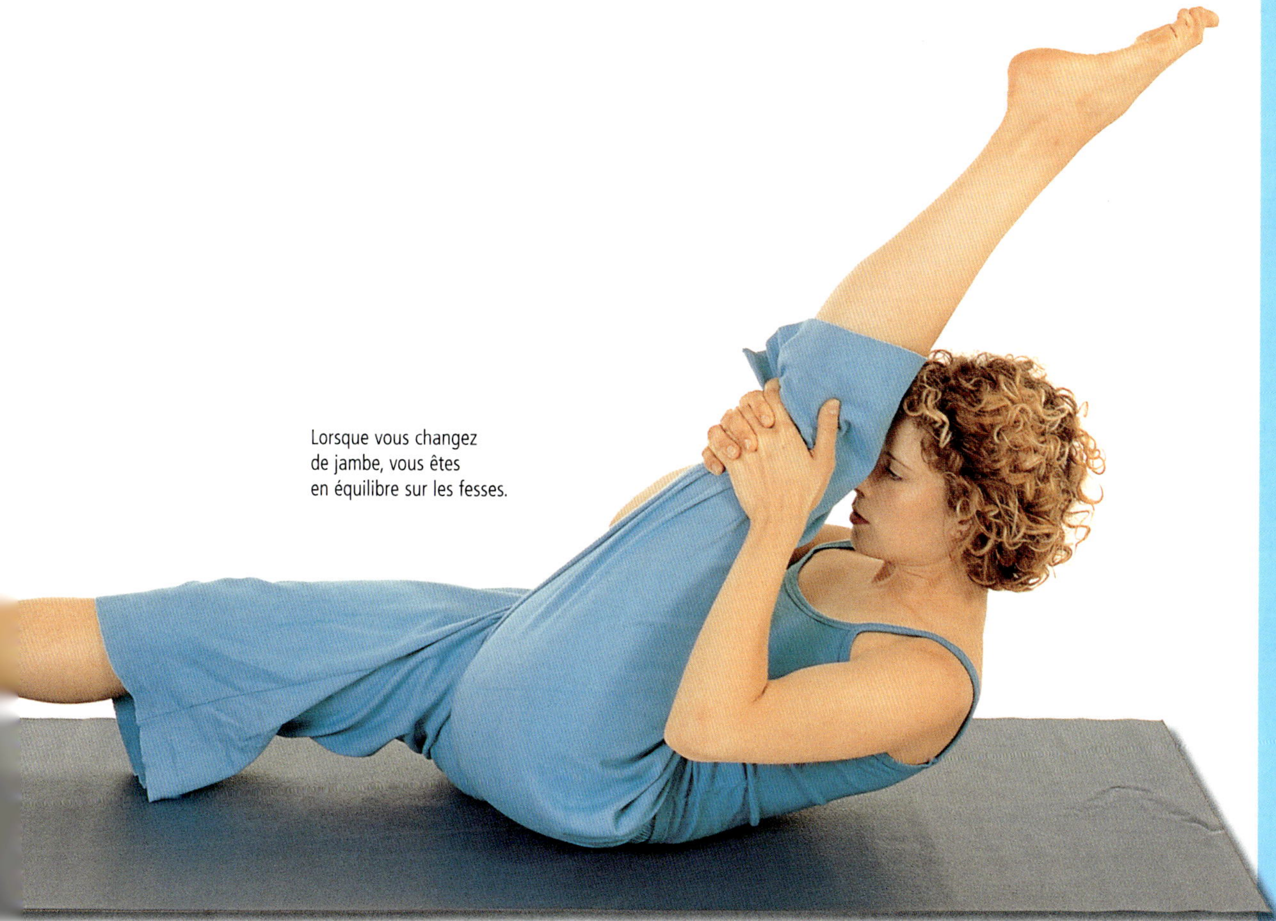

Lorsque vous changez de jambe, vous êtes en équilibre sur les fesses.

6 Tirez le genou gauche vers le front et baissez la jambe droite à 15 cm du sol. Reprenez plusieurs fois les étapes 4 à 6.

Équilibre assis

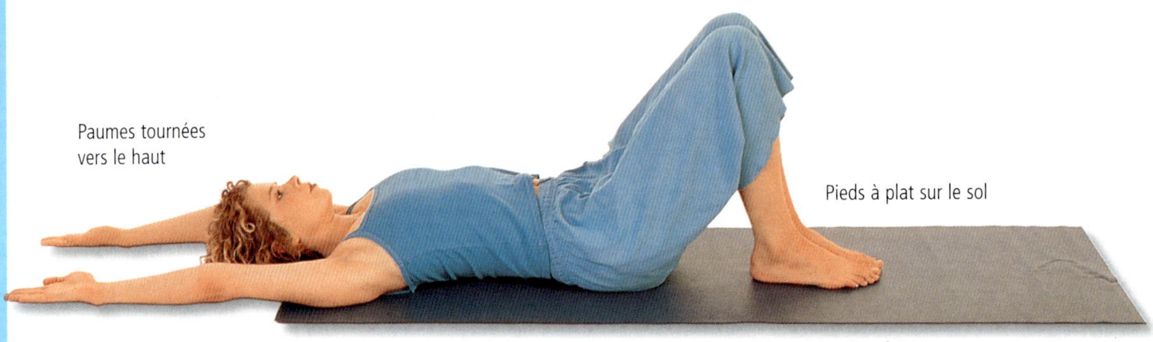
Jambes fléchies
Paumes tournées vers le haut
Pieds à plat sur le sol

1 Allongez-vous sur le dos, genoux fléchis, pieds joints à plat sur le sol. Allongez les bras derrière la tête.

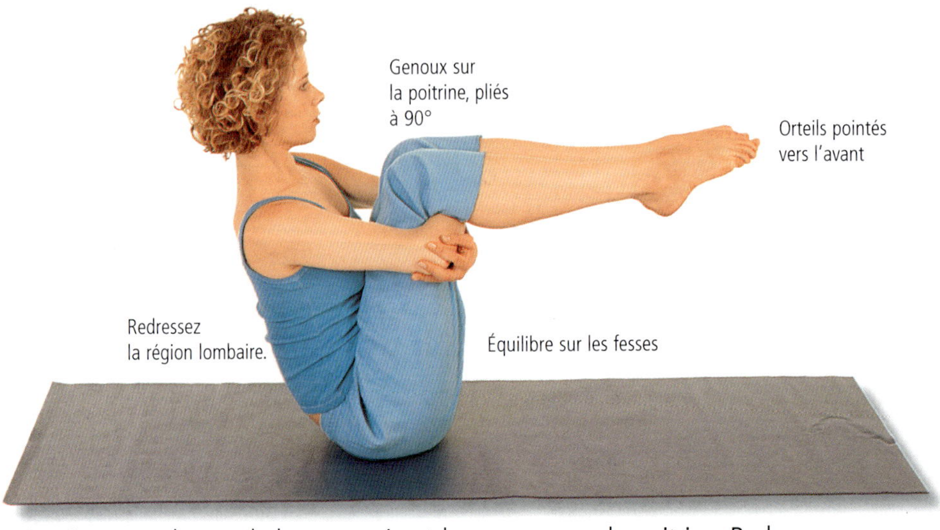
Genoux sur la poitrine, pliés à 90°
Orteils pointés vers l'avant
Redressez la région lombaire.
Équilibre sur les fesses

2 Inspirez et redressez le buste en tirant les genoux sur la poitrine. Redressez le dos pour être en équilibre sur les fesses. Respirez normalement.

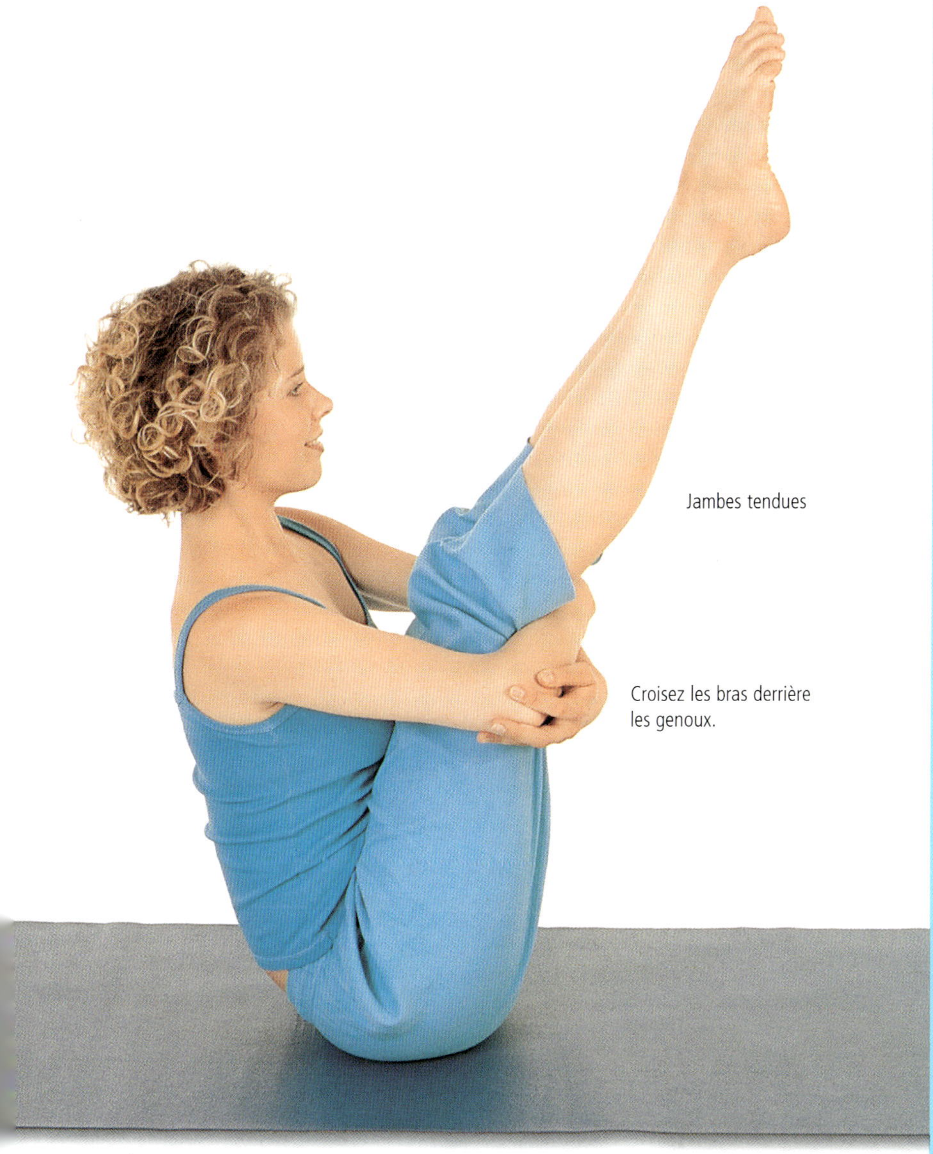

3 Étirez les jambes et pointez les pieds vers le haut. Gardez le dos droit et contractez les abdominaux pendant quelques secondes.

suite ▶

BIENFAITS

Cet exercice associe équilibre et étirement de la colonne vertébrale. Il tonifie la région lombaire. L'équilibre est obtenu par la contraction simultanée des abdominaux et des dorsaux. Lorsque vous étirez les jambes et le buste vers l'avant, faites partir l'étirement de la poitrine plutôt que de la tête. Respirer profondément et régulièrement vous permettra de gagner de la souplesse et de l'endurance.

Physique

- Aide à garder le ventre plat
- Étire les hanches, l'arrière des jambes et la colonne vertébrale
- Masse les organes abdominaux
- Améliore la souplesse vertébrale, la coordination et l'équilibre

Mental

- Stimule la résistance et la concentration mentales
- Facilite la visualisation

Bien-être global

- Tonifie les organes digestifs
- Soigne les troubles nerveux
- Lutte contre la constipation
- Régularise les fonctions pancréatiques
- Soulage la sciatique et les douleurs lombaires

Selon l'Ayurveda

- Excellent et recommandé pour les trois *doshas*

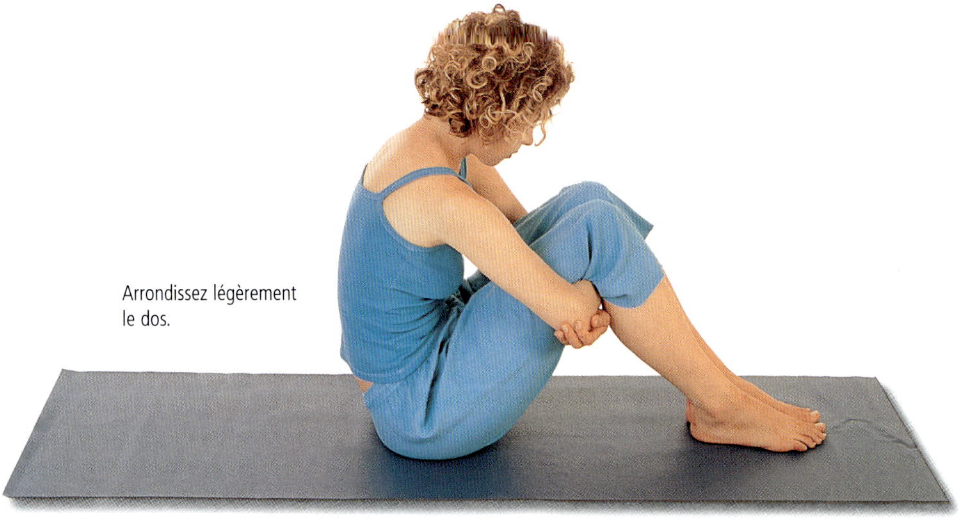

4 En expirant, relâchez-vous vers l'avant en posant les pieds sur le sol, en arrondissant légèrement le dos et en courbant la tête.

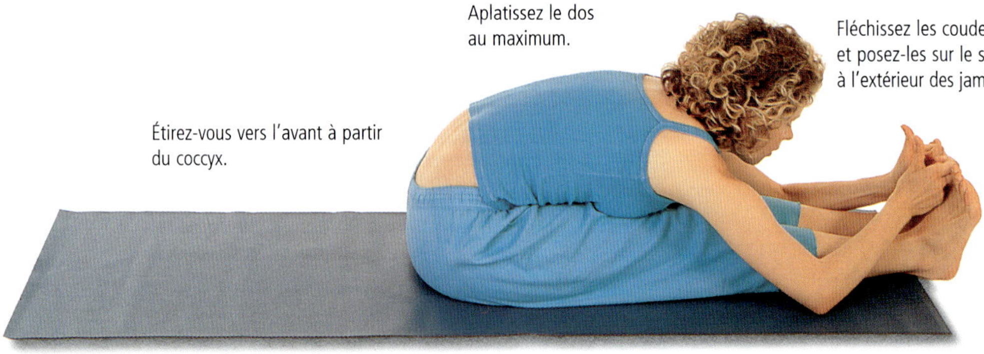

5 Allongez les jambes devant vous et étirez-vous à partir du coccyx. Respirez normalement en amenant la tête vers les pieds. Saisissez les gros orteils avec les index et les majeurs.

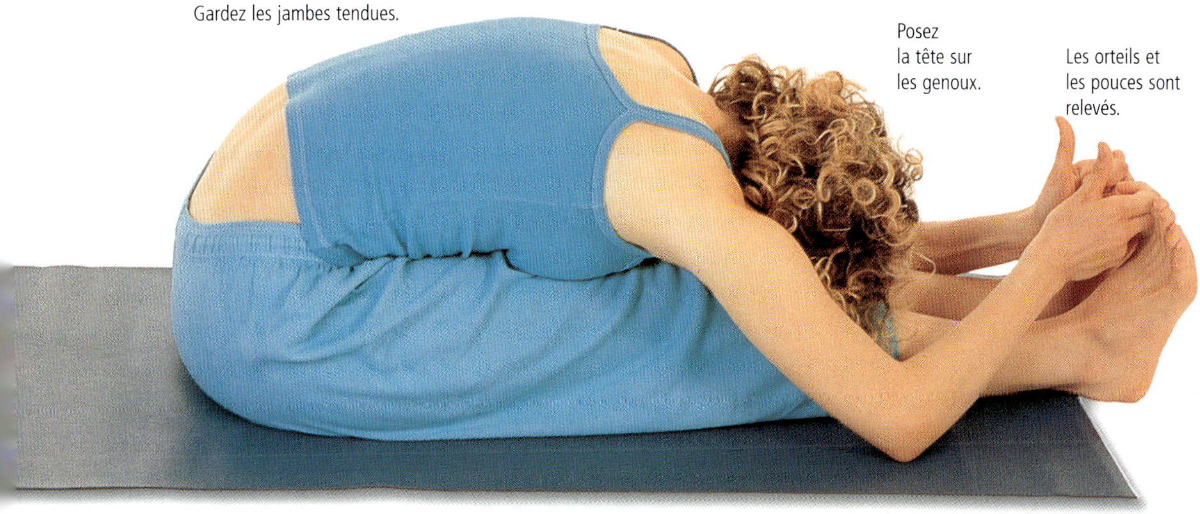
Ressentez l'étirement du crâne aux orteils.
Gardez les jambes tendues.
Posez la tête sur les genoux.
Les orteils et les pouces sont relevés.

6 Étirez-vous vers l'avant aussi loin que vous le pouvez et posez le front sur les genoux pendant une vingtaine de secondes. Pour sortir de la posture, asseyez-vous dos droit et laissez-vous aller vers l'arrière.

Équilibre sur un bras

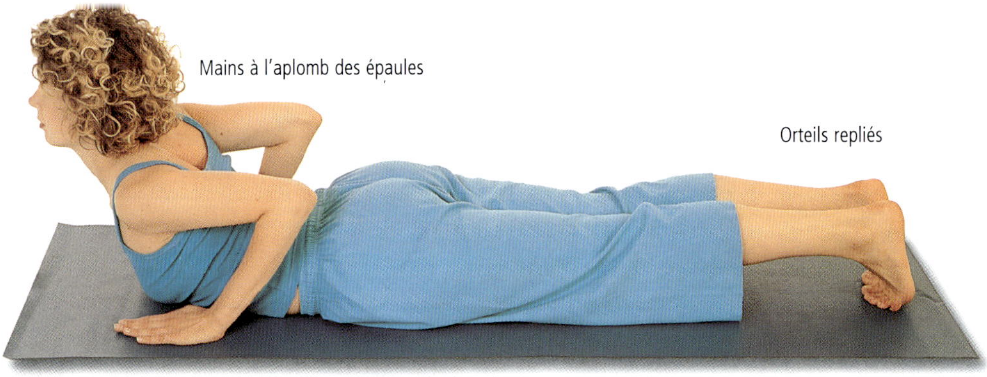
Mains à l'aplomb des épaules
Orteils repliés

1 Allongez-vous sur le ventre. Repliez les orteils et gardez les jambes tendues. Amenez les mains sous les épaules, fléchissez les coudes et regardez droit devant vous.

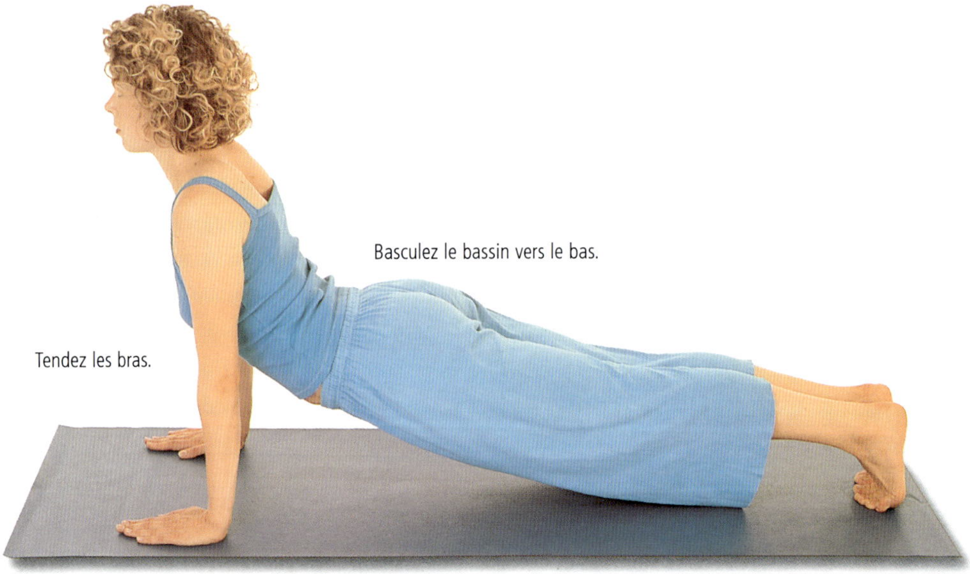
Basculez le bassin vers le bas.
Tendez les bras.

2 En inspirant, poussez sur les mains pour décoller le corps du sol. Gardez les hanches basses, contractez les abdominaux et les fessiers et étirez les jambes au maximum. Expirez, respirez normalement et tenez pendant quelques instants.

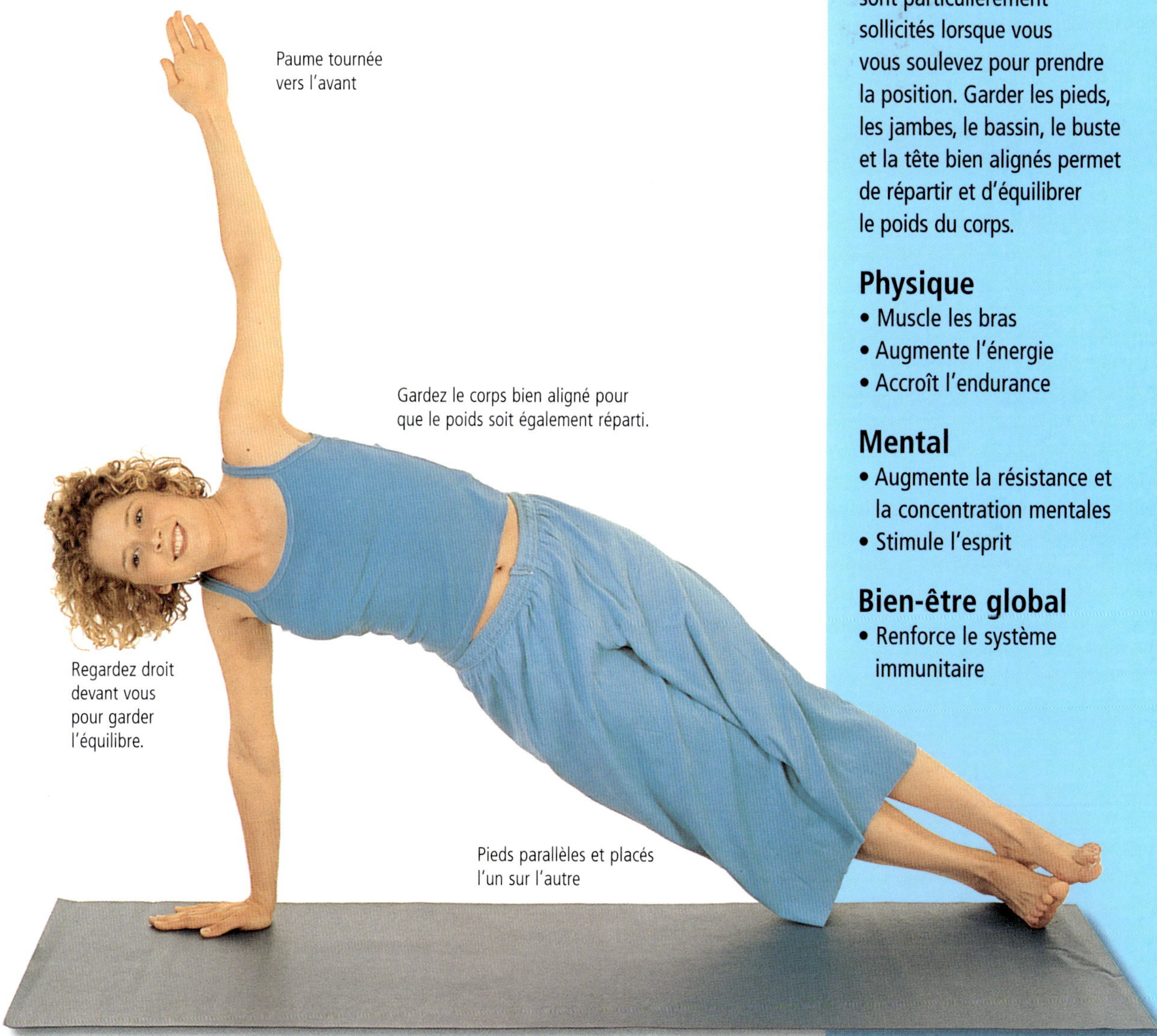
Paume tournée vers l'avant
Gardez le corps bien aligné pour que le poids soit également réparti.
Regardez droit devant vous pour garder l'équilibre.
Pieds parallèles et placés l'un sur l'autre

3 En inspirant profondément, tournez le corps vers la gauche en prenant appui sur la main droite. Étirez le bras gauche vers le haut. Pour faciliter l'équilibre, il faut que les pieds soient parallèles et le corps aligné. Expirez, inspirez profondément et tenez pendant quelques instants.

suite ▸

BIENFAITS

C'est un exercice stimulant qui requiert de la force, de l'endurance, de la souplesse et de l'équilibre. Il donne de l'énergie, selon le principe que plus vous brûlez d'énergie plus vous en avez. Épaules, bras et avant-bras sont particulièrement sollicités lorsque vous vous soulevez pour prendre la position. Garder les pieds, les jambes, le bassin, le buste et la tête bien alignés permet de répartir et d'équilibrer le poids du corps.

Physique

- Muscle les bras
- Augmente l'énergie
- Accroît l'endurance

Mental

- Augmente la résistance et la concentration mentales
- Stimule l'esprit

Bien-être global

- Renforce le système immunitaire

Selon l'Ayurveda

- Les constitutions *Vata* apprécient cet exercice, les types *Pitta* et *Kapha* ont besoin d'augmenter leur force musculaire

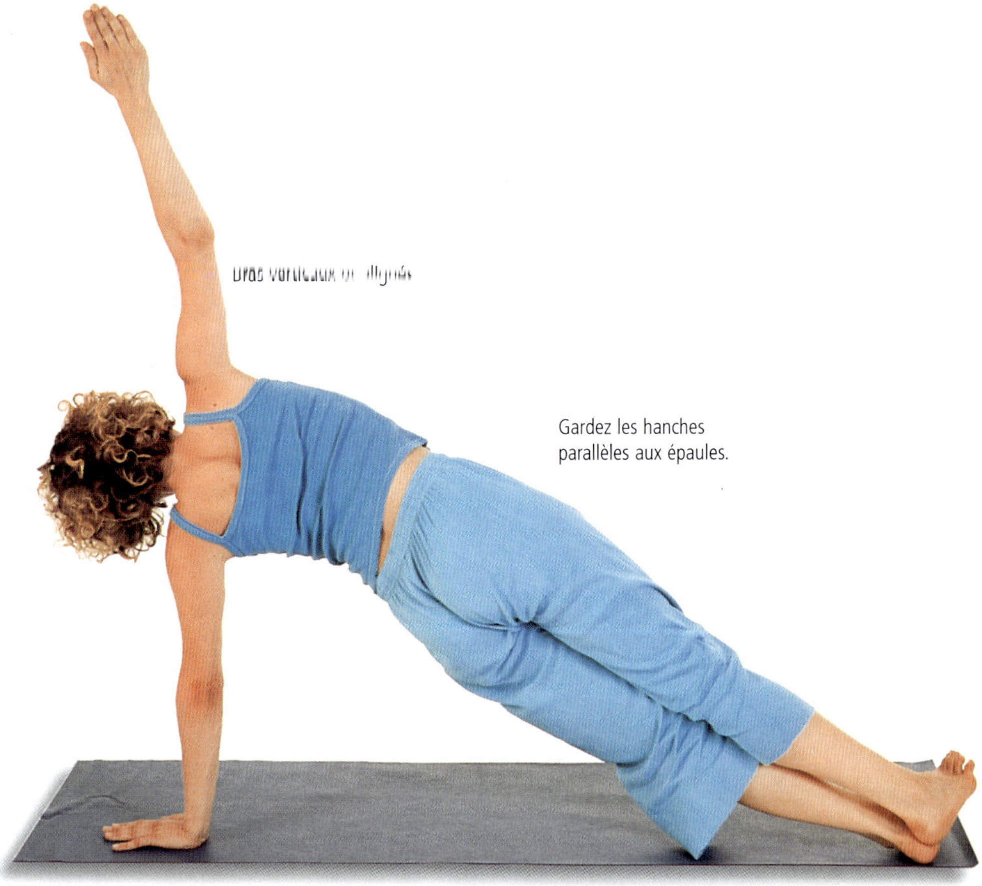
Gardez les hanches
parallèles aux épaules.

4 En inspirant, tournez-vous de l'autre côté en prenant appui sur la main gauche. Expirez et respirez profondément. Tout le corps doit être aligné et le bras droit étiré vers le haut.

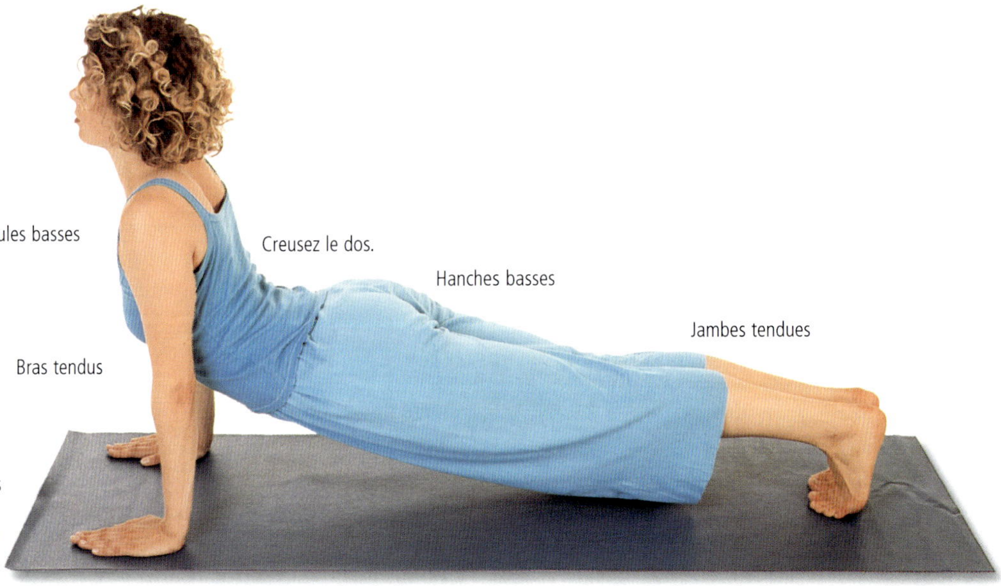
Épaules basses
Creusez le dos.
Hanches basses
Jambes tendues
Bras tendus
Doigts pointés vers l'avant

5 Revenez face au sol, en appui sur les mains et les orteils. Gardez le corps légèrement décollé du sol pour tonifier les bras.

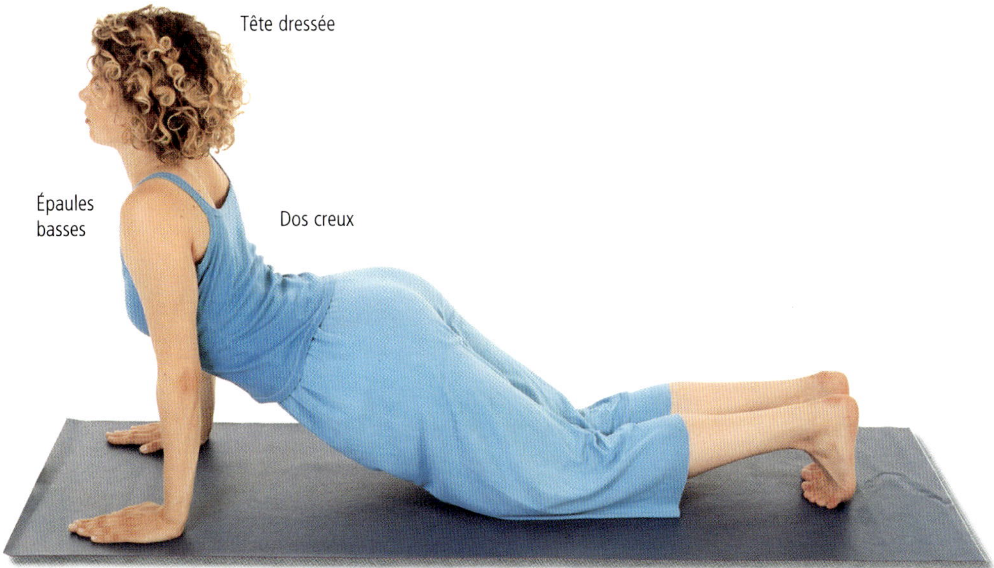
Tête dressée
Épaules basses
Dos creux

6 Prenez progressivement appui sur les genoux, en continuant à creuser le dos.

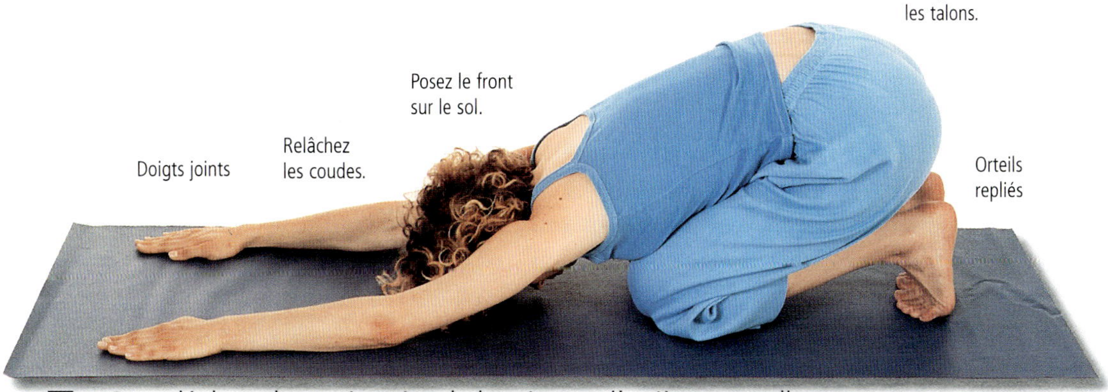
Asseyez-vous sur les talons.
Posez le front sur le sol.
Relâchez les coudes.
Doigts joints
Orteils repliés

7 Sans déplacer les mains, tirez le bassin vers l'arrière pour aller vous asseoir sur les talons. Posez le front sur le sol. Inspirez et expirez. Relaxez-vous dans cette position pendant quelques instants.

Le T à deux

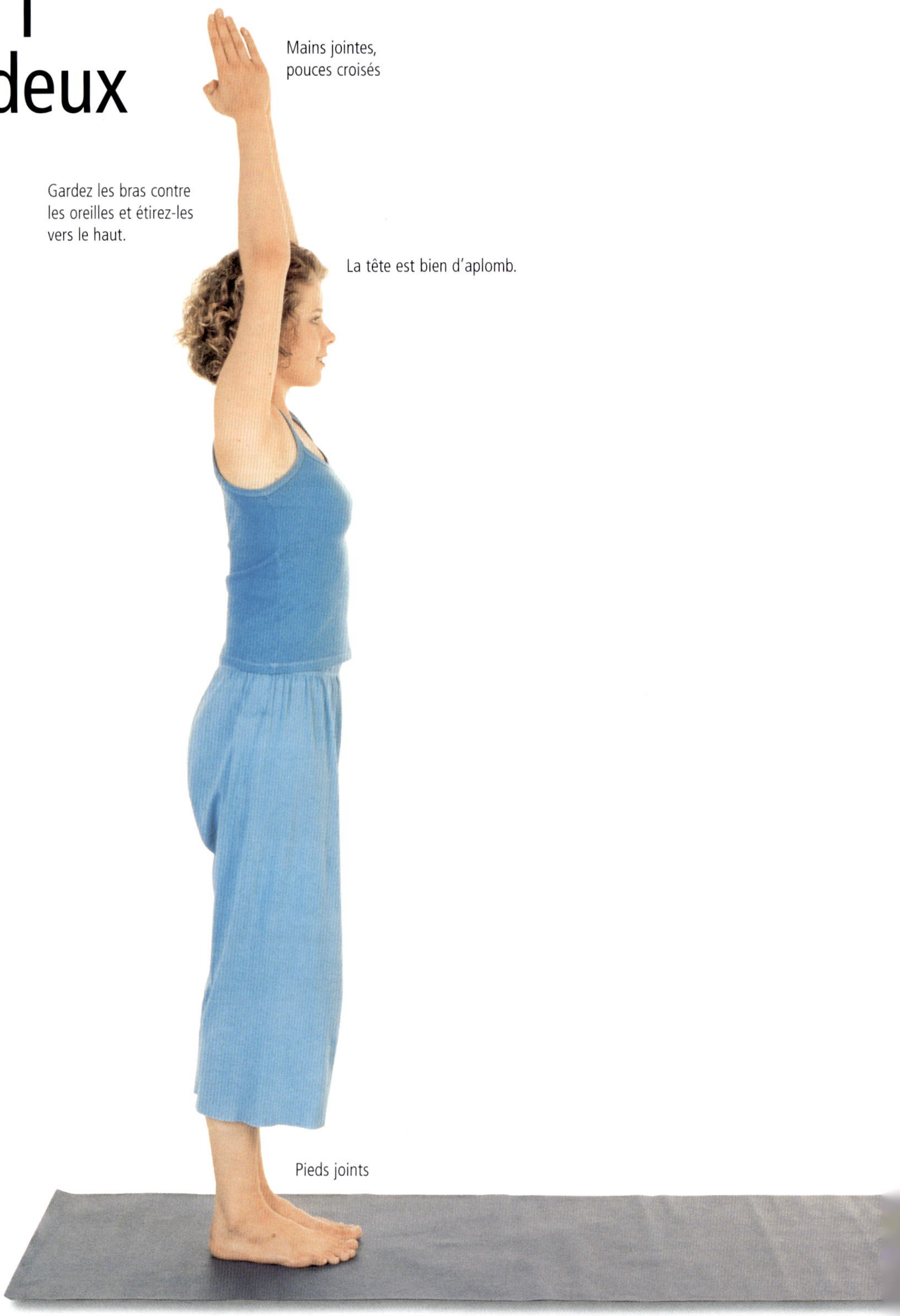
Mains jointes, pouces croisés
Gardez les bras contre les oreilles et étirez-les vers le haut.
La tête est bien d'aplomb.
Pieds joints

1 Debout, pieds joints, étirez les bras au-dessus de la tête, mains jointes et pouces croisés. Gardez les bras tendus, les épaules basses et la colonne vertébrale droite. Inspirez et expirez en regardant droit devant vous.

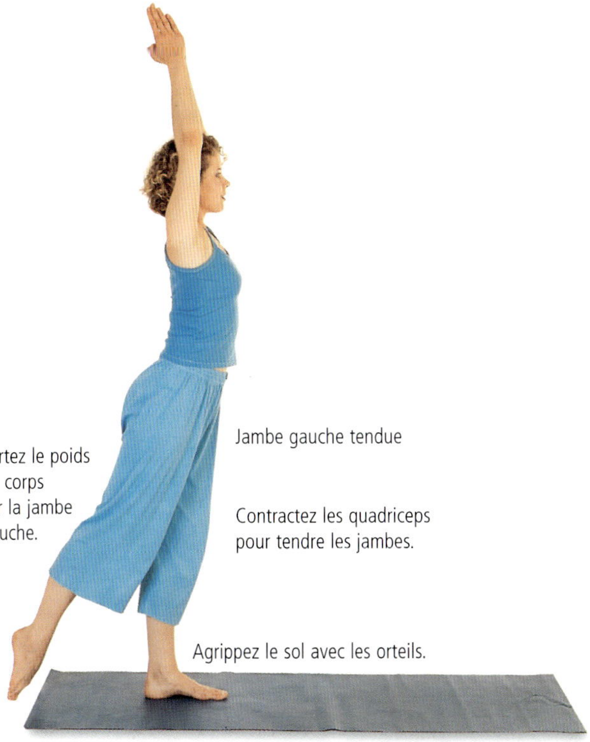
Portez le poids du corps sur la jambe gauche.
Jambe gauche tendue
Contractez les quadriceps pour tendre les jambes.
Pointez le pied vers l'arrière.
Agrippez le sol avec les orteils.

2 Portez le poids du corps sur la jambe gauche. Pointez le pied droit vers l'arrière en soulevant légèrement la jambe. Gardez les deux jambes tendues. Fixez un point à l'horizon.

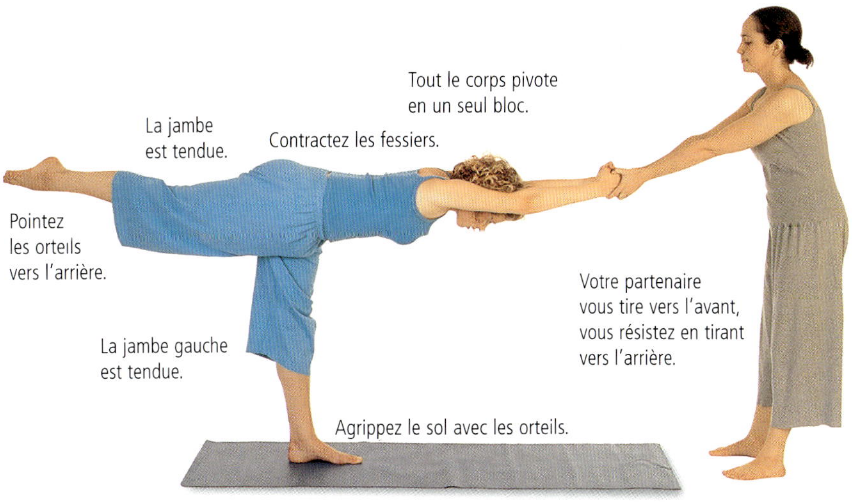
Tout le corps pivote en un seul bloc.
La jambe est tendue.
Contractez les fessiers.
Pointez les orteils vers l'arrière.
Votre partenaire vous tire vers l'avant, vous résistez en tirant vers l'arrière.
La jambe gauche est tendue.
Agrippez le sol avec les orteils.

3 Étirez-vous vers l'avant en gardant la colonne vertébrale droite et étirez la jambe droite en arrière, de façon à dessiner un T. Gardez le bassin d'équerre et étirez-vous à partir du coccyx, à la fois vers l'arrière et vers l'avant. Votre partenaire est devant vous et vous tire doucement par les mains pour vous aider à vous étirer vers l'avant ; en même temps, vous résistez vers l'arrière, pour aplatir le dos au maximum. Répartissez le poids du corps sur les bras et les jambes. Le rythme respiratoire accélère, respirez profondément et régulièrement à partir du diaphragme et gardez la position pendant quelques instants.

BIENFAITS

Cette posture est difficile pour les débutants, mais lorsque vous la maîtriserez vous apprécierez les bienfaits qu'elle procure. La position des bras accélère le rythme cardiaque et la respiration. C'est un exercice cardio-vasculaire qui brûle des calories et augmente l'apport en oxygène. Lorsque le rythme respiratoire accélère, inspirez profondément pour intensifier l'effet.

Physique
- Augmente la résistance et le tonus
- Muscle les fesses et les bras

Mental
- Favorise l'équilibre mental
- Facilite la concentration
- Affermit la volonté

Bien-être global
- Active la circulation
- Fortifie les poumons
- Prévient les maladies cardio-vasculaires

Selon l'Ayurveda
- Excellent pour les constitutions *Vata*

L'avion

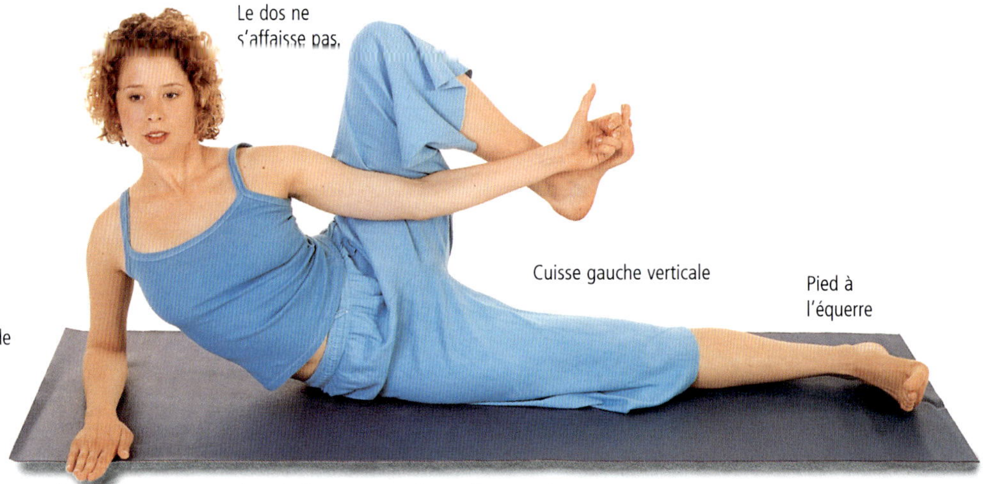
Le dos ne s'affaisse pas.
Cuisse gauche verticale
Pied à l'équerre
Coude à l'aplomb de l'épaule

1 Allongez-vous sur le côté, en appui sur le coude, en vous assurant que ce dernier est à l'aplomb de l'épaule. Fléchissez les deux chevilles et gardez les jambes tendues. Pliez le genou gauche et attrapez le gros orteil avec l'index et le majeur de la main gauche. La cuisse gauche est verticale.

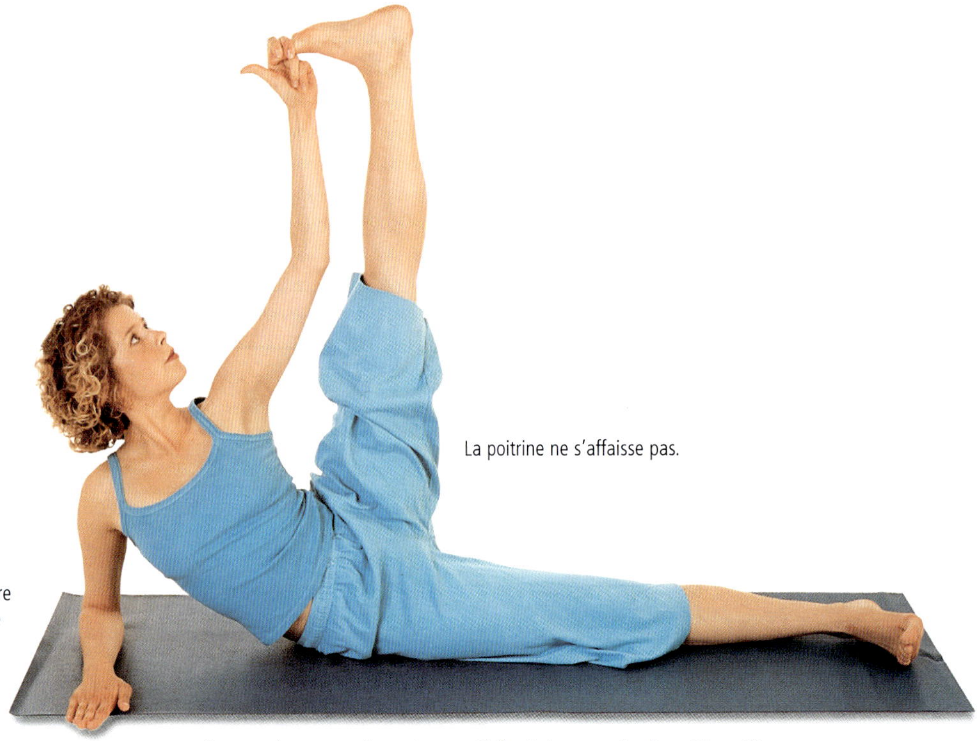
La poitrine ne s'affaisse pas.
En équilibre sur le côté

2 Inspirez et étirez la jambe gauche si possible à la verticale. Cheville fléchie, tirez sur les orteils.

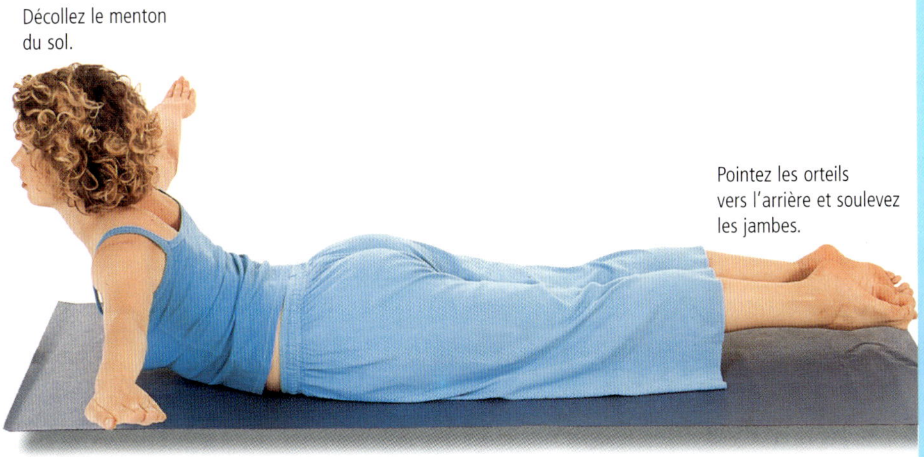
Décollez le menton
du sol.
Pointez les orteils
vers l'arrière et soulevez
les jambes.

3 En expirant, libérez le pied et passez sur le ventre. Décollez du sol le haut du tronc, les bras et les jambes.

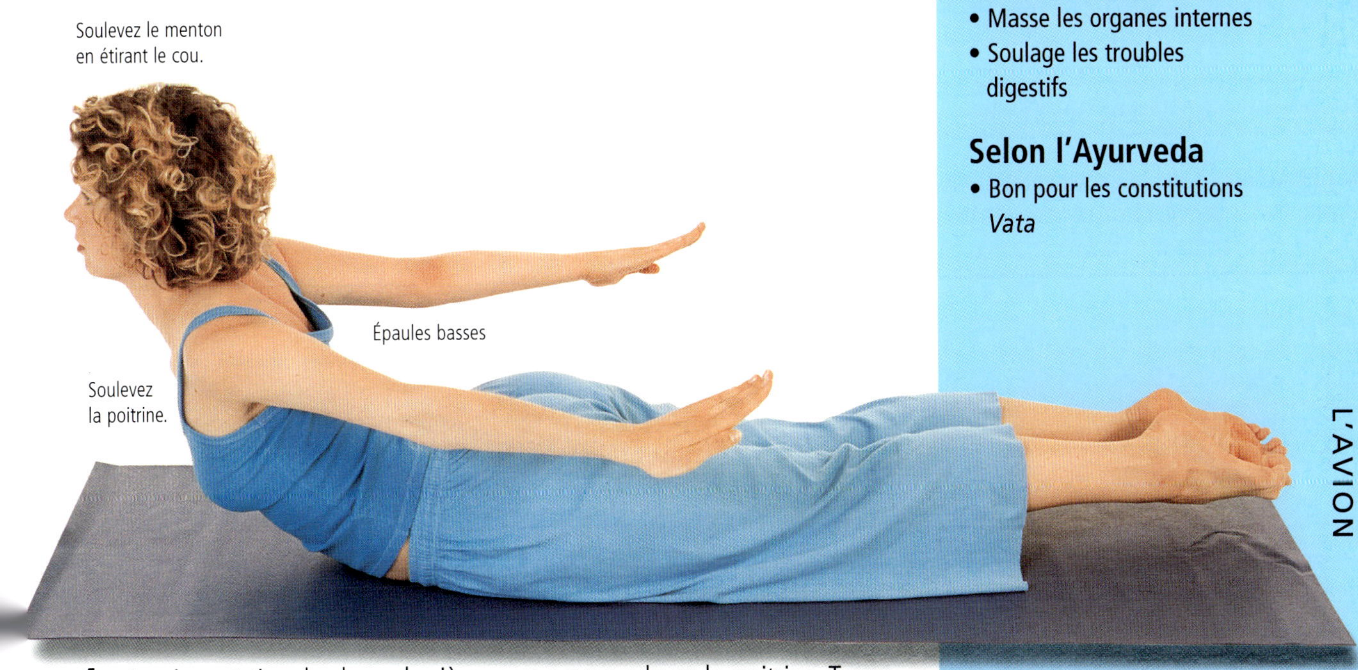
Soulevez le menton
en étirant le cou.
Épaules basses
Soulevez
la poitrine.

4 Inspirez et tirez les bras derrière vous pour soulever la poitrine. Tenez quelques secondes en respirant normalement. Expirez et détendez-vous.

BIENFAITS

Cet exercice dynamique active la circulation et augmente la résistance ainsi que la souplesse. Il tonifie les organes abdominaux, et muscle les fessiers et les jambes. Essayez de passer d'un mouvement à l'autre sans à-coup. Gardez la posture finale aussi longtemps que possible pour permettre à l'énergie de se répandre dans le corps.

Physique

- Aide à garder le ventre plat
- Tonifie les fessiers
- Étire les muscles du cou

Mental

- Calme l'esprit
- Favorise l'équilibre mental

Bien-être global

- Détend le système nerveux
- Masse les organes internes
- Soulage les troubles digestifs

Selon l'Ayurveda

- Bon pour les constitutions *Vata*

Torsion assise 1

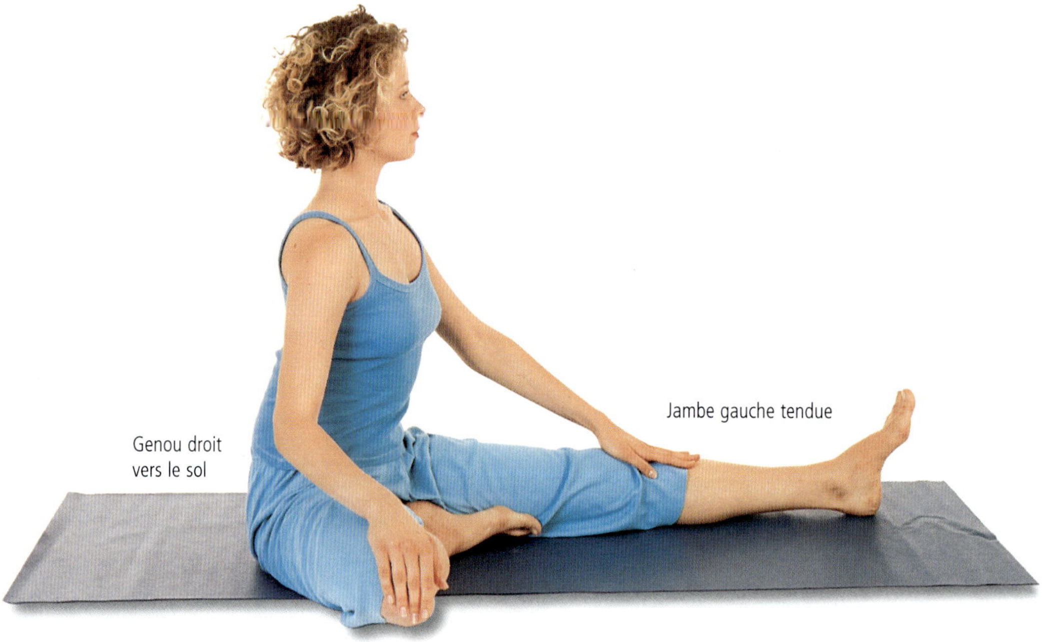
Jambe gauche tendue
Genou droit
vers le sol

1 Asseyez-vous sur le sol, jambes tendues devant vous. Pliez le genou droit et venez appuyer le pied contre la cuisse gauche. Gardez le dos droit et essayez de poser le genou droit sur le sol. Respirez normalement.

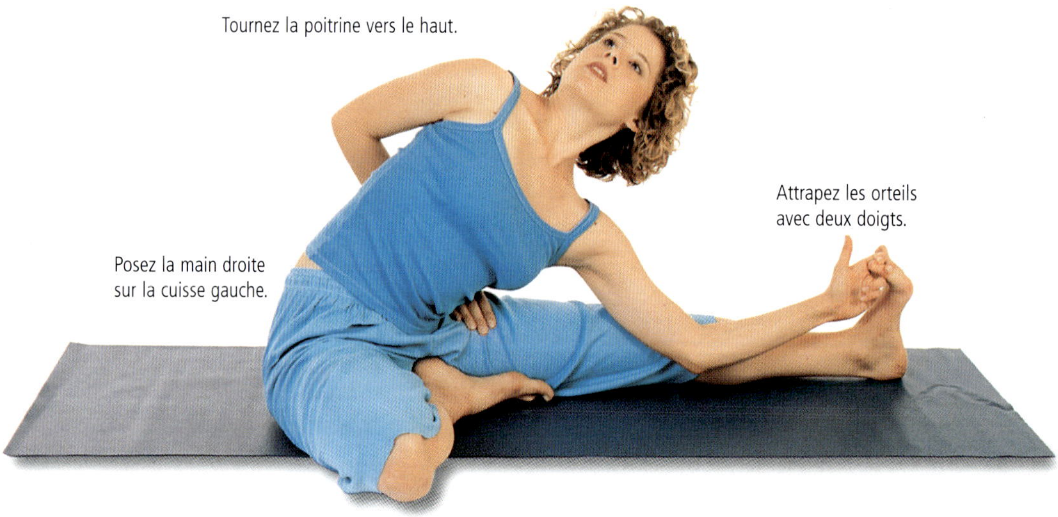
Tournez la poitrine vers le haut.
Attrapez les orteils
avec deux doigts.
Posez la main droite
sur la cuisse gauche.

2 Penchez-vous sur le côté pour aller attraper les orteils du pied gauche avec le majeur et l'index de la main gauche. Effectuez une torsion du buste pour porter le regard par-dessus l'épaule droite. Passez le bras droit derrière la région lombaire et allez poser la main sur la cuisse gauche. Accentuez la torsion. Tenez quelques secondes en respirant profondément.

BIENFAITS

Toutes les torsions soulagent le mal de dos. Les mouvements du torse stimulent les reins et les autres organes et accélèrent l'élimination des toxines qui se forment dans l'organisme. La digestion est facilitée et les troubles digestifs soulagés. Les torsions augmentent la mobilité vertébrale et la souplesse des hanches.

Physique

- Ouvre les hanches
- Accroît la mobilité vertébrale
- Améliore la souplesse

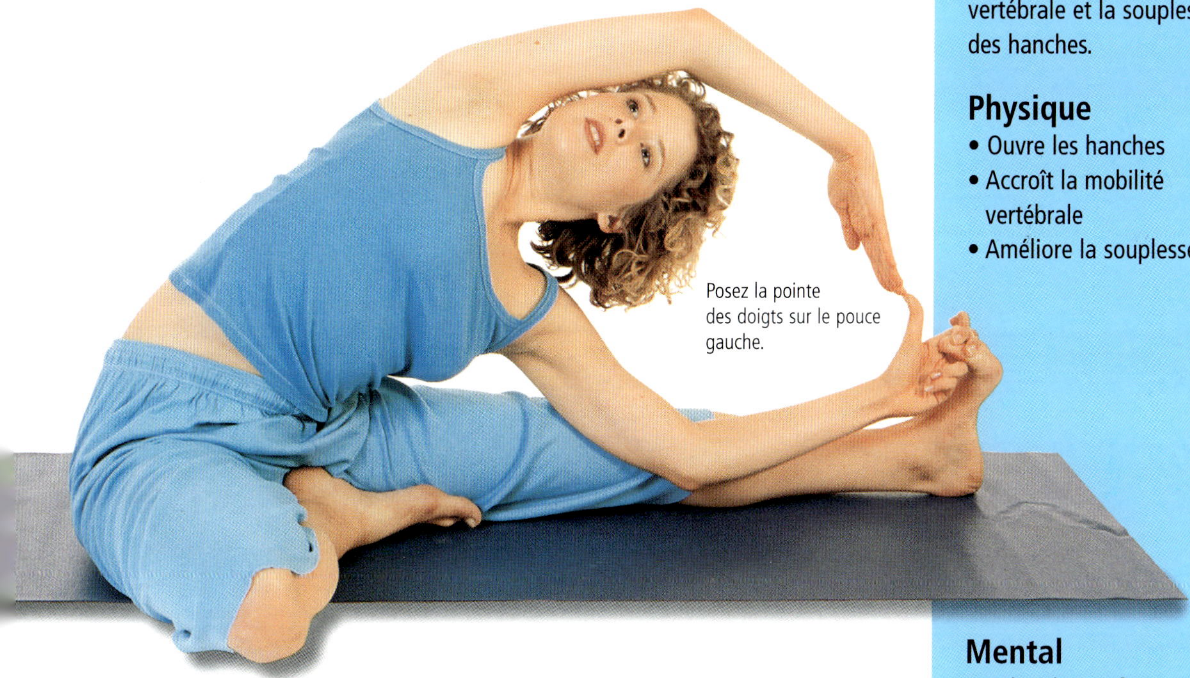

3 Passez le bras droit au-dessus de la tête et mettez la pointe des doigts en contact avec le pouce gauche. Ne laissez pas pendre la tête. Tenez quelques secondes en respirant normalement. Recommencez en changeant de côté.

Mental

- Calme les nerfs

Bien-être global

- Soigne les troubles digestifs
- Facilite la digestion et l'élimination des toxines
- Soulage les maux de tête et le mal de dos
- Tonifie les reins, la rate et les organes abdominaux

Selon l'Ayurveda

- Bon pour les constitutions *Kapha*

Respiration et relaxation 1

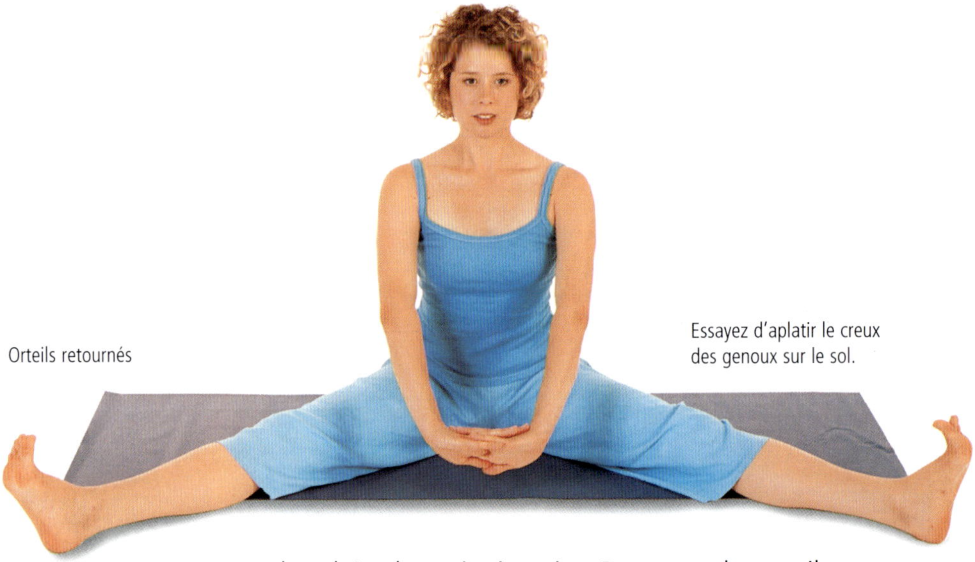

Orteils retournés
Essayez d'aplatir le creux des genoux sur le sol.

1 Asseyez-vous sur le sol, jambes très écartées. Retournez les orteils vers le dessus du pied et essayez d'aplatir les genoux sur le sol. Croisez les doigts devant le pubis.

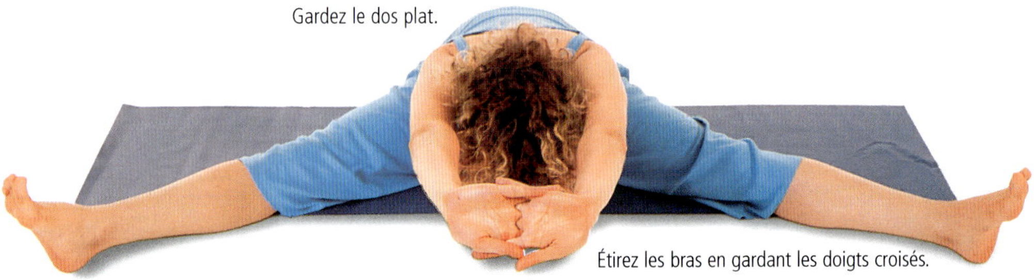

Étirez-vous vers l'avant à partir du coccyx.
Gardez le dos plat.
Étirez les bras en gardant les doigts croisés.

2 Inspirez, penchez le tronc en avant en étirant les bras. Tournez les pieds vers l'extérieur pour augmenter l'intensité de l'étirement.

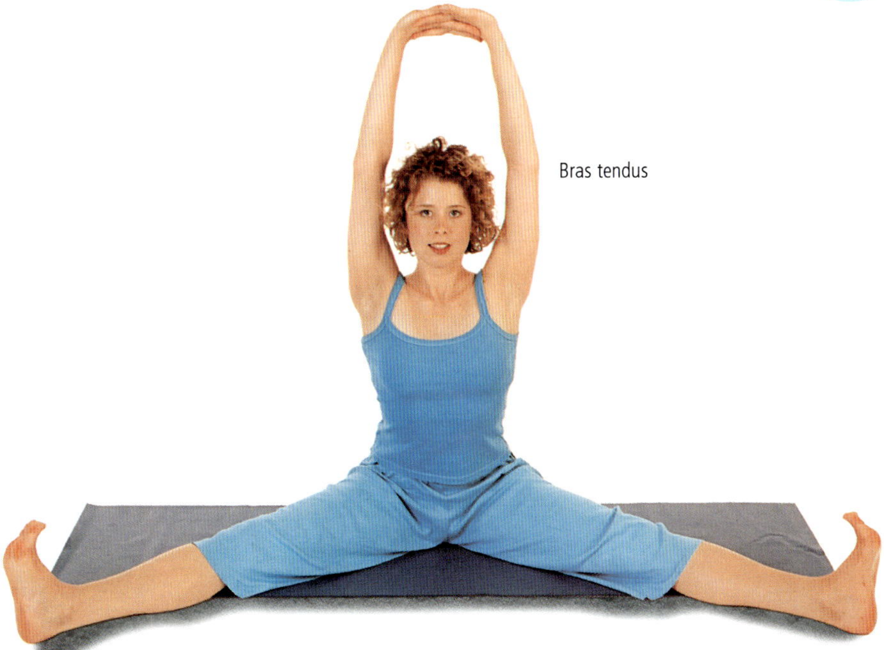
Étirez-vous au
maximum vers le haut.
Bras tendus

3 Continuez à inspirer en vous redressant et tendez les bras au-dessus de la tête aussi haut que possible. Gardez les épaules basses et ouvrez la poitrine.

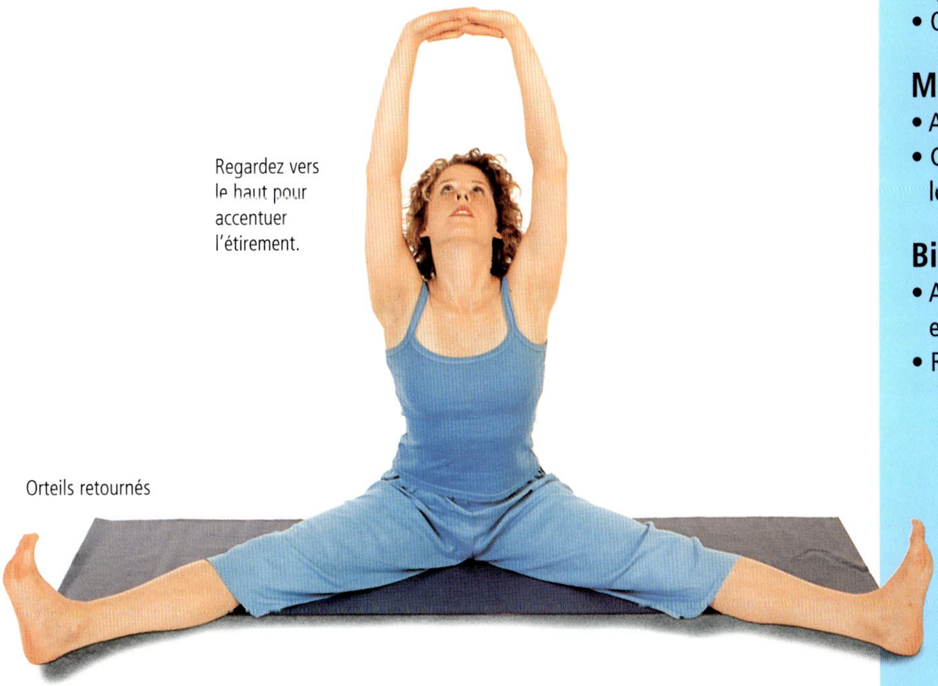
Regardez vers
le haut pour
accentuer
l'étirement.
Orteils retournés

4 En expirant, laissez aller la tête vers l'arrière et portez le regard sur les doigts croisés. Gardez le dos droit. Inspirez et revenez à l'étape 3.

suite ▶

BIENFAITS

S'étirer au maximum est un bon moyen d'éliminer les tensions musculaires. Si vous associez à l'étirement une respiration profonde, vous ajouterez un effet calmant et relaxant. La respiration profonde qui accompagne le mouvement aide également à regagner de la souplesse. Il est fort probable que vous n'arriverez pas du premier coup à poser la tête sur le sol pour la posture finale. Mais, si vous pratiquez régulièrement en sachant utiliser votre respiration, votre souplesse s'améliorera progressivement.

Physique

- Améliore la souplesse ainsi que la mobilité vertébrale
- Ouvre les hanches

Mental

- Atténue le stress
- Calme et détend le système nerveux

Bien-être global

- Augmente l'apport en oxygène
- Régénère les cellules

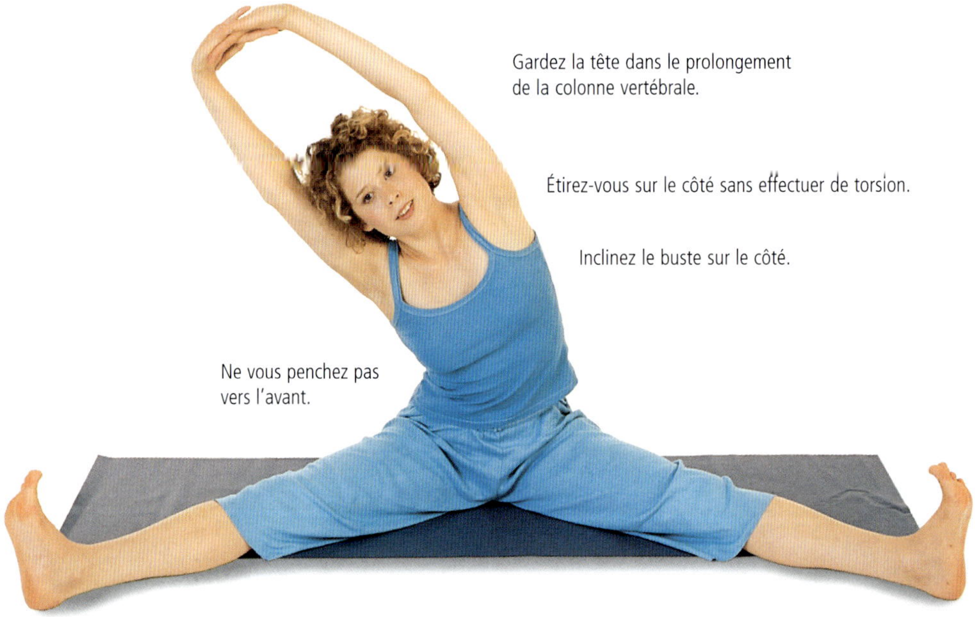

5 Étirez-vous sur le côté à partir de la taille, sans bouger le bassin ni effectuer de torsion du buste. Les jambes sont étirées et les orteils relevés. Tenez quelques instants en respirant normalement.

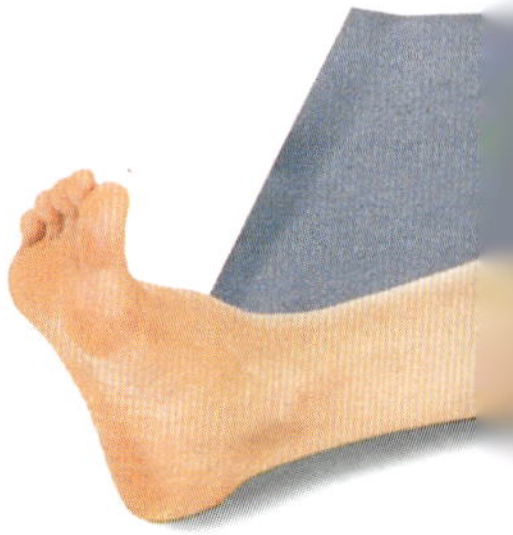

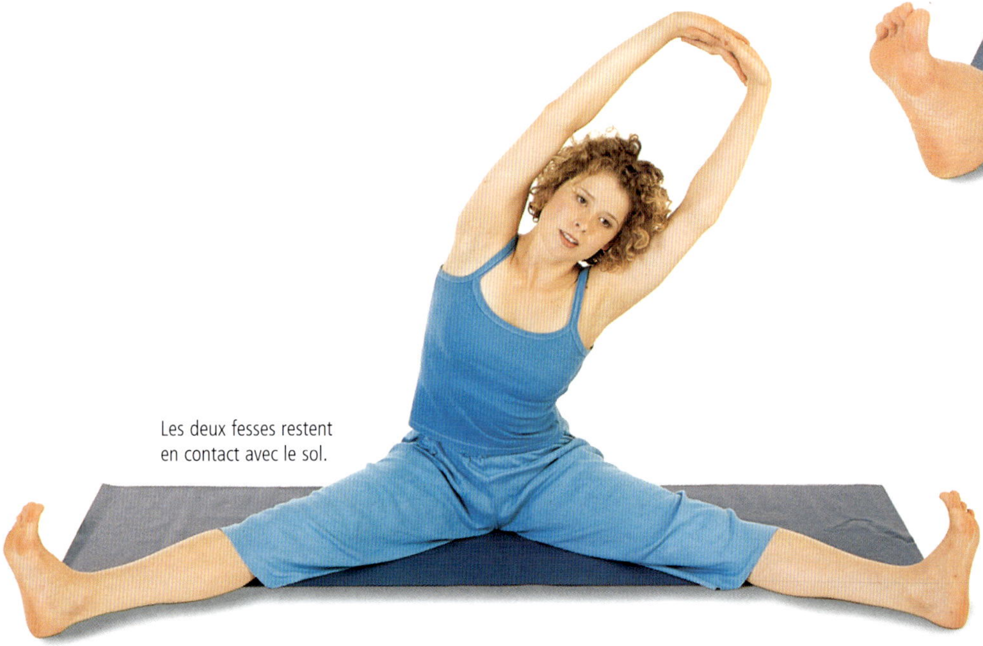

6 Étirez-vous de l'autre côté, sans décoller les fesses du sol. Tenez quelques instants en respirant normalement.

Respirez et détendez-vous dans cette position.

Ne forcez pas et
ne descendez pas
par saccades.

Ne descendez pas la tête en force.

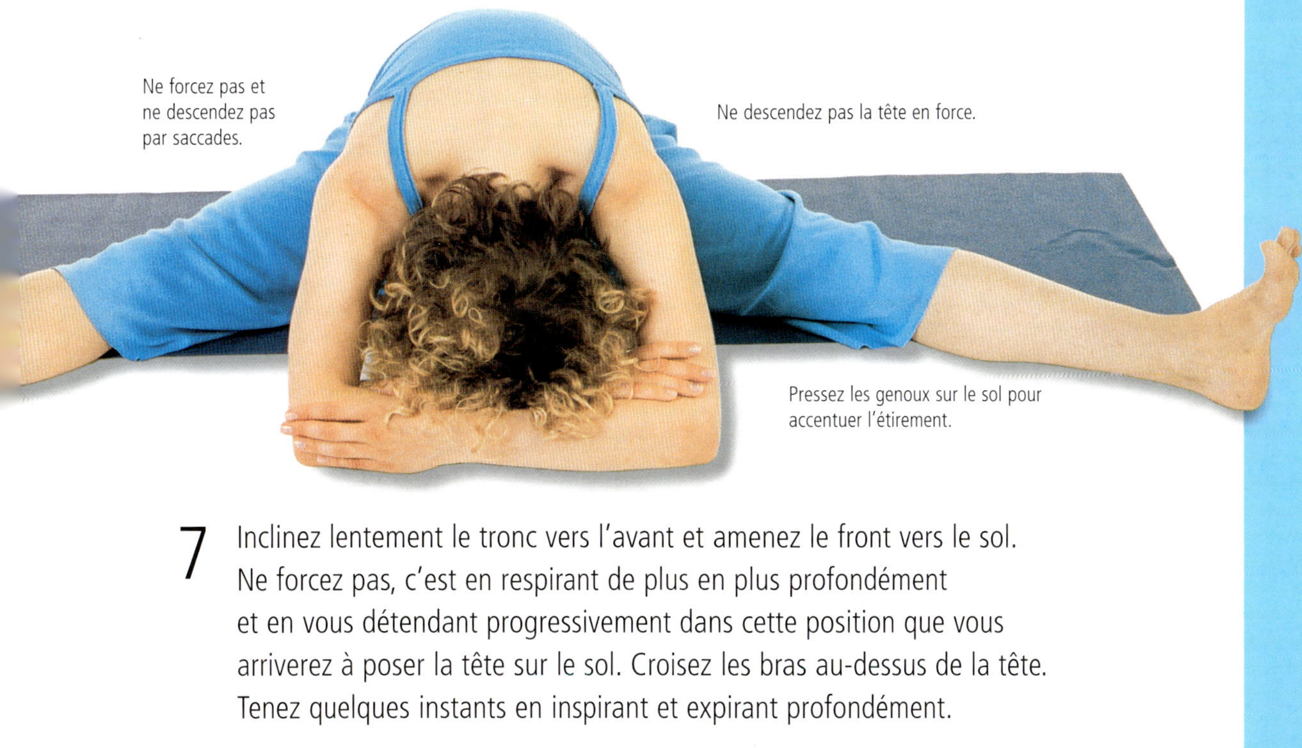

Pressez les genoux sur le sol pour
accentuer l'étirement.

7 Inclinez lentement le tronc vers l'avant et amenez le front vers le sol. Ne forcez pas, c'est en respirant de plus en plus profondément et en vous détendant progressivement dans cette position que vous arriverez à poser la tête sur le sol. Croisez les bras au-dessus de la tête. Tenez quelques instants en inspirant et expirant profondément.

VISAGE et COU

Avec l'âge, les muscles du visage et du cou perdent de leur élasticité. Comme les autres muscles du corps, ils ont besoin d'être étirés pour rester toniques. Une bonne oxygénation des cellules les nourrit et les régénère. Les rides sont moins apparentes, le teint plus clair, la peau du visage plus ferme. Les torsions, les étirements latéraux et les postures inversées activent la circulation sanguine.

Le poisson

Creusez le haut du dos et posez le sommet de la tête sur le sol.

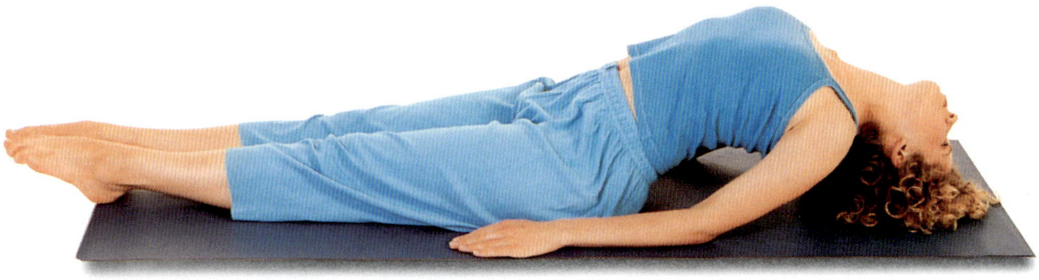

1 Allongez-vous sur le dos, bras le long du corps, orteils pointés vers l'avant. En inspirant, bombez la poitrine, de façon à poser le sommet du crâne sur le sol. Le cou et le visage sont étirés. Tenez quelques secondes en respirant normalement.

Mains jointes au-dessus de la poitrine

Soulevez la jambe sans soulever le bassin.

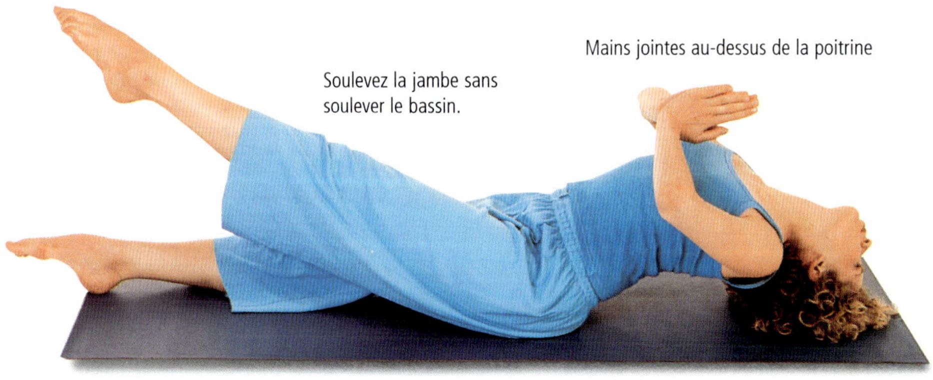

2 Toujours en appui sur la tête, en inspirant, soulevez la jambe gauche sans décoller le bassin du sol. Joignez les mains au-dessus de la poitrine, tenez quelques secondes. En expirant, baissez la jambe lentement. Faites éventuellement une pause avant d'attaquer l'étape 3.

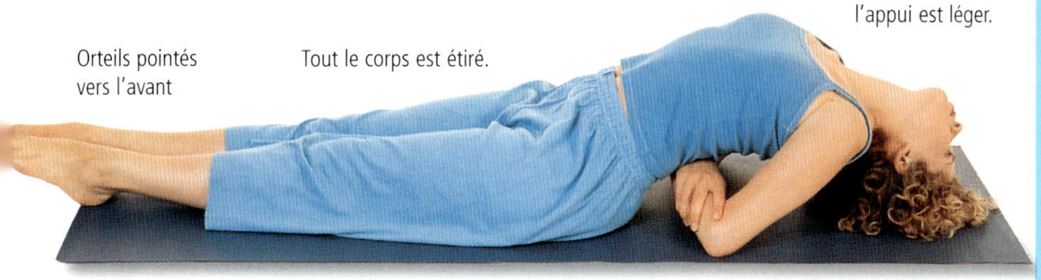
Cou et visage détendus
Le poids du corps repose sur les coudes.
Le sommet du crâne est sur le sol, mais l'appui est léger.
Orteils pointés vers l'avant
Tout le corps est étiré.

3 Glissez les bras sous la région lombaire et croisez-les. Continuez à bomber la poitrine et à étirer les pieds vers l'avant.

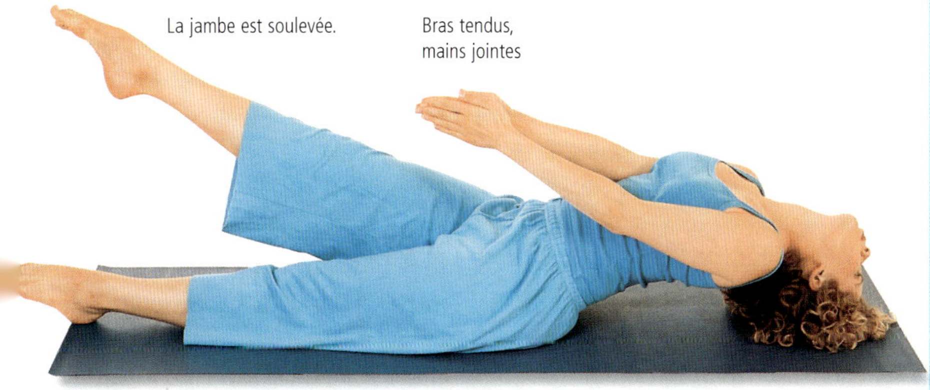
La jambe est soulevée.
Bras tendus, mains jointes

4 Inspirez et soulevez la jambe droite en bombant le torse. Étirez les bras, mains jointes. Tenez quelques secondes. Expirez, baissez la jambe droite, relâchez le cou, et reposez doucement le dos sur le sol. Reposez-vous quelques secondes et recommencez en changeant de jambe.

BIENFAITS

Cet exercice agit sur les glandes parathyroïdes qui sont situées à la base du cou. L'appui sur le sommet du crâne stimule également l'hypophyse et l'épiphyse. L'ouverture de la cage thoracique aide les poumons à mieux fonctionner, ce qui revitalise la colonne vertébrale et atténue les problèmes respiratoires. La position détend la nuque et les épaules et active la circulation dans le visage, ce qui a un effet anti-vieillissement.

Physique
- Éclaircit le teint
- Donne un regard lumineux
- Élimine les tensions dans la nuque et les épaules
- Corrige la position des épaules

Mental
- Atténue les sautes d'humeur et le stress

Bien-être global
- Atténue les problèmes respiratoires tels que l'asthme et la bronchite
- Développe la capacité respiratoire

Selon l'Ayurveda
- Bon pour les trois *doshas*

ÉPAULES et NUQUE

La tension due au stress peut provoquer des contractures musculaires dans la nuque et les épaules. Il faut trouver un moyen simple et rapide d'éliminer cette tension. Le yoga détend les muscles et la respiration profonde calme et détend le cerveau.

Détendre les épaules

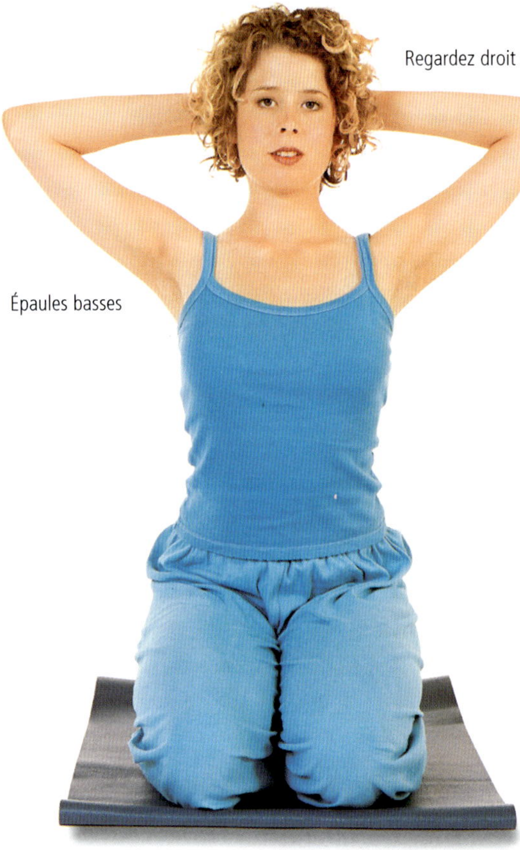
Regardez droit devant vous.
Coudes à la même hauteur
Épaules basses

1 Asseyez-vous sur les talons, dos droit, croisez les mains derrière la tête et, en inspirant profondément, amenez les coudes vers l'arrière.

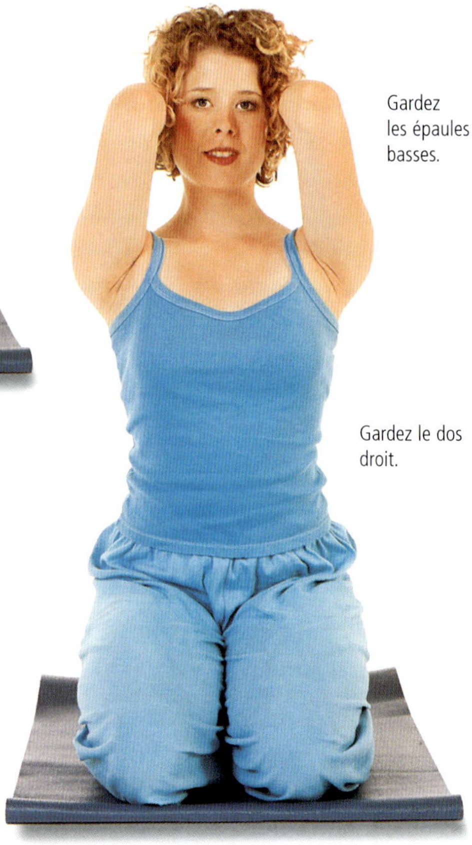
Gardez les épaules basses.
Gardez le dos droit.

2 En expirant, gardez les épaules basses et rapprochez les coudes.

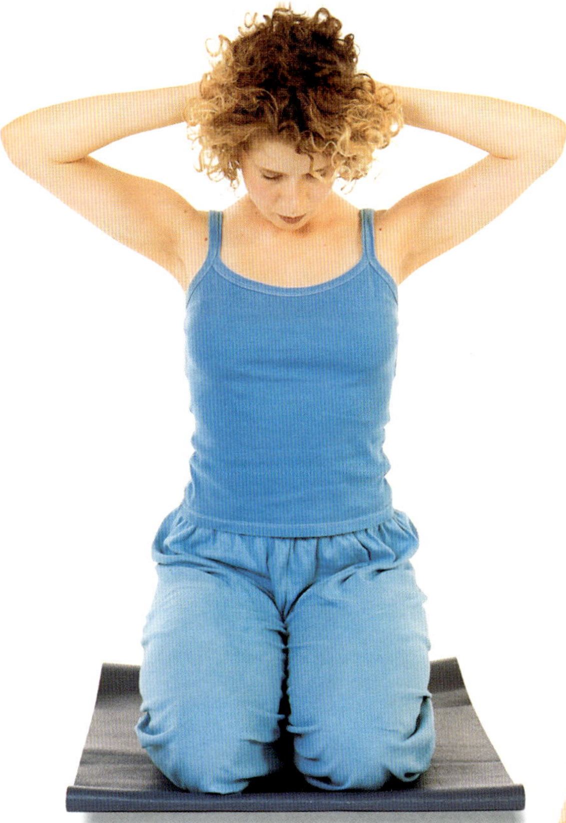

3 Écartez les coudes pour revenir à l'étape 1. Inspirez et, en expirant, baissez le menton vers la poitrine.

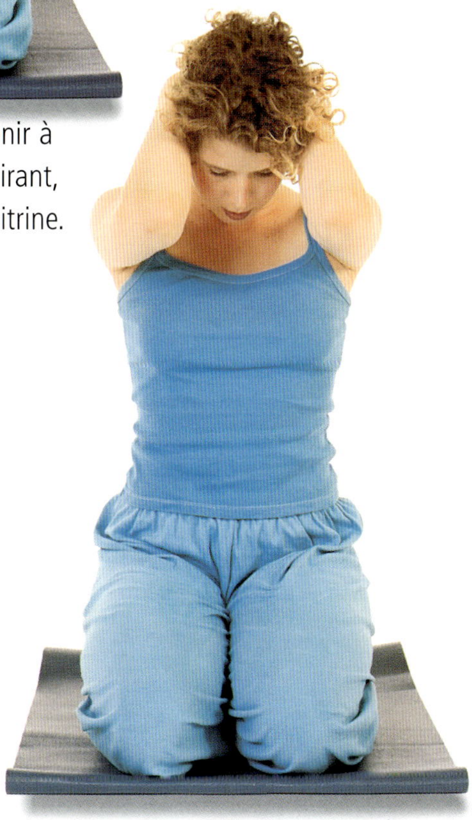

4 Inspirez et, en expirant, rapprochez les coudes en gardant le menton vers la poitrine. En inspirant, revenez à l'étape 1. Recommencez la séquence 5 fois de suite.

✔

BIENFAITS

Cet exercice atténue le stress et les tensions qu'il provoque dans la nuque, les épaules et le haut du dos. Il aide aussi à éliminer la fatigue en agissant comme un tranquillisant naturel sur le système nerveux. Quand vous êtes calme et détendu, vous êtes moins fragile sur le plan affectif et plus apte à supporter le stress de la vie moderne.

Physique

- Améliore la posture
- Détend le visage

Mental

- Calme l'esprit
- Clarifie les idées
- Développe l'optimisme

Bien-être global

- Atténue les effets du stress
- Restaure l'harmonie et l'équilibre
- Soigne les troubles respiratoires
- Équilibre le métabolisme et le fonctionnement de la thyroïde

BRAS

C'est souvent au niveau des bras que se remarque en premier la perte de tonus et de souplesse. Même si la plupart d'entre nous ne marchent pas assez, les muscles des jambes sont plus sollicités que ceux des bras. Il est donc important de muscler cette partie du corps, grâce à des exercices ciblés qui amélioreront tonus, souplesse et esthétique.

Pompes

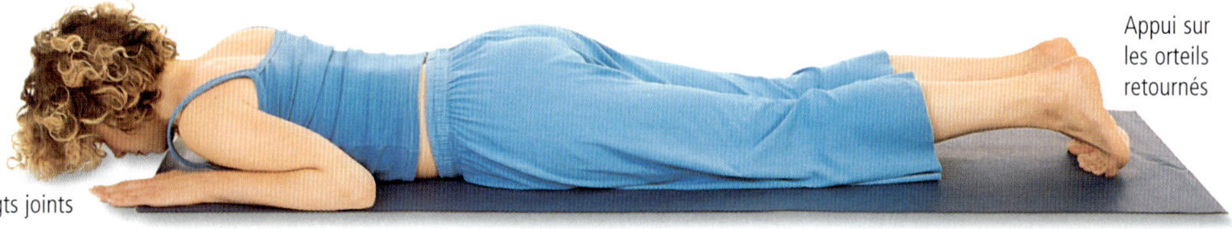

1 Allongez-vous à plat ventre, mains à plat de chaque côté de la tête, coudes près du corps, pieds en appui sur les orteils retournés. Soulevez la tête de quelques centimètres.

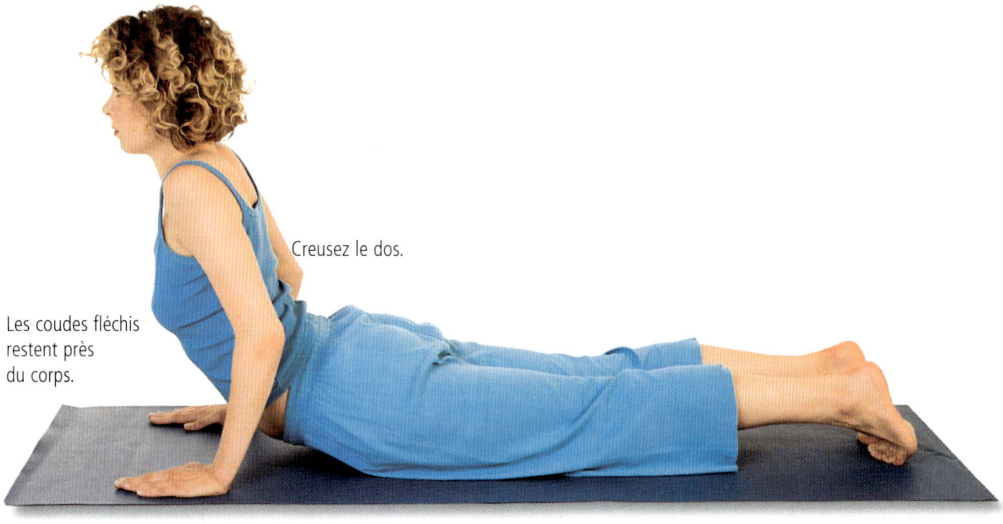

Creusez le dos.
Les coudes fléchis restent près du corps.

2 Inspirez, poussez sur les mains pour vous soulever en creusant harmonieusement le dos. Gardez les coudes près du corps. Expirez et gardez la position quelques secondes en respirant normalement.

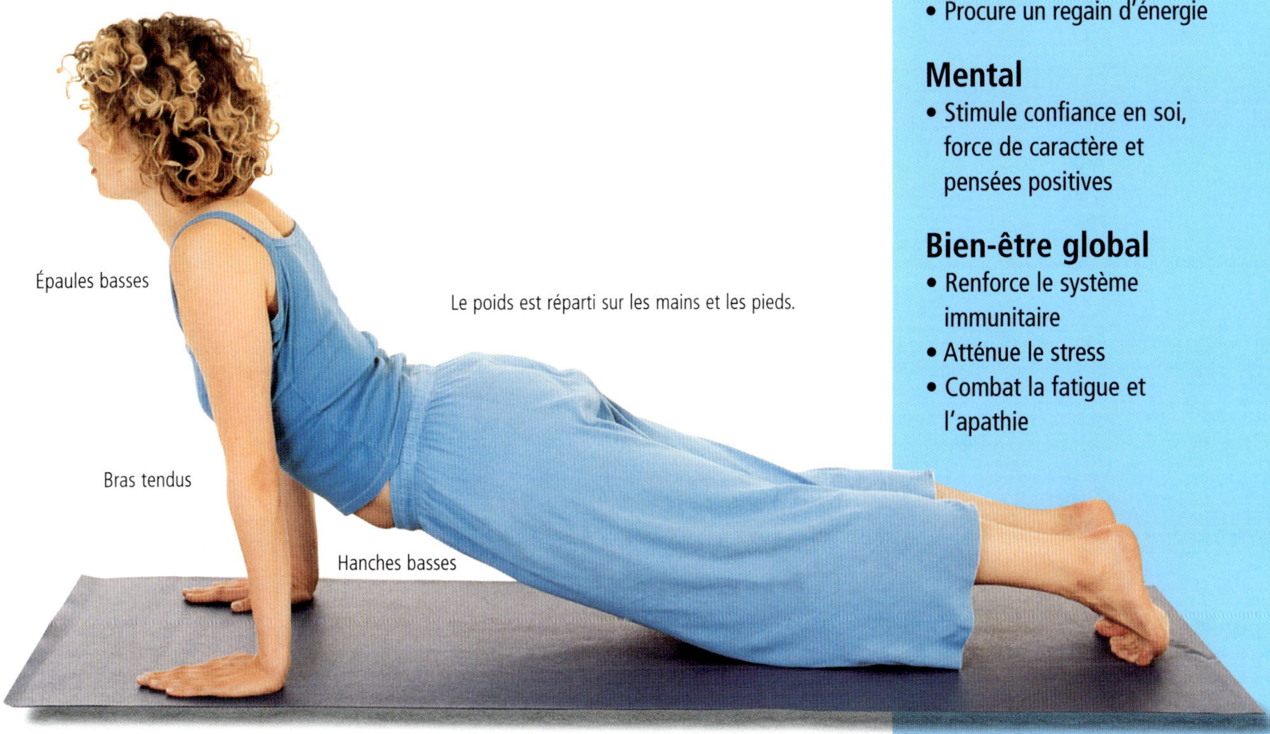
Épaules basses
Le poids est réparti sur les mains et les pieds.
Bras tendus
Hanches basses

3 Tendez les bras. Décollez tout le corps du sol en gardant les hanches basses. Gardez la posture pendant quelques secondes en respirant normalement. Revenez à la position de départ. Reposez-vous quelques secondes et recommencez de 3 à 5 fois.

BIENFAITS

Cet exercice muscle les bras, les jambes et les abdominaux. La position finale exige une endurance que vous acquerrez progressivement.

Physique

- Augmente la force physique et l'endurance
- Muscle les bras
- Procure un regain d'énergie

Mental

- Stimule confiance en soi, force de caractère et pensées positives

Bien-être global

- Renforce le système immunitaire
- Atténue le stress
- Combat la fatigue et l'apathie

POITRINE

Le *chakra* du cœur règle les émotions et les sentiments. Lorsque l'on est troublé, on a tendance à arrondir le dos. Au contraire, ouvrir la poitrine améliore la confiance en soi. Lorsque vous commencez à creuser le dos, les muscles doivent être souples et il faut vous concentrer sur le mouvement qui doit être effectué sans créer de tension. Tirez les omoplates vers le bas, le dos et la tête se redressent, vous donnant une impression d'assurance.

Le chameau

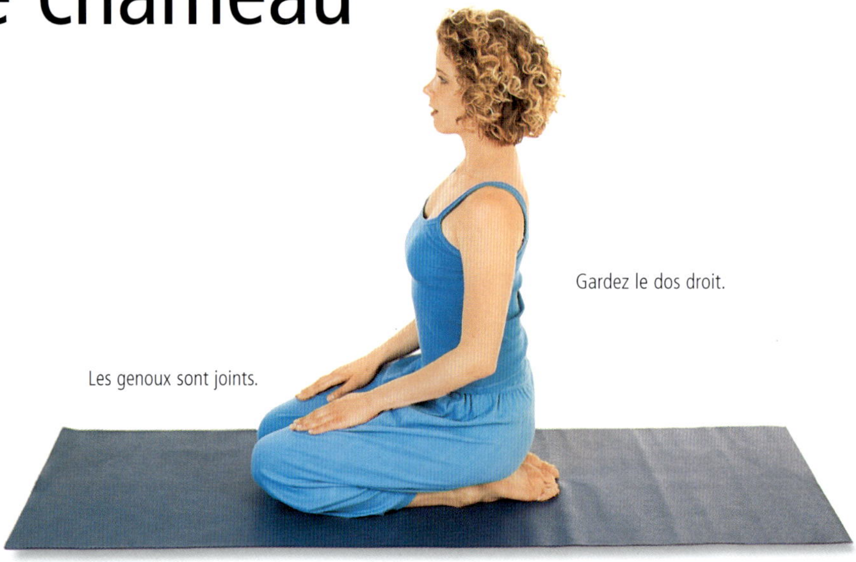

Gardez le dos droit.
Les genoux sont joints.

1 Asseyez-vous sur les talons et posez les mains sur les cuisses. Regardez droit devant vous. Inspirez et expirez normalement.

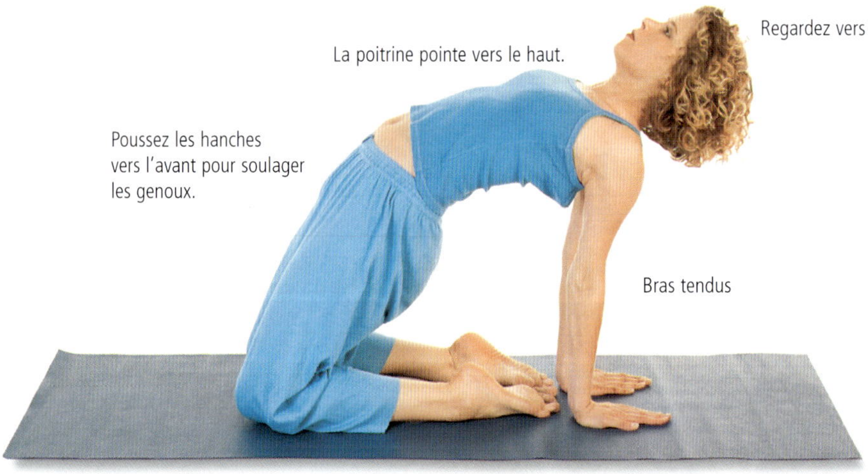

Regardez vers le haut.
La poitrine pointe vers le haut.
Poussez les hanches
vers l'avant pour soulager
les genoux.
Bras tendus

2 Redressez-vous, hanches à l'aplomb des genoux, inspirez et étirez les hanches et la tête vers le haut. Inclinez-vous vers l'arrière. En expirant, creusez le dos et posez les mains sur le sol, juste derrière les pieds, doigts pointés vers l'arrière. Gardez la position quelques secondes en respirant normalement.

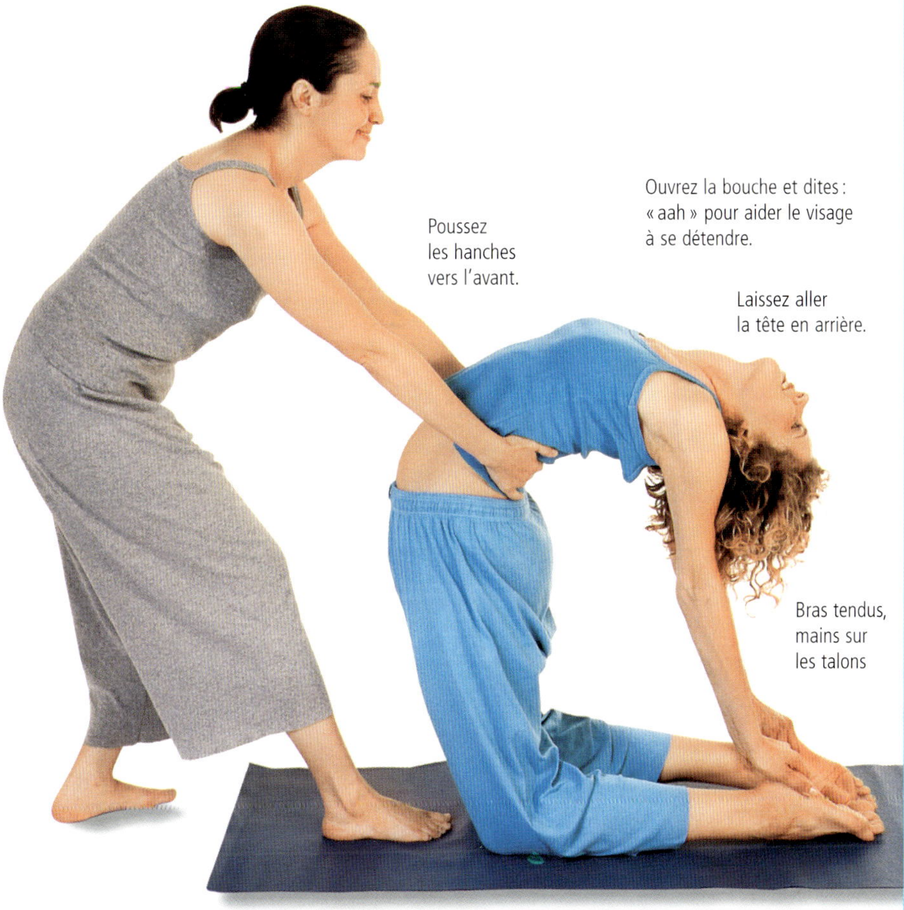
Poussez
les hanches
vers l'avant.
Ouvrez la bouche et dites :
« aah » pour aider le visage
à se détendre.
Laissez aller
la tête en arrière.
Bras tendus,
mains sur
les talons

3 Continuez à pousser les hanches vers l'avant pour créer un bel arc avec le dos. Ouvrez la poitrine et laissez tomber les épaules. Posez les mains sur les talons. Gardez les cuisses verticales et laissez aller la tête en arrière. Détendez le visage et la nuque. Ouvrez la bouche et dites : « aah ». Respirez normalement. Pour intensifier l'étirement, tout en soutenant la région lombaire, vous pouvez demander à quelqu'un de placer les mains dans le creux de vos reins et de vous tirer vers l'avant.

BIENFAITS

Cet étirement intense vers l'arrière vivifie la colonne vertébrale et élimine les tensions musculaires du sacrum à la tête. Le système nerveux bénéficie lui aussi de cette détente. Dans cette position, la cage thoracique est ouverte et les poumons peuvent développer leur pleine capacité. Il est important de relaxer la gorge, le visage et en particulier les mâchoires. Pour vous étirer au maximum, poussez les hanches vers l'avant. Le poids du corps, qui repose sur les jambes, est allégé par l'étirement.

Physique

- Muscle la région lombaire
- Active la circulation dans le visage et le cou
- Prévient le vieillissement
- Élimine les tensions dans le dos, les épaules, la nuque et le visage
- Tonifie les cuisses

Mental

- Calme et détend le cerveau et le système nerveux
- Calme l'esprit

Bien-être global

- Stimule le système immunitaire
- Soulage le mal de dos

ABDOMEN

Les abdominaux constituent un groupe musculaire capital parce qu'ils participent au soutien de la colonne vertébrale. Les personnes qui ont des abdominaux insuffisamment musclés sont sujettes au mal de dos, au lumbago ou à la sciatique. Lorsque la posture est correcte, abdominaux et muscles lombaires travaillent en synergie. Distinguez ces deux groupes musculaires, contractez-les et relâchez-les pour tonifier les organes internes.

Abdominaux en étirement

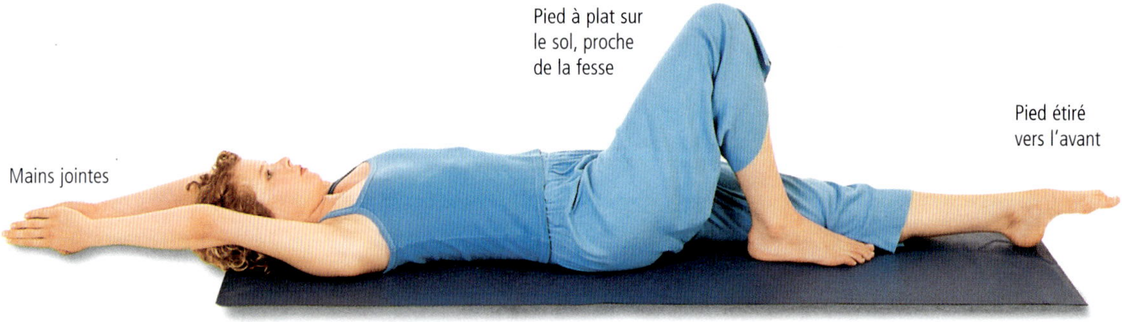

Pied à plat sur le sol, proche de la fesse
Pied étiré vers l'avant
Mains jointes

1 Allongez-vous sur le dos, bras le long du corps. Pliez le genou droit et posez le pied à plat sur le sol. Pointez le pied gauche vers l'avant et étirez les bras derrière la tête, mains jointes.

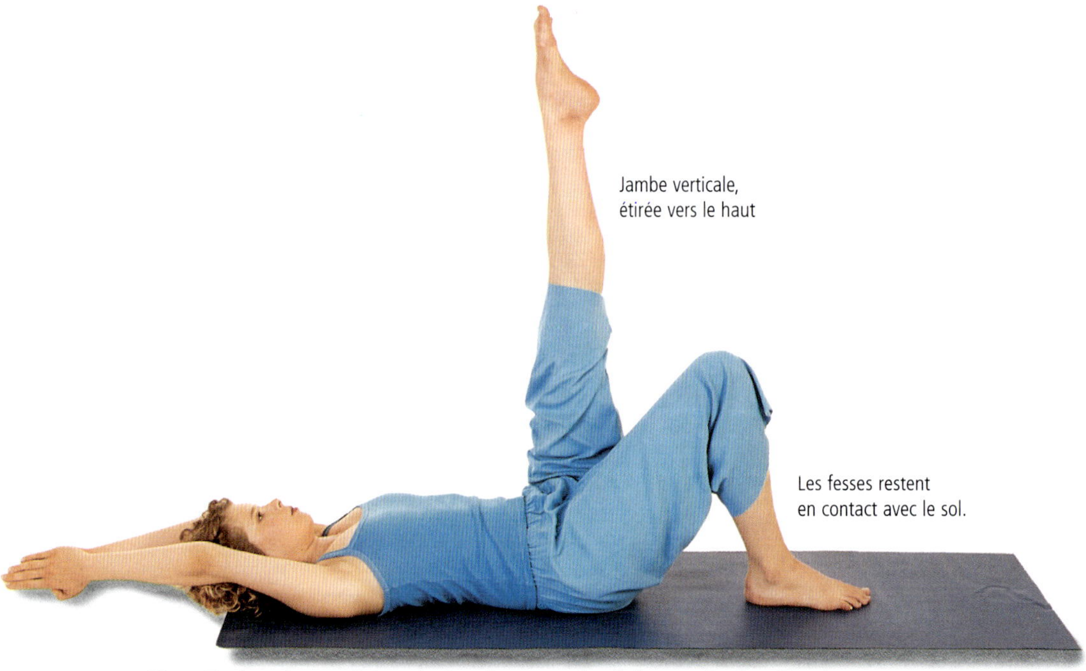

Jambe verticale, étirée vers le haut
Les fesses restent en contact avec le sol.

2 En inspirant, étirez la jambe gauche à la verticale. Gardez la position quelques secondes en respirant normalement.

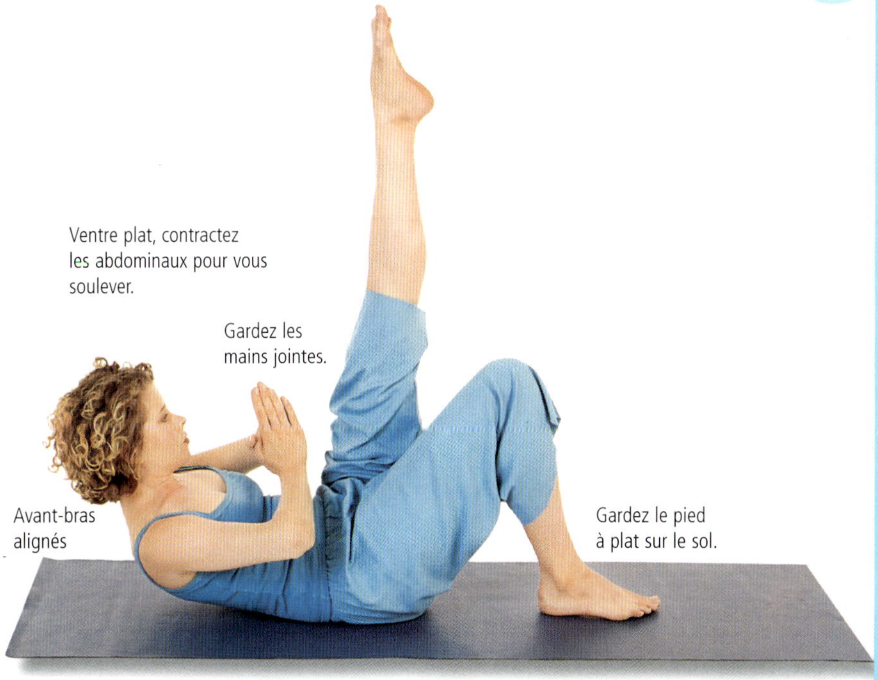
Ventre plat, contractez les abdominaux pour vous soulever.
Gardez les mains jointes.
Avant-bras alignés
Gardez le pied à plat sur le sol.

3 En inspirant, amenez les mains vers la tête. En expirant, soulevez le buste et amenez les mains en face du visage, au-dessus de la poitrine.

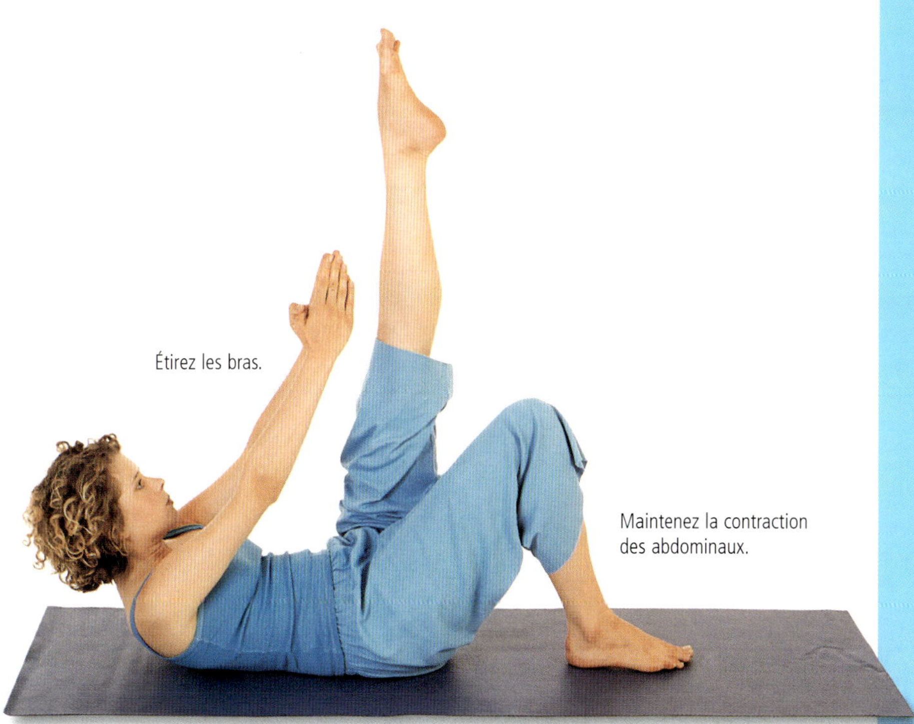
Étirez les bras.
Maintenez la contraction des abdominaux.

4 En inspirant, étirez les bras. Tenez quelques secondes en expirant. En inspirant, reposez doucement le dos et ramenez les bras derrière la tête. Recommencez l’exercice en inversant la position des jambes.

BIENFAITS

Cette série de mouvements muscle les abdominaux et aide à garder un ventre plat. Respectez bien la respiration préconisée, un rythme à contretemps annulerait les résultats escomptés. Expirez toujours en contractant les abdominaux. Imaginez que le sol attire les muscles.

Physique

- Tonifie les abdominaux
- Aide à garder le ventre plat

Mental

- Facilite la concentration
- Facteur de bien-être mental

Bien-être global

- Prévient les troubles digestifs

TAILLE

Les étirements latéraux renforcent et tonifient la ceinture abdominale, entretiennent la souplesse et soulagent les tensions des muscles lombaires. On effectue peu de mouvements d'inclinaison latérale en dehors des séances d'exercice physique ; pourtant, ils permettent d'entretenir la mobilité et la souplesse. Lorsque vous vous étirez sur le côté, veillez à ne pas amorcer de mouvement de torsion et à garder le bassin horizontal. Pressez fermement les pieds sur le sol. Ce n'est pas la taille qui fléchit, mais la colonne vertébrale qui s'étire à partir du bassin.

Étirement latéral 1

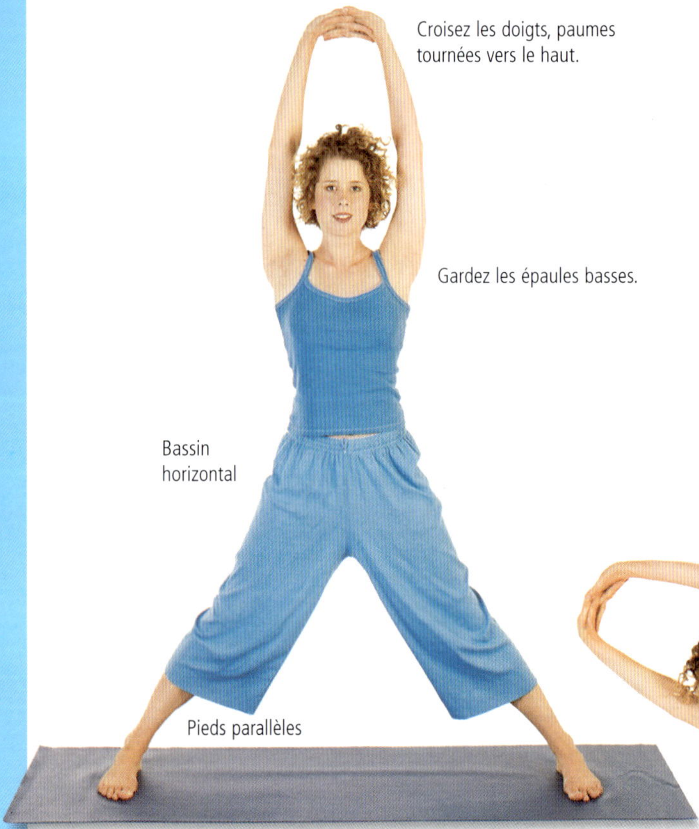
Croisez les doigts, paumes tournées vers le haut.
Gardez les épaules basses.
Bassin horizontal
Pieds parallèles

1 Mettez-vous debout, jambes écartées, pieds parallèles. Croisez les doigts et étirez les bras au-dessus de la tête, aussi haut que possible. Gardez les épaules basses et les bras tendus. Pendant tout l'exercice, respirez profondément et régulièrement.

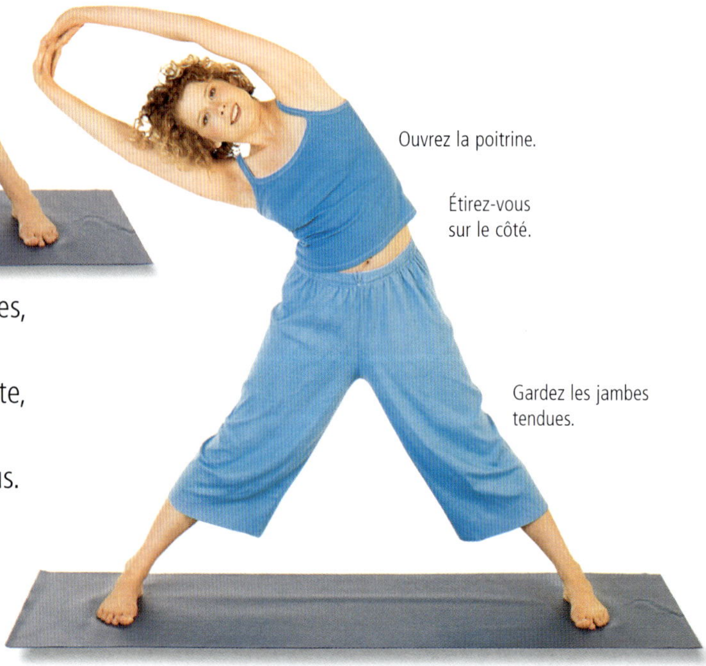
Ouvrez la poitrine.
Étirez-vous sur le côté.
Gardez les jambes tendues.

2 Commencez à vous étirer vers la droite à partir du bassin.

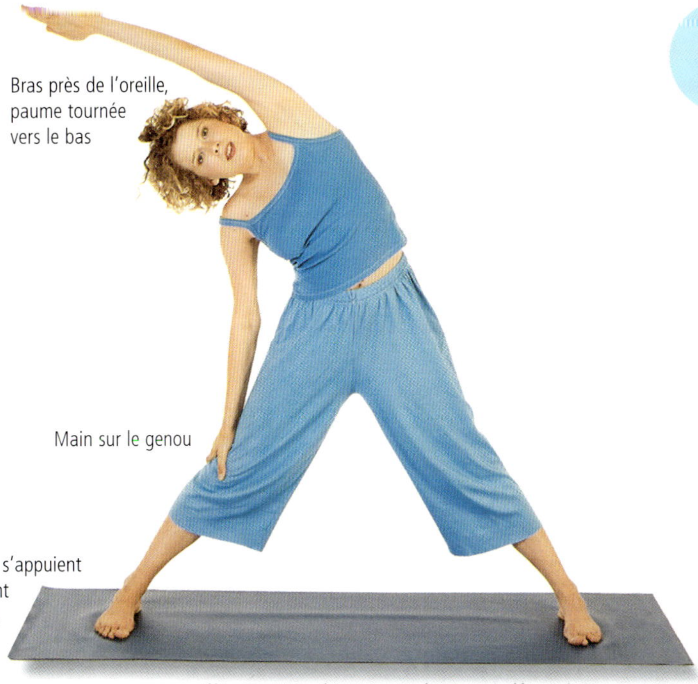
Bras près de l'oreille, paume tournée vers le bas
Main sur le genou
Les pieds s'appuient fermement sur le sol.

3 Allez poser la main droite à l'extérieur du genou droit et gardez la position quelques secondes.

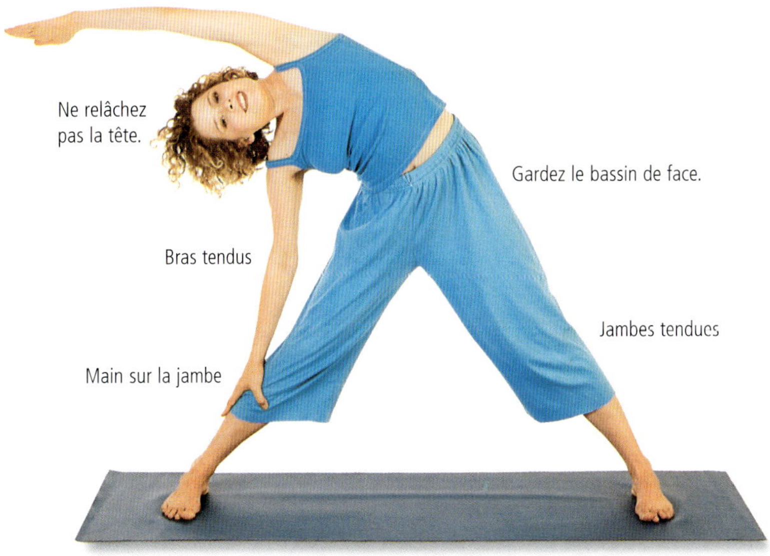
Ne relâchez pas la tête.
Gardez le bassin de face.
Bras tendus
Jambes tendues
Main sur la jambe

4 Déplacez la main droite vers la cheville droite et gardez la position quelques secondes. Vous allez progressivement vous assouplir et peut-être un jour arriverez-vous à aller poser la main sur le sol, en gardant le bras et le bassin dans le même plan vertical. Redressez-vous pour revenir à la position de départ et effectuez ensuite l'étirement de l'autre côté.

BIENFAITS

Les étirements latéraux augmentent la mobilité de la colonne vertébrale et affinent la taille. La pratique du yoga inclut des étirements dans toutes les directions pour améliorer la souplesse et éliminer les tensions musculaires. Lorsque vous vous étirez sur le côté, veillez à ne pas creuser la poitrine et à ce qu'il n'y ait pas de rotation au niveau des hanches, ce qui risque de survenir si vous essayez d'aller au-delà de vos possibilités. Il est plus important d'exécuter la posture avec précision. Sachez doser le mouvement.

Physique

- Affine la taille
- Améliore la souplesse et la mobilité vertébrales

Mental

- Entretient la jeunesse de caractère
- Facteur de bien-être

Bien-être global

- Active la circulation
- Augmente l'afflux de sang vers le cœur

FESSES

Toutes les postures font travailler les muscles des fesses. Le yoga est une discipline globale, chaque cellule de l'organisme participe à l'activité. Que vous fassiez une flexion, une extension, une inclinaison ou une torsion, les fessiers sont sollicités. Prenez conscience de chaque muscle, des orteils à l'extrémité des doigts, et ressentez la complexité et la synergie de leur fonctionnement. Si une partie du corps est passive, la posture restera inachevée.

La sauterelle à deux

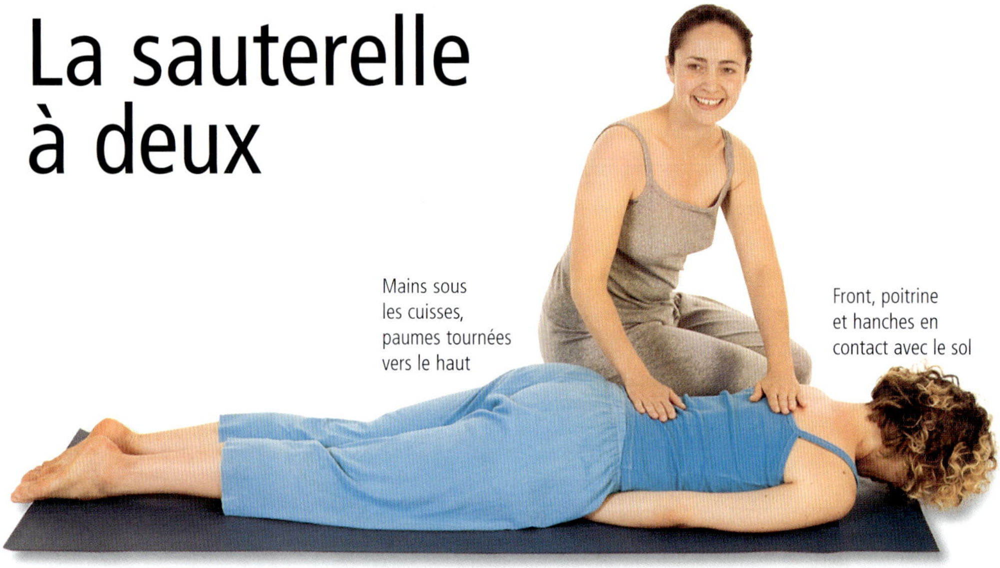

1 Allongez-vous à plat ventre, dos droit, bras le long du corps, mains sous les cuisses, paumes tournées vers le haut.

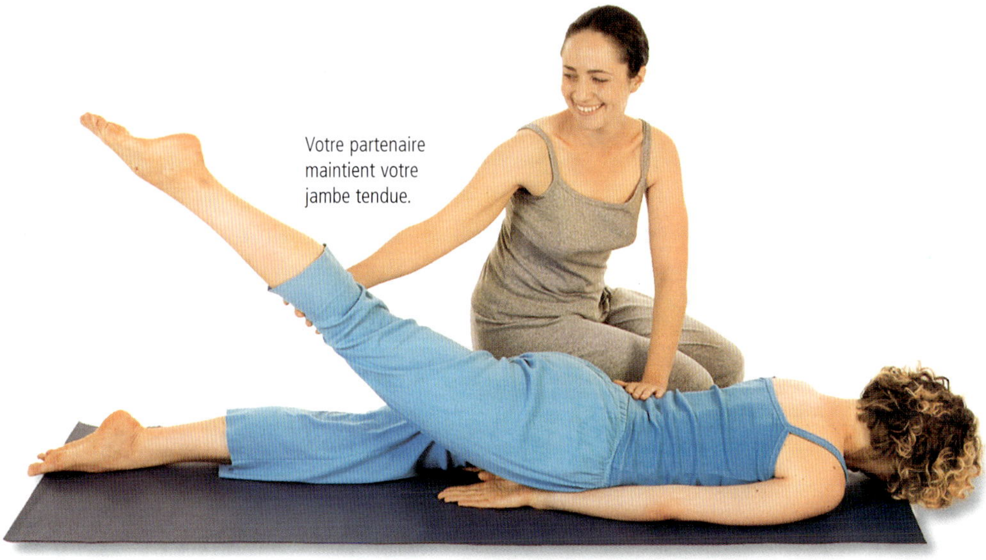

2 En inspirant, levez la jambe droite sans soulever le bassin. Votre partenaire tient votre jambe, mais n'en supporte pas le poids. Tenez quelques secondes en respirant normalement. Sur la dernière expiration, descendez lentement la jambe, inspirez et recommencez de l'autre côté.

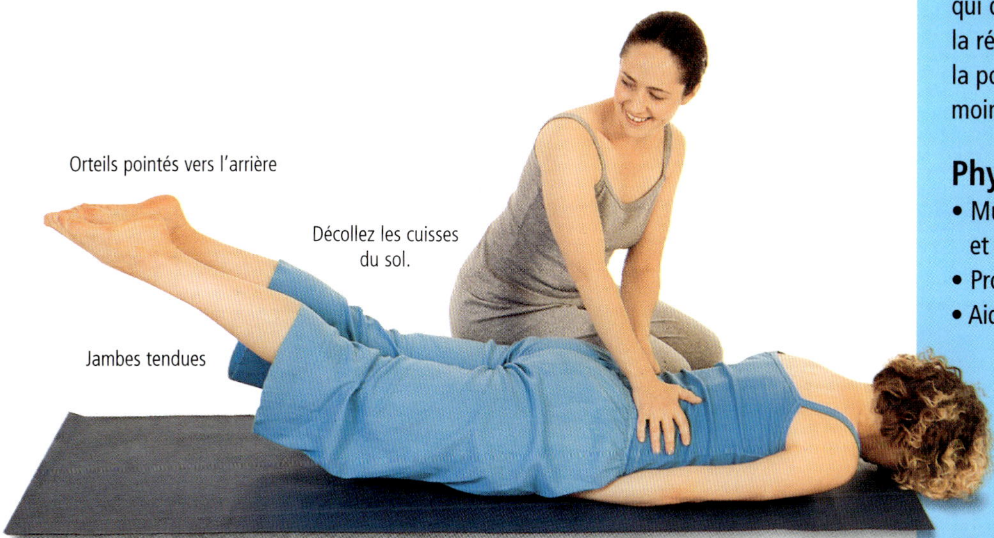

Orteils pointés vers l'arrière
Décollez les cuisses du sol.
Jambes tendues

3 En inspirant, soulevez les deux jambes en gardant le front posé sur le sol. Gardez la position, en respirant profondément, aussi longtemps que vous le pouvez. Sur la dernière expiration, baissez les deux jambes. Recommencez, puis tournez la tête sur le côté et détendez-vous.

BIENFAITS

Cette posture muscle les fesses et les jambes et permet de garder ou de retrouver un ventre plat. Lorsque vous soulevez la jambe, les deux côtés du bassin doivent rester en contact avec le sol. Vous y parviendrez en commençant à contracter les fessiers avant de soulever la jambe. Ne vous inquiétez pas si vous n'arrivez pas à la soulever très haut : pensez plus à étirer les jambes à partir du bassin qu'à les soulever. C'est un exercice qui développe l'endurance et la résistance. Avec la pratique, la position vous paraîtra de moins en moins fatigante.

Physique

- Muscle les jambes et les fesses
- Procure un regain d'énergie
- Aide à garder le ventre plat

Mental

- Forge le caractère et la volonté
- Facilite la concentration

Bien-être global

- Stimule les organes digestifs
- Masse les organes internes
- Facilite la digestion
- Soulage maux d'estomac et ballonnements
- Stimule la prostate, chez l'homme
- Tonifie la vessie et les ovaires, chez la femme

yoga & santé

Être et rester en bonne santé devrait être un de nos principaux objectifs. Mais la santé n'est pas un fait acquis et il faut essayer d'éviter les modes de vie sédentaires, une alimentation trop riche, les situations stressantes et l'abus de médicaments. En fonction de son hérédité, chaque individu est plus particulièrement vulnérable à certaines affections, qui peuvent dégénérer en maladies graves si des précautions élémentaires ne sont pas prises. Certaines personnes sont prédisposées à des affections telles que le diabète, le cancer, l'ulcère de l'estomac et les maladies cardio-vasculaires. Les facteurs génétiques déterminent quel désordre a le plus de risque de se développer et quel organe pourrait être affecté. Lorsque l'énergie ne circule pas librement dans l'organisme, les organes s'affaiblissent et fonctionnent mal. L'équilibre naturel est perturbé et des troubles peuvent survenir.

Des principes de l'Ayurveda…

Selon cette médecine traditionnelle indienne d'inspiration philosophique, le bien-être d'une personne ne dépend pas seulement de sa santé physique. La médecine ayurvédique considère que la santé physique, mentale et spirituelle forme un tout et elle catégorise les individus en trois groupes ou *doshas* (voir pages 18-23). Ces *doshas* classent les personnes selon leur schéma énergétique, leurs attitudes mentales, leur morphologie, leurs forces et leurs faiblesses. Chaque constitution *dosha* est prédisposée à être affectée par certains troubles.

Quand les facteurs extérieurs sont en harmonie avec l'individu, la santé physique, mentale et spirituelle est préservée. Mais, quand l'environnement change, une inadéquation peut survenir entre les éléments extérieurs, les sens, l'esprit ou le corps ; les trois humeurs, ou énergies, s'affaiblissent et une maladie peut se développer. Ces facteurs peuvent être aussi divers que des changements climatiques, des mauvais traitements infligés au corps ou des troubles psychologiques.

… à la pratique du yoga

Le yoga joue un rôle préventif dans la mesure où il atténue le stress, tonifie les organes internes et maintient un équilibre entre le physique, le mental et le spirituel. Il tend à harmoniser les divers aspects de l'individu par la pratique d'exercices respiratoires, de mouvements doux et d'exercices de contrôle mental. Le yoga procure la sérénité – garantie de bonne santé.

Par des mouvements doux et des étirements, le yoga active la circulation et détend les muscles. Les mouvements de torsion et de flexion dans toutes les directions facilitent l'élimination des toxines. La respiration profonde augmente l'oxygénation, détend le système nerveux et calme l'esprit. Les cellules sont nourries et régénérées parce qu'un sang riche en oxygène afflue dans les organes internes.

Le yoga combat également le processus de vieillissement et les maladies dégénératives qui l'accompagnent, en particulier l'arthrose, l'ostéoporose, ainsi que les troubles urinaires et digestifs. Le yoga stimule les défenses immunitaires, ce qui protège l'organisme contre les maladies à tous les âges de la vie.

RESPIRATION

Le souffle ou *prana* est la force vitale. *Pranayama* est l'art de contrôler le souffle. La pratique du yoga enseigne l'importance des phases de la respiration : inspirer, expirer, retenir le souffle. La respiration régénère l'organisme dans son ensemble en oxygénant le sang qui va nourrir et revitaliser les organes internes. La respiration du yoga agit sur le système nerveux comme un tranquillisant naturel. Plus la respiration est profonde plus l'esprit se calme. Cette réaction physique automatique apporte détente et sérénité.

Avec l'aide des bras

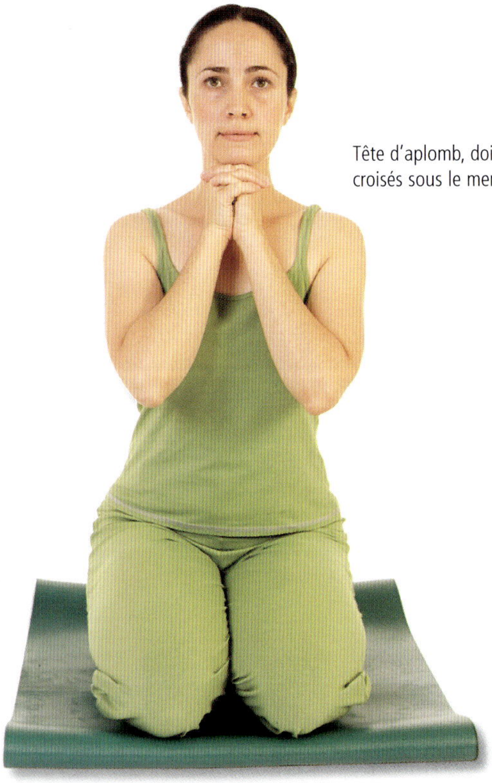

Tête d'aplomb, doigts croisés sous le menton

1 Asseyez-vous sur les talons, croisez les doigts sous le menton et gardez le menton bas.

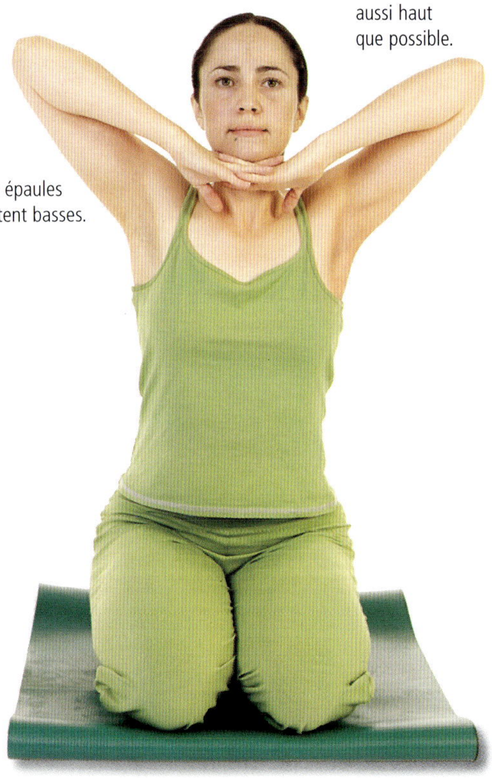

Soulevez les coudes aussi haut que possible.

Les épaules restent basses.

2 Inspirez pendant quelques secondes tout en soulevant les coudes aussi haut que possible. Ne vous penchez pas en avant. Gardez le dos droit.

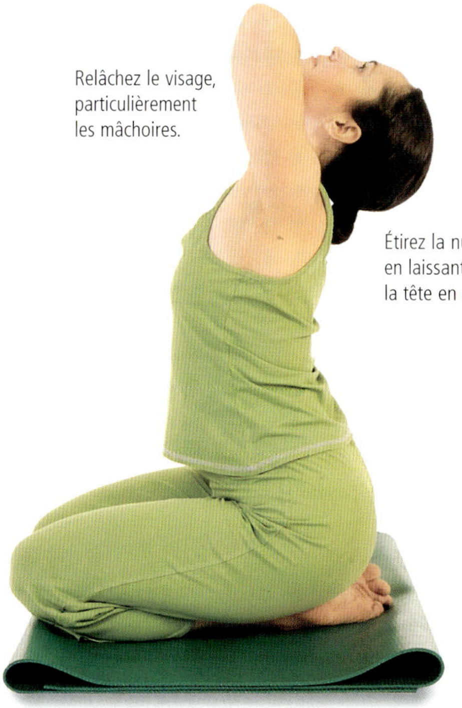
Relâchez le visage, particulièrement les mâchoires.
Étirez la nuque en laissant aller la tête en arrière.

3 En gardant des mouvements souples, expirez lentement par la bouche, regardez vers le haut et laissez aller la tête en arrière.

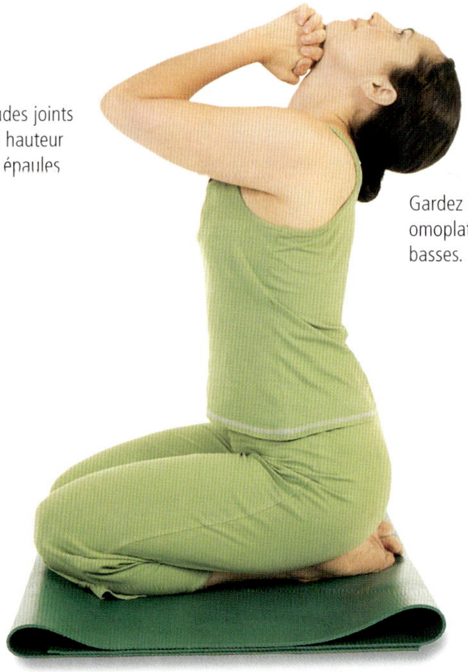
Coudes joints à la hauteur des épaules
Gardez les omoplates basses.

4 Continuez à expirer par la bouche en rapprochant les coudes. Gardez les doigts croisés et plaqués contre le menton. Baissez les bras le long du corps et reposez-vous un moment. Faites 10 fois cet exercice respiratoire.

BIENFAITS

La plupart d'entre nous n'utilisent qu'un tiers de leur capacité respiratoire. Cet exercice fortifie les poumons et apprend à mieux utiliser leur capacité. Il active la circulation, ce qui tonifie et régénère tout l'organisme. Il faut toujours inspirer par le nez et expirer par la bouche, en faisant partir la respiration du diaphragme. Cette façon de respirer procure le calme et réduit les troubles respiratoires tels qu'asthme, bronchite et emphysème.

Physique

- Améliore le teint
- Facilite l'acquisition d'une bonne posture

Mental

- Calme et détend le système nerveux
- Apporte la sérénité
- Clarifie les idées

Bien-être global

- Réduit les troubles respiratoires
- Prévient les crises de panique et/ou d'asthme
- Prévient bronchite et emphysème
- Active la circulation
- Soigne l'apathie

Selon l'Ayurveda

- Bon pour les 3 *doshas*

Libération d'énergie

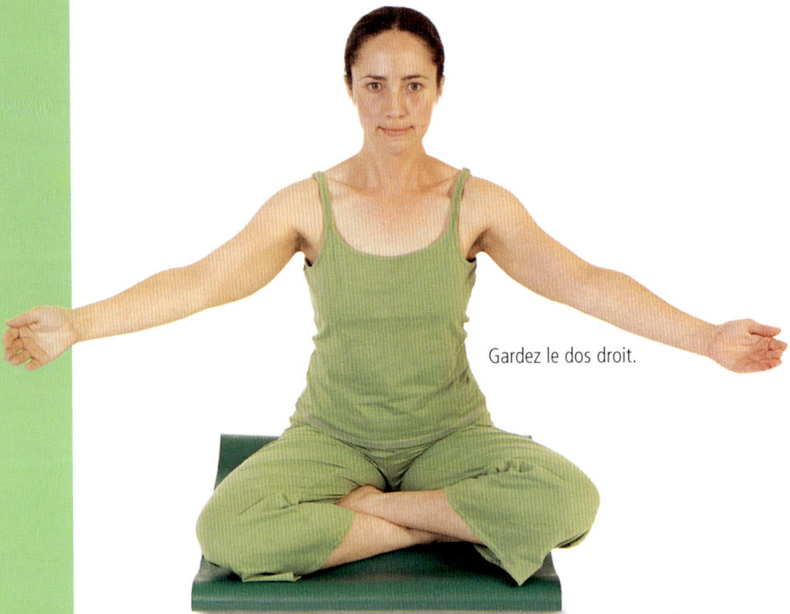
Gardez le dos droit.

1 Asseyez-vous soit en tailleur, soit sur une chaise pieds à plat sur le sol. Il est important que le dos soit bien droit, tête dans l'alignement de la colonne vertébrale. Concentrez-vous sur le nombril et, en inspirant profondément, montez lentement les bras sur le côté. Prenez conscience de l'air qui remplit progressivement les poumons.

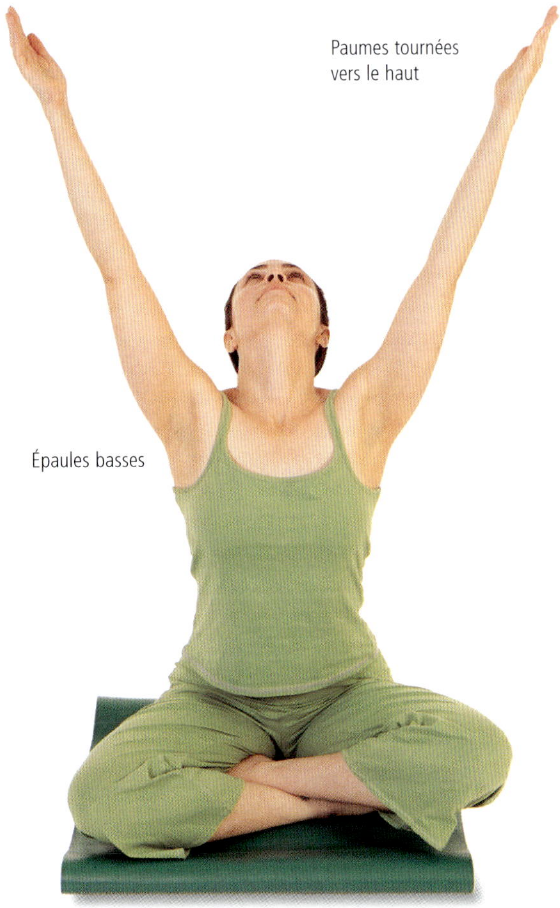
Paumes tournées vers le haut
Épaules basses

2 Continuez à inspirer en levant les bras et en regardant vers le haut.

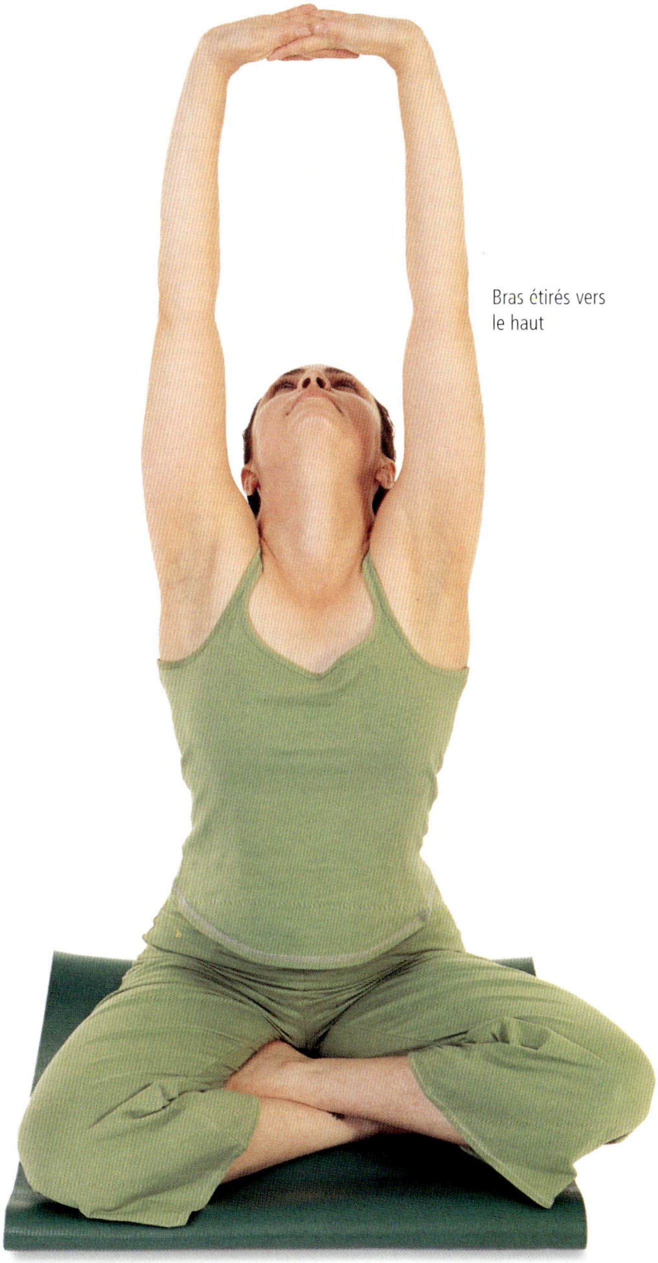
Doigts croisés, paumes
tournées vers le haut
Bras étirés vers
le haut

3 Croisez les doigts et continuez à vous étirer vers le haut. En expirant, laissez aller la tête en arrière, puis libérez l'énergie en séparant les mains et en laissant retomber les bras. Faites cet exercice de 5 à 10 fois.

BIENFAITS

Le contrôle de la respiration atténue le stress et améliore l'oxygénation du sang : les cellules et les nerfs sont régénérés. Utiliser au maximum la capacité respiratoire dope l'énergie et prévient les troubles respiratoires. La respiration profonde est un véritable tranquillisant naturel. Plus vous respirez profondément plus le calme envahit votre esprit.

Physique

- Améliore la posture
- Prévient le vieillissement
- Détend la nuque et les épaules

Mental

- Calme et libère l'esprit.
- Clarifie les idées

Bien-être global

- Prévient les crises de panique
- Prévient les troubles respiratoires
- Soigne l'apathie
- Active la circulation
- Régénère les cellules

Selon l'Ayurveda

- Bon pour les constitutions *Kapha*

DIGESTION

En général, les postures de yoga facilitent la digestion parce qu'elles regroupent un ensemble de mouvements d'inclinaison et de torsion dans différentes directions. On ne peut pas masser les organes internes, mais en combinant des pressions exercées sur certaines zones et une respiration profonde on peut agir sur le foie, les reins et la rate et faciliter ainsi l'élimination des toxines qui s'accumulent dans l'organisme.

Étirement en arc

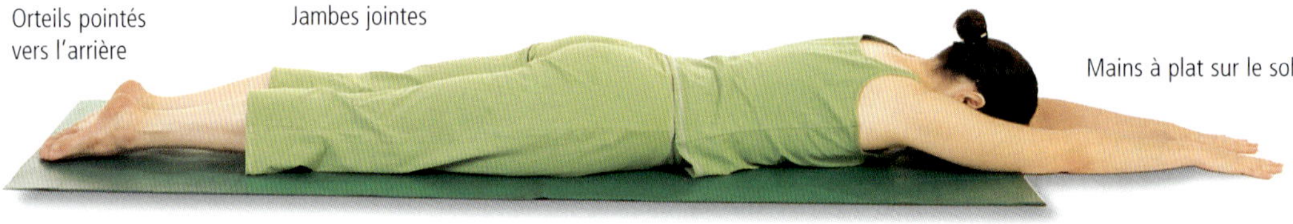
Le front est posé sur le sol.
Orteils pointés vers l'arrière
Jambes jointes
Mains à plat sur le sol

1 Allongez-vous à plat ventre, jambes jointes, orteils pointés vers l'arrière. Étirez les bras devant vous, mains à plat sur le sol.

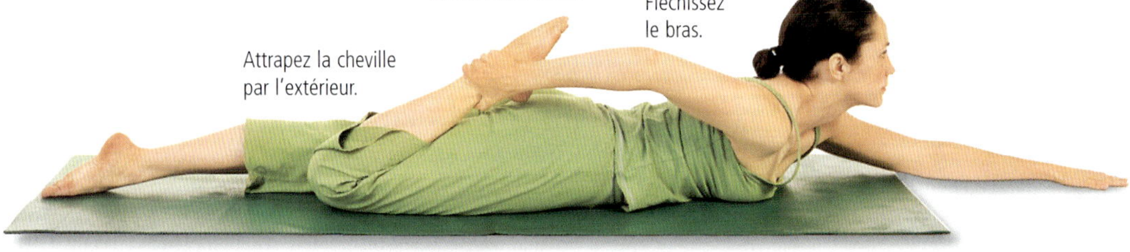
Tirez le talon droit vers la fesse droite.
Fléchissez le bras.
Attrapez la cheville par l'extérieur.

2 En inspirant, pliez le genou droit. Attrapez la cheville avec la main droite, puis tirez le talon vers la fesse. En expirant, maintenez la position le temps de ressentir l'étirement dans la cuisse.

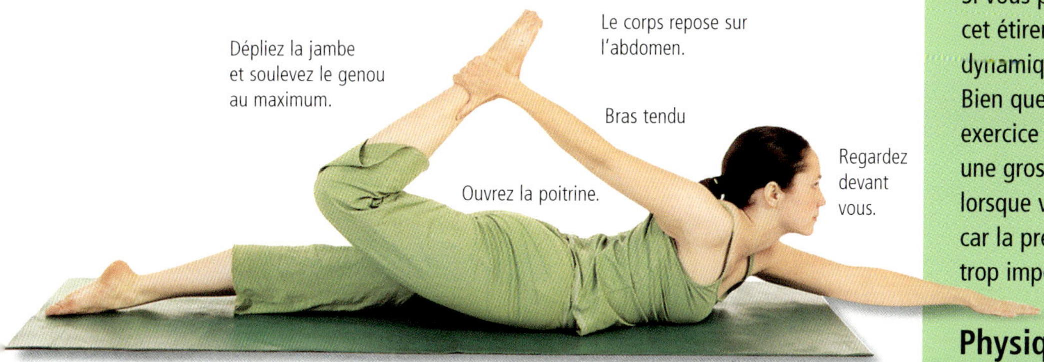
Pointer les orteils augmente l'étirement.
Le corps repose sur l'abdomen.
Dépliez la jambe et soulevez le genou au maximum.
Bras tendu
Regardez devant vous.
Ouvrez la poitrine.

3 En inspirant, dépliez et soulevez la jambe droite pour former un arc, en maintenant les deux hanches et la jambe gauche au sol. Regardez vers l'avant sans crisper la nuque.

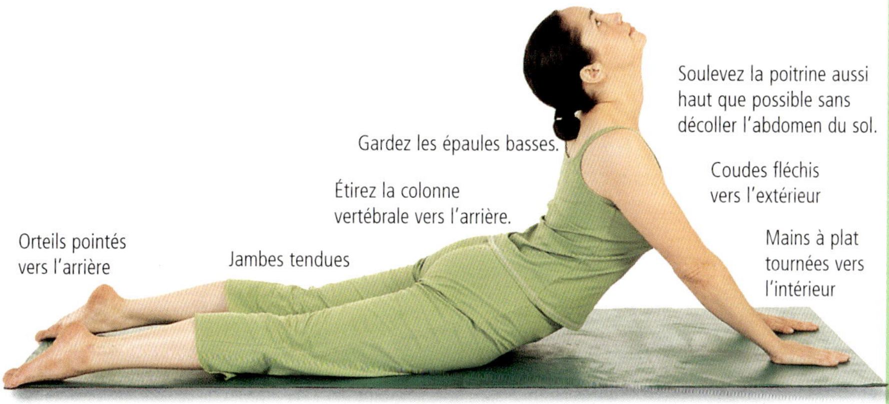
Gardez la tête en arrière et regardez vers le haut.
Soulevez la poitrine aussi haut que possible sans décoller l'abdomen du sol.
Gardez les épaules basses.
Coudes fléchis vers l'extérieur
Étirez la colonne vertébrale vers l'arrière.
Orteils pointés vers l'arrière
Jambes tendues
Mains à plat tournées vers l'intérieur

4 Reposez la jambe et revenez à la position de départ. Posez les mains devant vous, paumes à plat sur le sol, coudes fléchis vers l'extérieur. En inspirant, poussez sur les mains, soulevez la poitrine et regardez vers le haut. Gardez le bassin plaqué au sol et contractez les fessiers. En expirant, revenez à la position de départ. Recommencez l'exercice en inversant la position des bras et des jambes aux étapes 2 et 3.

BIENFAITS

Cette posture exerce une pression sur la paroi abdominale, ce qui effectue un massage des organes internes et les stimule, particulièrement le tube digestif. Cette flexion arrière tonifie les muscles du dos, améliore la souplesse vertébrale et conserve la forme physique. Si vous pratiquez régulièrement cet étirement, vous serez dynamique et plein d'énergie. Bien que ce soit un excellent exercice si vous envisagez une grossesse, évitez de le faire lorsque vous serez enceinte, car la pression sur l'utérus est trop importante.

Physique

- Aide à garder le ventre plat
- Tonifie les fessiers
- Étire la nuque
- Active la circulation du visage
- Entretient la souplesse et la forme
- Améliore le tonus

Mental

- Favorise l'équilibre mental
- Facilite la concentration
- Donne de l'assurance

Bien-être global

- Masse les organes internes
- Facilite la digestion
- Atténue l'asthme et autres problèmes respiratoires
- Atténue les problèmes menstruels
- Régule vessie, reins et rate
- Soulage le mal de dos
- Soigne les colites et autres troubles intestinaux
- Atténue la fatigue et l'apathie

Selon l'Ayurveda

- Bon pour les constitutions *Vata*

MAL DE DOS

Le mal de dos, avec crises de lumbago et de sciatique, peut être lié au stress. Il faut d'abord atténuer la douleur, puis muscler la région lombaire pour prévenir de nouvelles manifestations douloureuses. En améliorant la posture et en travaillant sur l'alignement, le yoga propose une solution naturelle. La relaxation mentale aide également à éliminer les tensions nerveuses qui s'accumulent dans les muscles du dos.

Le chat

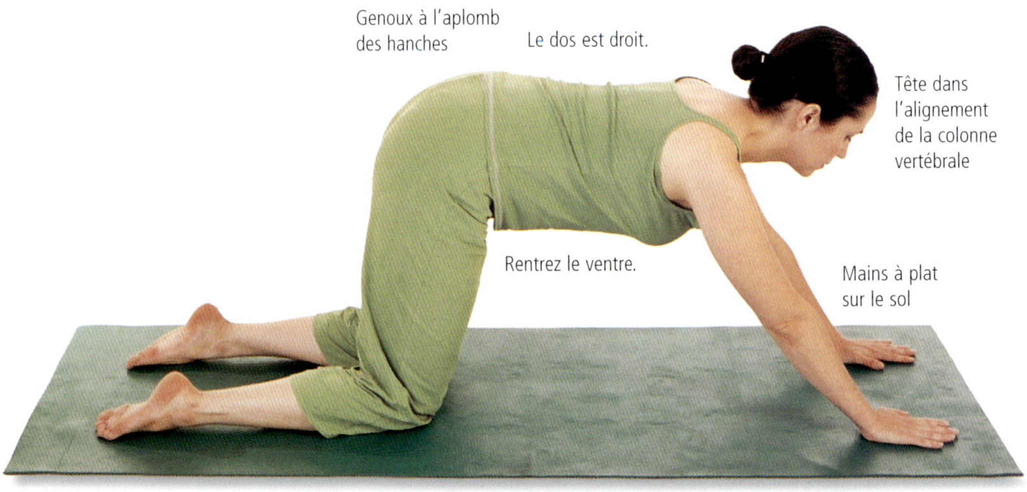
Genoux à l'aplomb des hanches
Le dos est droit.
Tête dans l'alignement de la colonne vertébrale
Rentrez le ventre.
Mains à plat sur le sol

1 Mettez-vous à quatre pattes, genoux à l'aplomb des hanches, mains sur le sol en avant de la tête, bras tendus.

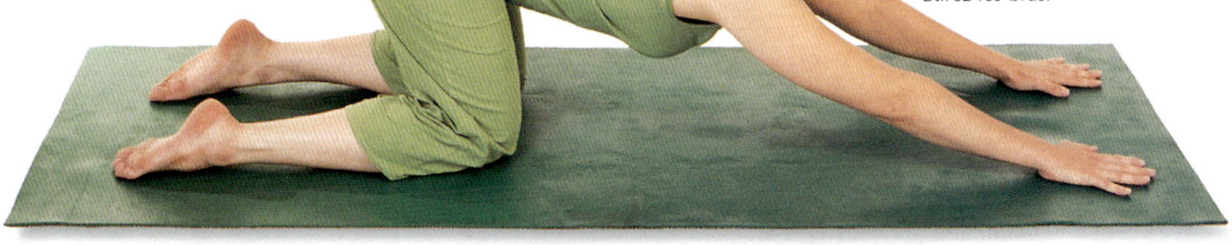
Creusez le dos et étirez-vous comme un chat, en tirant les hanches vers le haut et vers l'arrière.
Étirez les bras.

2 En inspirant profondément, poussez sur les mains pour vous étirer comme un chat en creusant le dos et en pointant les fesses vers le haut.

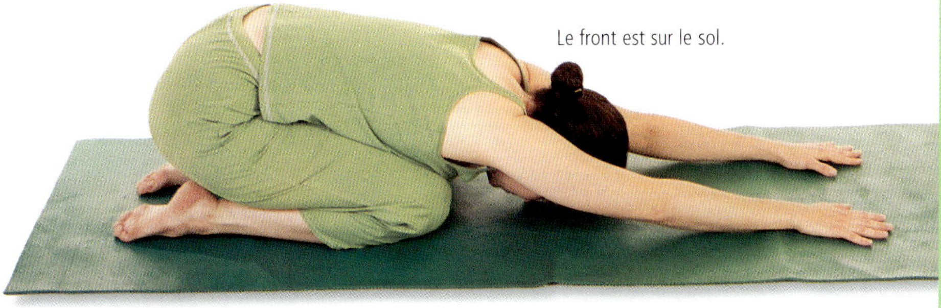
Asseyez-vous sur les talons.
Le front est sur le sol.

3 En expirant, étirez-vous vers l'arrière pour vous asseoir sur les talons. Étirez les bras devant vous. Posez le front sur le sol. Respirez normalement et détendez-vous.

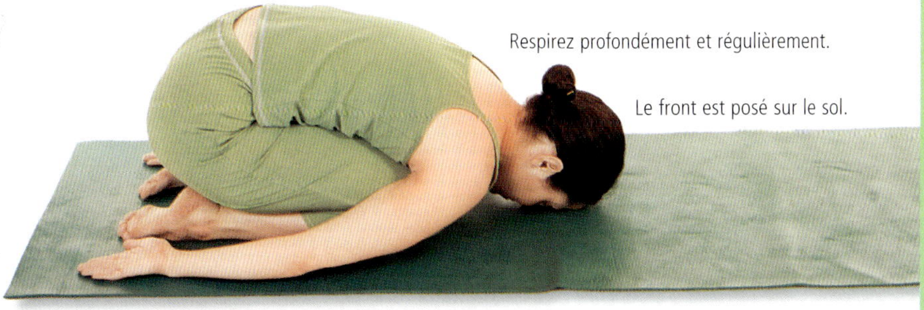
Arrondissez le dos.
Faites le vide dans votre esprit.
Respirez profondément et régulièrement.
Le front est posé sur le sol.

4 Amenez les bras derrière vous, mains parallèles aux pieds, paumes tournées vers le haut, et respirez profondément pour apaiser le mental.

BIENFAITS

Lorsque le stress et l'angoisse contractent les muscles du dos, il faut éliminer les tensions accumulées au niveau de la colonne vertébrale. La posture du chat, combinée à une respiration profonde, est un excellent moyen de détendre le dos. De plus, la position du front posé sur le sol a un effet calmant qui atténue les maux de tête. Le soulagement est instantané : dès que l'on arrondit le dos la douleur cesse. Cette posture ralentit le rythme cardiaque et régule la respiration.

Physique

- Améliore la posture

Mental

- Procure calme, apaisement et sérénité
- Facteur de bien-être

Bien-être global

- Soulage le mal de dos
- Atténue les effets du stress sur le système nerveux central
- Soulage les maux de tête
- Ralentit le rythme cardiaque
- Entretient la santé mentale

Selon l'Ayurveda

- Particulièrement bon pour les constitutions *Pitta* et *Kapha*

Torsion au sol

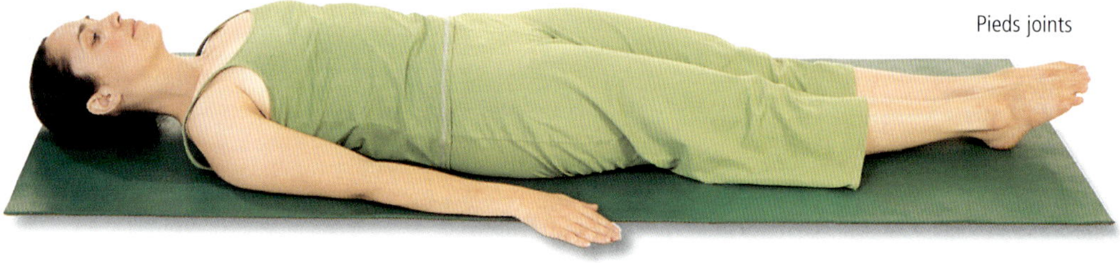

1 Allongez-vous sur le dos, bras le long du corps, mains à plat sur le sol. Détendez-vous, inspirez et expirez, 10 fois de suite.

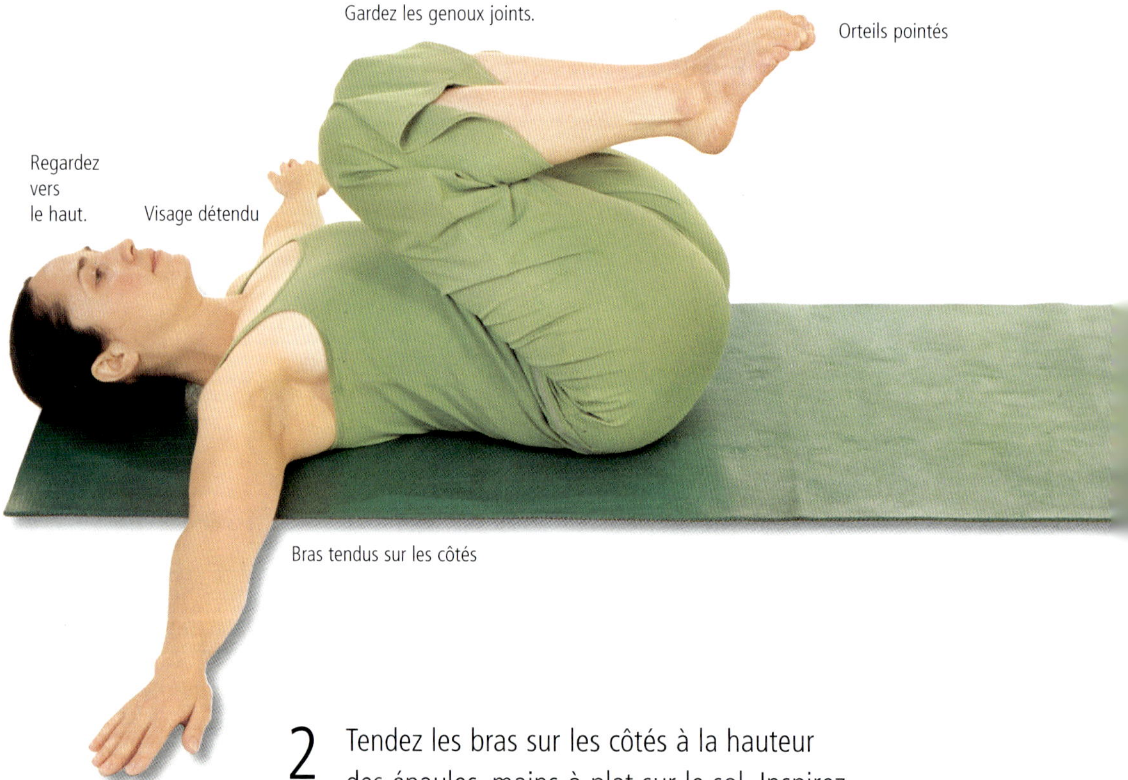

2 Tendez les bras sur les côtés à la hauteur des épaules, mains à plat sur le sol. Inspirez profondément et, en contractant les abdominaux, amenez les genoux vers la poitrine.

Ne décollez pas l'épaule.

Amenez les genoux le plus près possible du bras pour intensifier l'étirement.

Tournez la tête et regardez au-dessus de l'épaule.

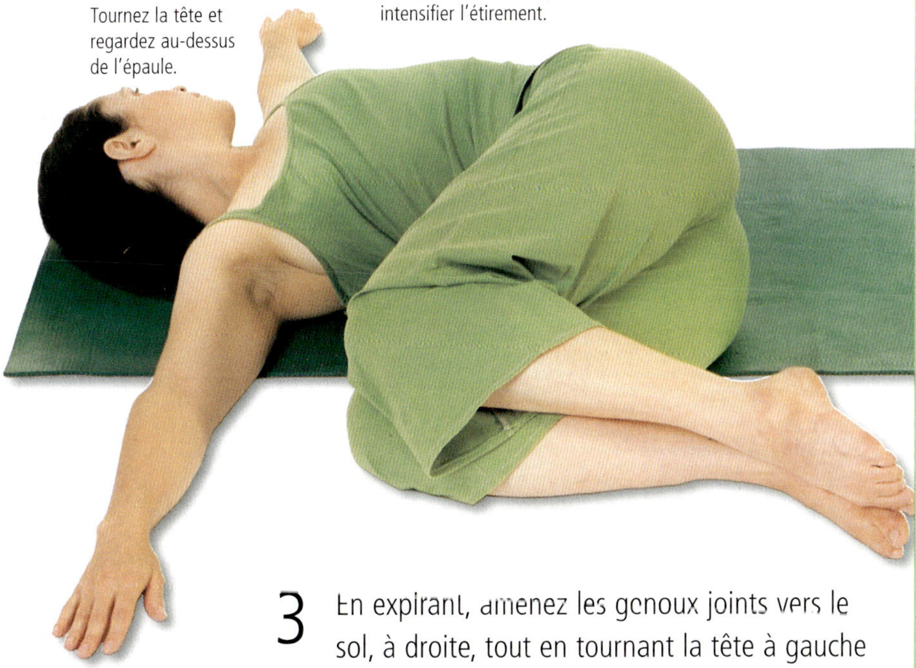

3 En expirant, amenez les genoux joints vers le sol, à droite, tout en tournant la tête à gauche et sans soulever l'épaule gauche. En inspirant, revenez à plat dos, genoux joints, proches de la poitrine. En expirant, amenez les genoux à gauche en tournant la tête à droite. Faites 5 torsions de chaque côté.

BIENFAITS

Les personnes qui souffrent du dos pensent à tort qu'elles doivent éviter de bouger lorsqu'elles sont en crise. Le yoga leur propose, dans un premier temps, de soulager la douleur et, dans un second temps, de tonifier les muscles de la région lombaire. Ce mouvement doux de torsion combine les deux actions en détendant la colonne vertébrale pour atténuer immédiatement la douleur tout en musclant les abdominaux afin de renforcer la ceinture abdominale et ainsi prévenir de nouvelles crises de sciatique ou de lumbago. Lorsqu'on ramène les genoux sur la poitrine, la région lombaire se détend et le mouvement de torsion étire l'ensemble des muscles paravertébraux de la nuque au bas du dos.

Physique

- Aide à garder le ventre plat
- Renforce la ceinture abdominale
- Améliore la souplesse et la mobilité vertébrales

Mental

- A un effet calmant

Bien-être global

- Soulage le mal de dos
- Permet d'éviter sciatique et lumbago
- Détend le système nerveux

DOULEURS NUQUE-ÉPAULES

La tension est souvent à l'origine de contractures affectant la nuque, les épaules et la partie haute du dos. Le yoga propose d'atténuer la douleur en combinant mouvement et relaxation mentale. Attention, le mouvement doit soulager la douleur, en éliminant tensions et contractures, et non l'aggraver. Si le contraire se produit, arrêtez-vous immédiatement. Grâce au yoga, vous prenez conscience de ce que vous faites et ressentez.

Haussements d'épaules

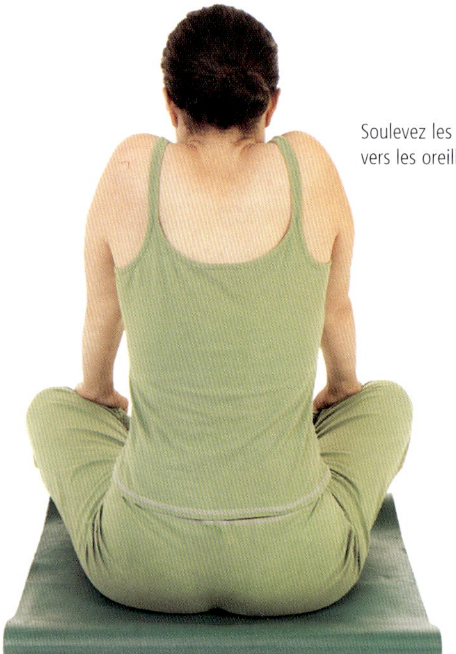

Soulevez les épaules vers les oreilles.

1 Asseyez-vous en tailleur et, en inspirant, soulevez les épaules en direction des oreilles.

Tête dans l'alignement de la colonne vertébrale

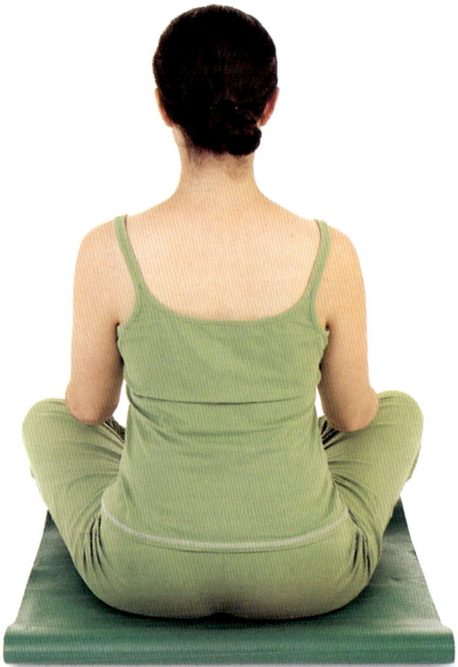

2 En expirant, laissez retomber les épaules en ouvrant la poitrine. Recommencez jusqu'à ce que vous ressentiez que vous commencez à vous assouplir. Respirer profondément aide à éliminer les tensions.

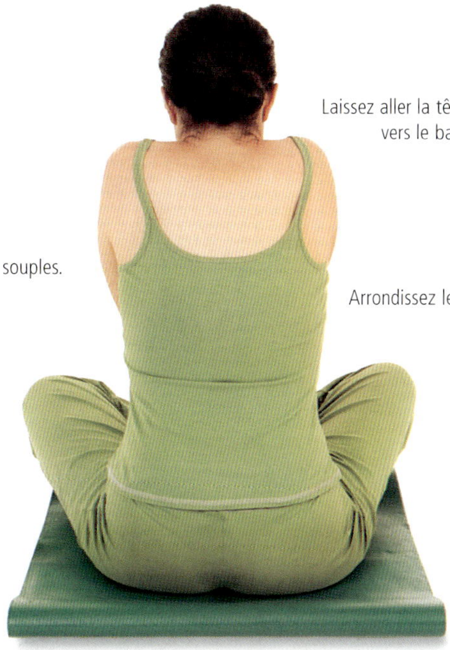
Laissez aller la tête vers le bas.
Les coudes sont souples.
Arrondissez le dos.

3 En inspirant, amenez les épaules vers l'avant et laissez tomber la tête pour écarter les omoplates.

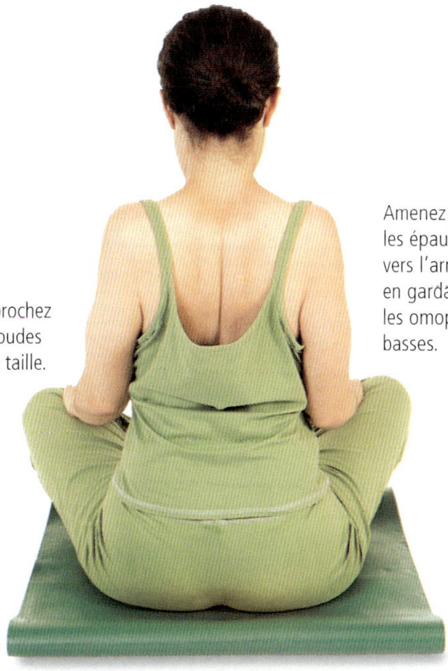
Amenez les épaules vers l'arrière, en gardant les omoplates basses.
Rapprochez les coudes de la taille.

4 En expirant, faites un cercle vers l'arrière avec les épaules. En inspirant, portez les épaules vers l'avant et vers le haut, puis expirez en les amenant vers l'arrière et vers le bas. Le mouvement doit être effectué en souplesse. Revenez à la position de départ. Pendant tout l'exercice, concentrez-vous sur la nuque et les épaules.

BIENFAITS

Les personnes stressées accumulent des tensions plus particulièrement dans les muscles de la nuque et des épaules. Cet exercice élimine en douceur les raideurs en combinant mouvement et respiration. Lorsque vous montez les épaules, inspirez et concentrez-vous sur la tension ; lorsque vous expirez, imaginez que vous éliminez les tensions en même temps que l'air vicié. Visualiser la tension et l'éliminer à l'aide de la respiration est une technique qui peut s'appliquer à toute tension corporelle.

Physique

- Améliore la posture

Mental

- Aide à fixer l'attention
- Facilite la concentration
- Détend l'esprit

Bien-être global

- Atténue les tensions musculaires
- Calme et détend le cerveau et l'ensemble du système

Cercles avec la tête

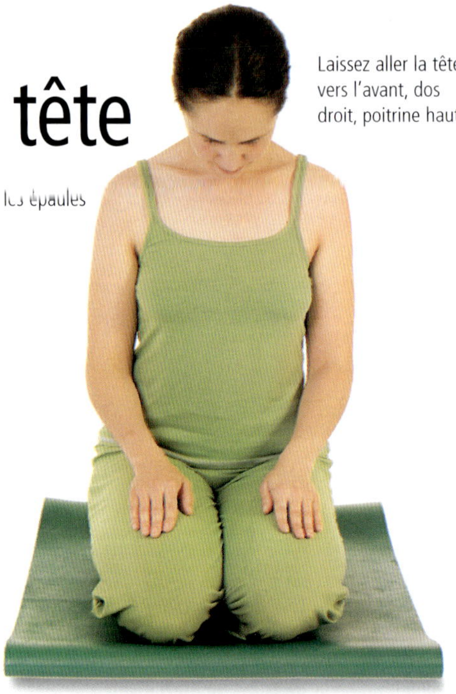
Laissez aller la tête vers l'avant, dos droit, poitrine haute.
Gardez les épaules basses.

1 Asseyez-vous, dos bien vertical, sur les talons ou sur une chaise. Tête alignée sur la colonne vertébrale, commencez par laisser tomber le menton sur la poitrine.

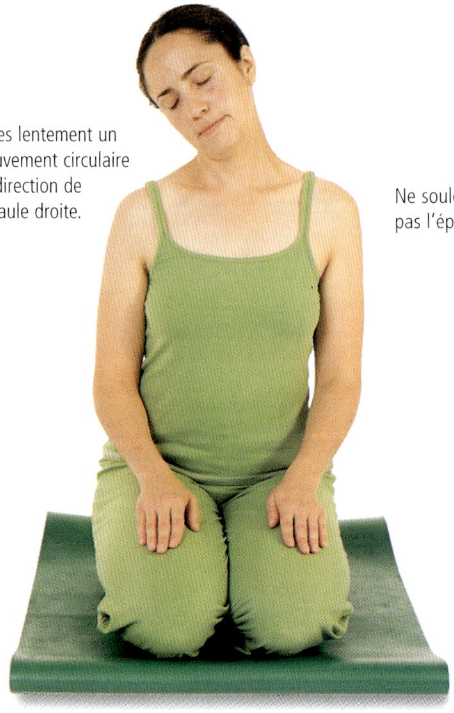
Faites lentement un mouvement circulaire en direction de l'épaule droite.
Ne soulevez surtout pas l'épaule gauche.

2 En inspirant profondément, faites lentement rouler la tête vers l'épaule droite.

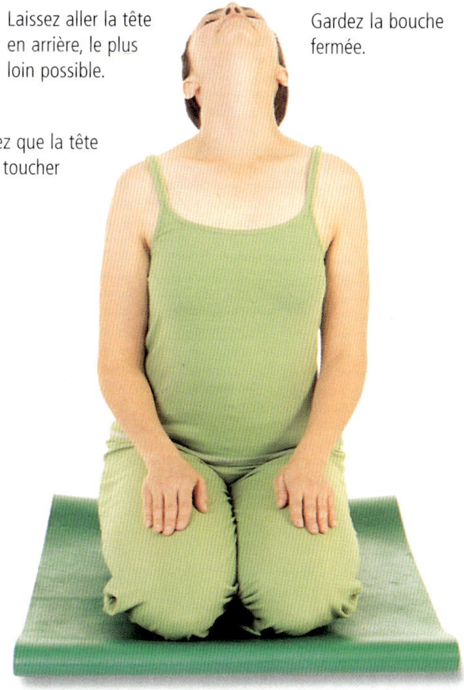
Laissez aller la tête en arrière, le plus loin possible.
Gardez la bouche fermée.
Imaginez que la tête va aller toucher le dos.

3 Continuez à inspirer en laissant aller la tête le plus loin possible en arrière sans bouger ni les épaules ni le haut du dos.

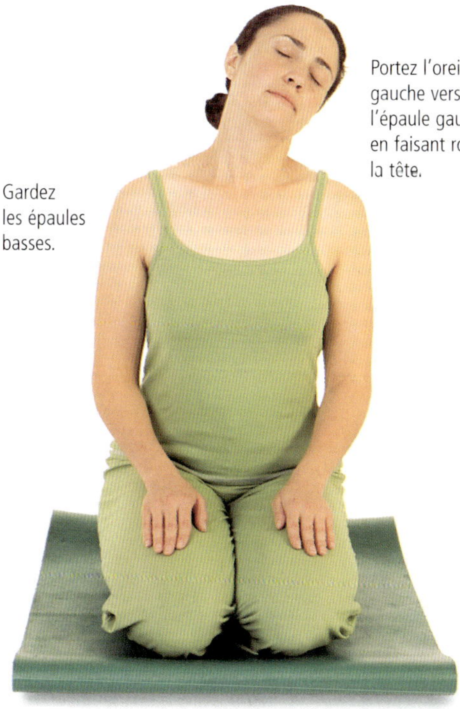
Portez l'oreille gauche vers l'épaule gauche, en faisant rouler la tête.
Gardez les épaules basses.

4 En expirant lentement, portez la tête vers l'épaule gauche, puis ramenez le menton sur la poitrine. Refaites un cercle dans le même sens, puis faites-en deux en sens contraire.

✔

BIENFAITS

Cet exercice est un bon moyen d'atténuer les tensions, non seulement dans la nuque et les épaules, mais aussi dans le dos. En inspirant et en expirant, localisez les points de tension qui, bien souvent, limitent les mouvements de la nuque et empêchent de faire des cercles complets. Dès que vous sentez un point douloureux, marquez un arrêt, visualisez l'élimination de la tension et reprenez le mouvement jusqu'à ce que la tête tourne plus librement.

Physique
- Améliore la posture
- Détend le visage

Mental
- Facilite la concentration
- Permet la visualisation
- Aide à fixer l'attention

Bien-être global
- Rétablit la circulation d'énergie
- Calme et détend le cerveau et l'ensemble du système nerveux

PROBLÈMES FÉMININS

De nombreuses femmes souffrent d'un déséquilibre hormonal qui se manifeste par des sautes d'humeur, de l'irritabilité et une fragilité émotionnelle. Une grossesse peut régulariser la sécrétion d'hormones mais, parfois, plus on souhaite être enceinte, moins on y parvient. Le yoga tonifie les ovaires et l'utérus, et les postures inversées régularisent le fonctionnement de la thyroïde et contrôlent le métabolisme, ce qui évite les fringales et la prise de poids qui en découle. Une bonne respiration calme les nerfs, aidant à gérer le stress et les tensions.

Le cobra

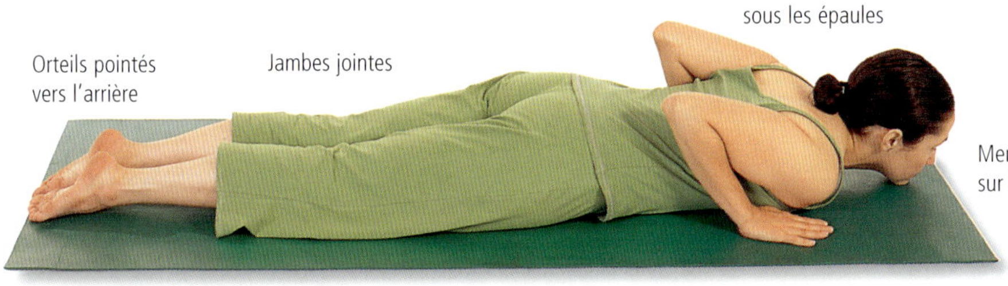

1 Allongez-vous à plat ventre, pieds joints et orteils pointés vers l'arrière. Pliez les bras et posez les mains à plat sous les épaules. Pointez le menton vers l'avant.

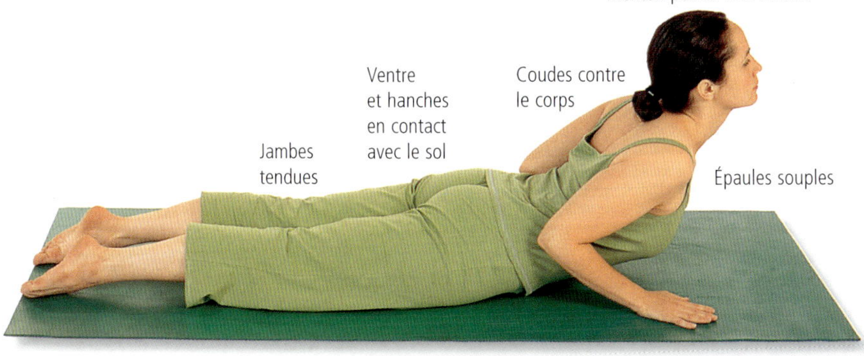

2 En inspirant, soulevez la tête. Les mains restent posées sur le sol, les coudes sont collés au corps. Ne décollez pas le bassin du sol et pointez le menton vers le haut. Gardez la position quelques secondes en respirant normalement. Sur la dernière expiration, reposez lentement le buste, revenez à la position de départ et recommencez.

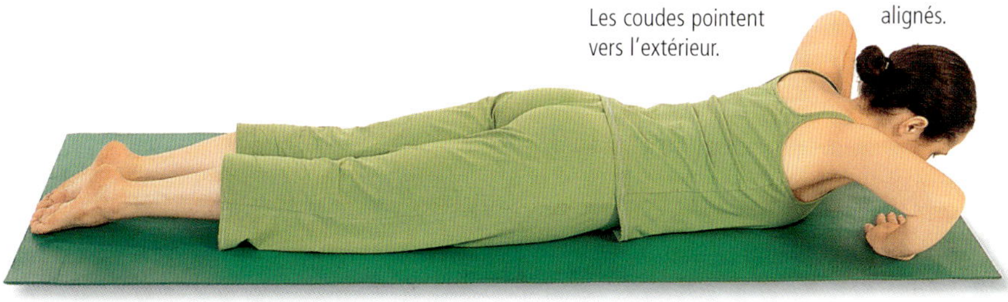
Les coudes pointent vers l'extérieur.
Les doigts se font face et sont alignés.

3 Revenez à la position de départ mais, cette fois, mettez les mains sous les clavicules et pointez les coudes vers l'extérieur.

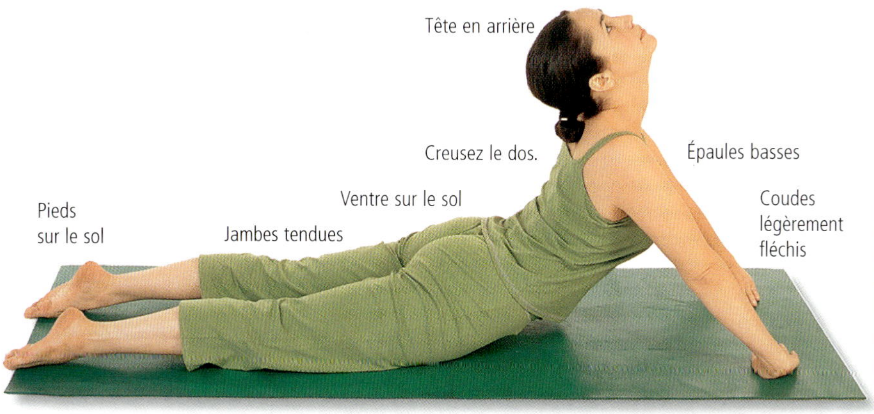
Regardez vers le haut.
Tête en arrière
Creusez le dos.
Épaules basses
Ventre sur le sol
Pieds sur le sol
Jambes tendues
Coudes légèrement fléchis

4 En inspirant, poussez sur les mains et soulevez le buste. Regardez en haut en gardant les épaules basses et en décollant légèrement le bassin du sol. Gardez la position quelques secondes en respirant normalement. Sur la dernière expiration, reposez lentement le buste et détendez-vous.

BIENFAITS

Cette posture s'appelle le cobra parce qu'elle rappelle la position d'un serpent prêt à attaquer. La colonne vertébrale tout entière est étirée vers le haut, le centre de gravité étant situé au niveau du pubis et du sacrum. Ce mouvement stimule et tonifie l'utérus et les ovaires, ce qui améliore la fécondité. Il renforce la région lombaire, ce qui sera utile pour porter le poids du bébé pendant la grossesse. C'est aussi un excellent exercice postnatal activant la circulation et améliorant ainsi l'oxygénation des ovaires après l'accouchement. Il régularise également le cycle menstruel et le fonctionnement de la thyroïde.

Physique

- Tonifie jambes et fesses
- Étire la nuque
- Prévient le vieillissement
- Améliore la posture
- Entretient flexibilité et souplesse vertébrales

Mental

- Facilite la concentration
- Stimule l'attention

Bien-être global

- Prévient et soulage le mal de dos
- Tonifie utérus et ovaires
- Règle le fonctionnement de la thyroïde et des glandes surrénales, ainsi que le cycle menstruel

Appui sur les épaules

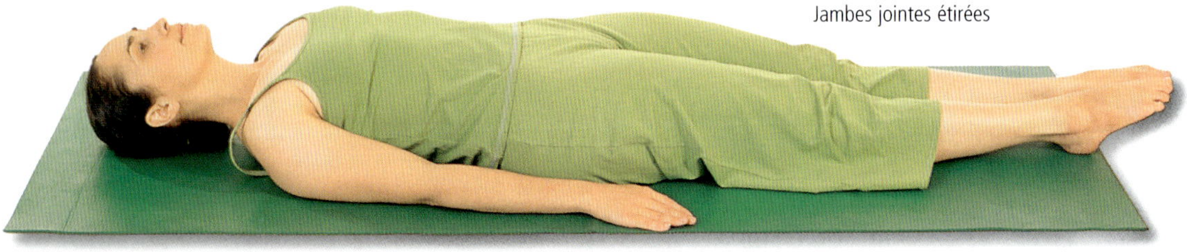
Regardez
vers le haut.
Jambes jointes étirées

1 Allongez-vous sur le dos, jambes tendues, orteils pointés vers l'avant, bras le long du corps, mains à plat sur le sol.

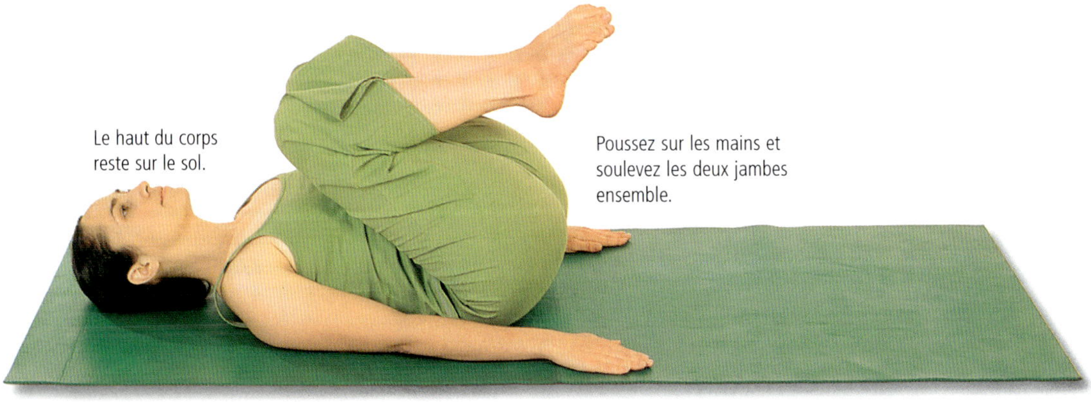
Le haut du corps
reste sur le sol.
Poussez sur les mains et
soulevez les deux jambes
ensemble.

2 En inspirant profondément, poussez sur les mains et ramenez les genoux vers la poitrine. En continuant à pousser sur les mains, décollez le bas de la colonne vertébrale du sol.

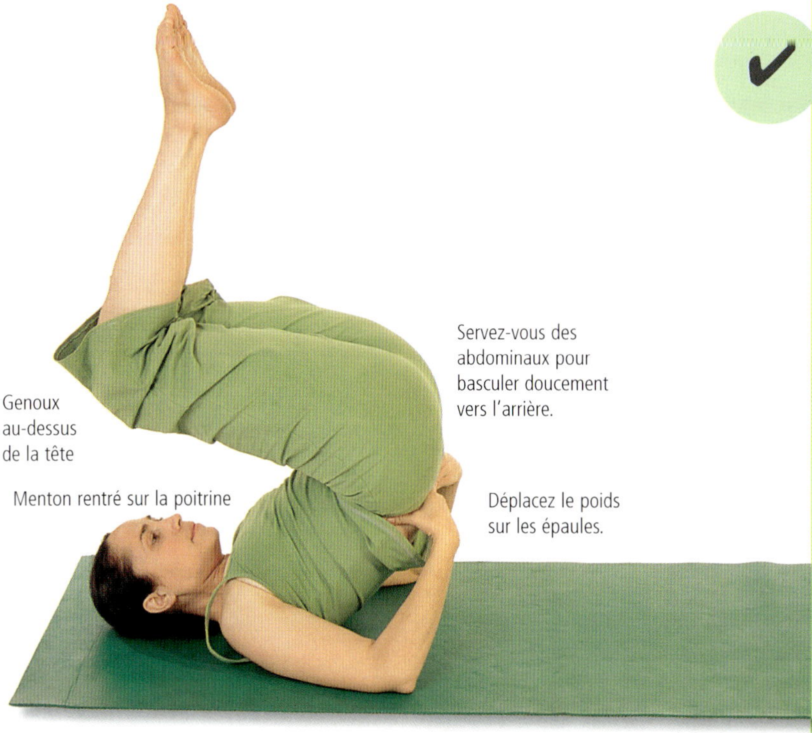
Servez-vous des abdominaux pour basculer doucement vers l'arrière.
Genoux au-dessus de la tête
Menton rentré sur la poitrine
Déplacez le poids sur les épaules.

3 Mettez les mains sous la taille pour soutenir le dos et soulevez les jambes.

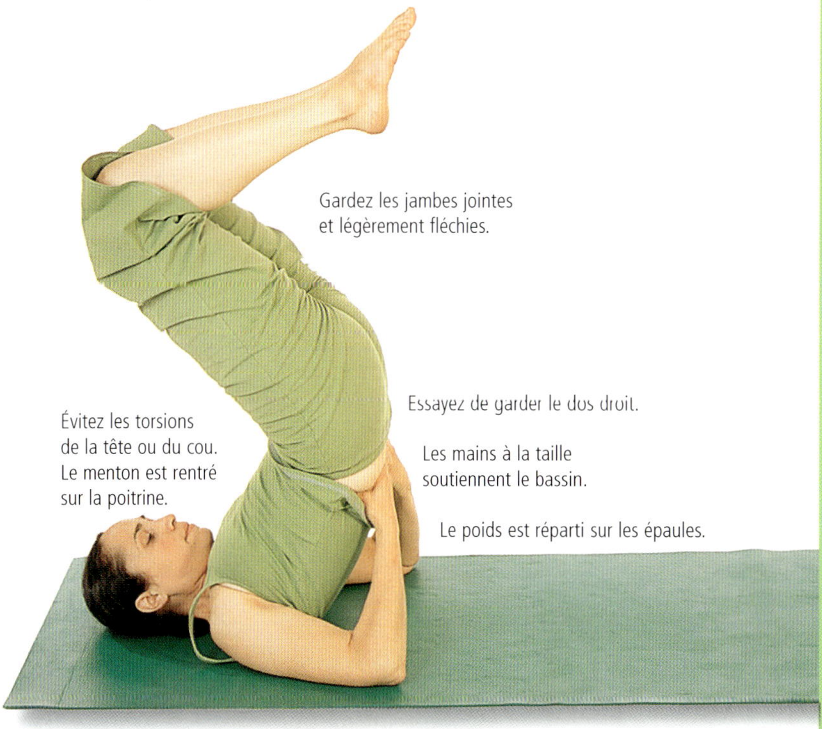
Gardez les jambes jointes et légèrement fléchies.
Essayez de garder le dos droit.
Évitez les torsions de la tête ou du cou. Le menton est rentré sur la poitrine.
Les mains à la taille soutiennent le bassin.
Le poids est réparti sur les épaules.

4 Menton rentré sur la poitrine, étirez-vous vers le haut, en expirant. Essayez de garder la position de 30 à 60 secondes en respirant normalement. Pour revenir à la position de départ, inspirez, puis en expirant reposez progressivement le dos et les jambes sur le sol.

BIENFAITS

Cet exercice est appelé « la reine des postures », et il est particulièrement recommandé pour soulager les problèmes de santé propres aux femmes. C'est une posture inversée qui envoie de l'oxygène et du sang dans les organes génitaux. Dans cette position, la circulation veineuse est facilitée, et toutes les cellules sont alimentées et oxygénées. Le menton est pressé contre la gorge, ce qui stimule la thyroïde et régularise la sécrétion d'hormones ayant une influence sur le cycle menstruel et les variations de poids. Cette posture prévient également les changements d'humeur et les tendances à la dépression.

Physique

- Améliore la souplesse vertébrale

Mental

- Prévient les sautes d'humeur
- Calme et détend

Bien-être global

- Favorise l'équilibre hormonal
- Agit sur la thyroïde
- Soulage les varices
- Tonifie utérus et ovaires
- A un effet antidépresseur
- Combat l'insomnie
- Soulage les douleurs menstruelles et régularise le cycle menstruel

Selon l'Ayurveda

- Bon pour les trois *doshas*

MÉTABOLISME
La charrue

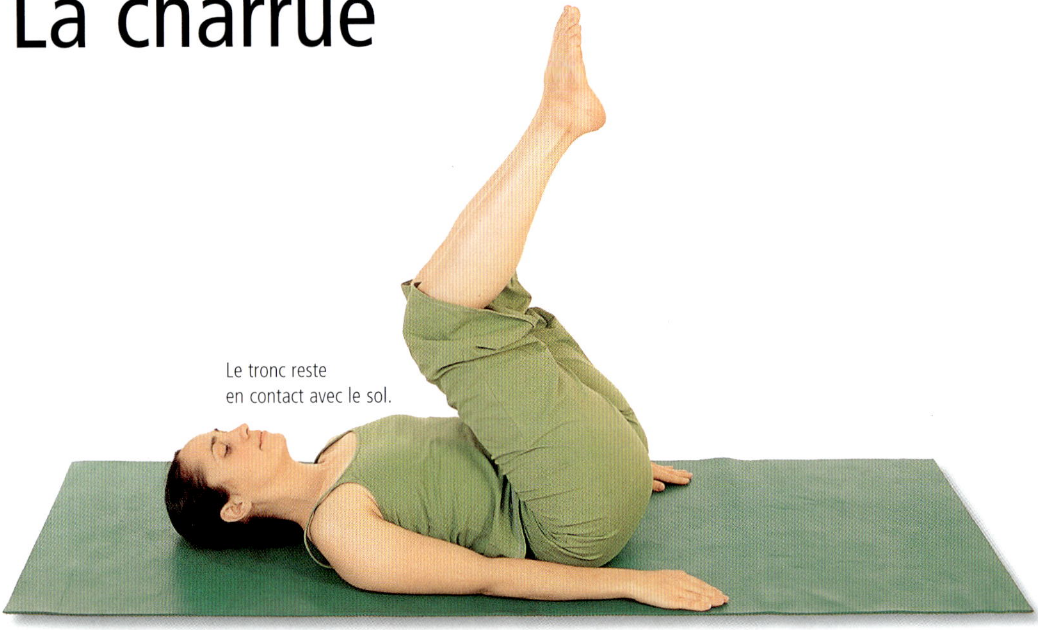
Le tronc reste
en contact avec le sol.

1 Allongez-vous sur le dos, bras le long du corps. En inspirant, amenez les genoux vers la poitrine.

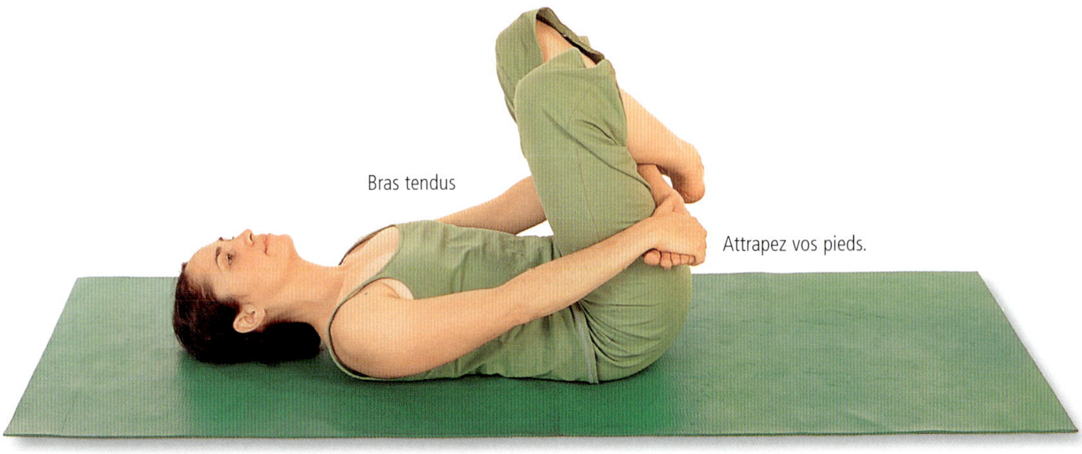
Bras tendus
Attrapez vos pieds.

2 Croisez les pieds et attrapez leur bord extérieur avec la main opposée, tout en rapprochant les genoux de la poitrine.

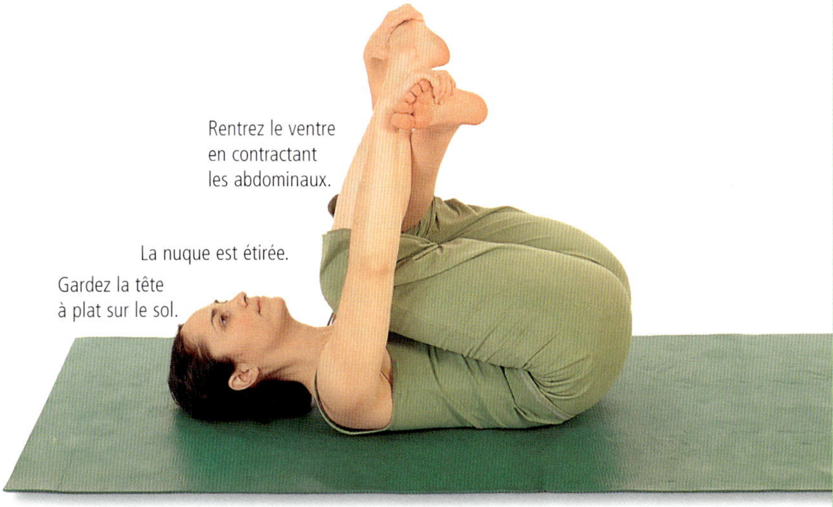
Rentrez le ventre
en contractant
les abdominaux.
La nuque est étirée.
Gardez la tête
à plat sur le sol.

3 En inspirant, contractez les abdominaux et rapprochez le plus possible les genoux de la poitrine.

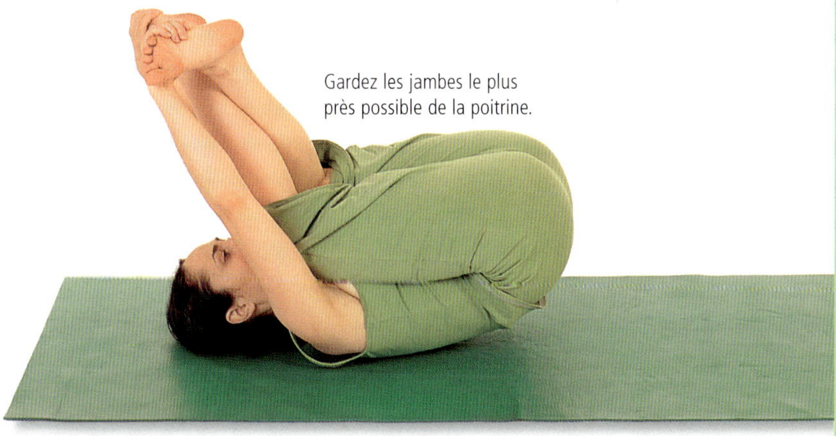
Gardez les jambes le plus
près possible de la poitrine.

4 Amenez les jambes lentement derrière la tête et commencez à basculer vers l'arrière.

suite ▸

BIENFAITS

Au fil des années, le métabolisme se ralentit, ce qui entraîne une prise de poids, voire de l'embonpoint. La position de la tête, du cou et de la poitrine, pendant le déroulement de cet exercice, agit sur le métabolisme et sur l'équilibre hormonal. C'est une posture inversée dans laquelle les jambes passent par-dessus la tête. Cette position, qui soulage les douleurs menstruelles et provoque un afflux de sang dans les organes internes, est bonne pour les cellules et la circulation sanguine.

Physique

- Permet de garder une silhouette jeune
- Entretient la souplesse générale et vertébrale
- Améliore la posture
- Soulage les tensions musculaires
- Tonifie les abdominaux et les muscles des jambes

Mental

- Favorise le retour au calme et la relaxation
- Apaise
- Calme la nervosité
- Élimine les tensions et apporte l'équilibre

Bien-être global

- Active la circulation
- Facilite la digestion
- Prévient la constipation
- Régule la thyroïde
- Nourrit les organes internes
- Facilite le sommeil
- Rétablit l'équilibre hormonal

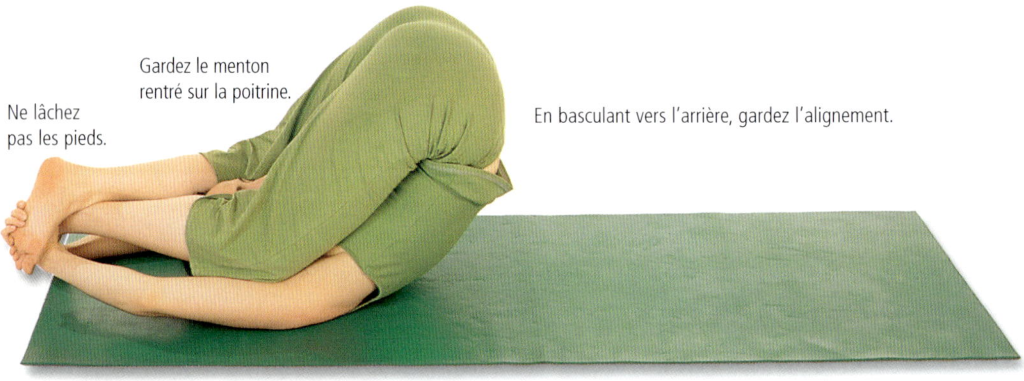
Gardez le menton
rentré sur la poitrine.
Ne lâchez
pas les pieds.
En basculant vers l'arrière, gardez l'alignement.

5 Continuez à basculer vers l'arrière en vous équilibrant sur les épaules. Gardez la position pendant quelques instants en respirant normalement.

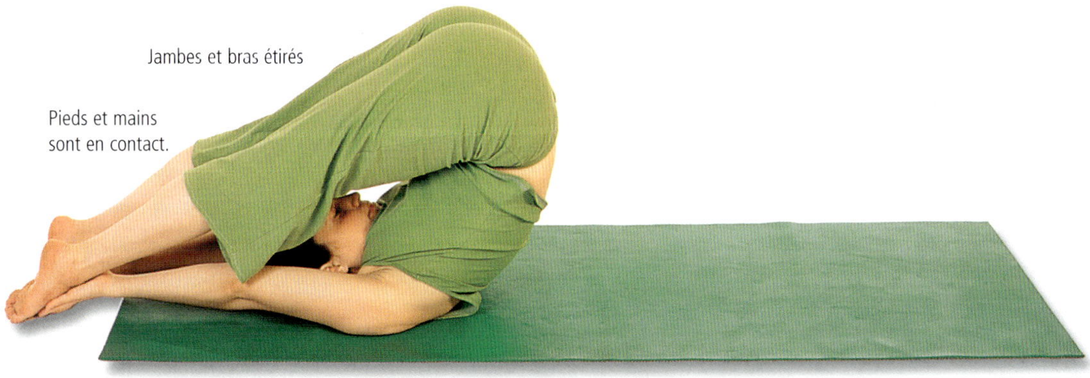
Jambes et bras étirés
Pieds et mains
sont en contact.

6 Basculez sur les épaules et tendez les jambes derrière vous. Décroisez les pieds et étirez au maximum les jambes, menton sur la poitrine. Gardez la position pendant quelques instants en respirant normalement.

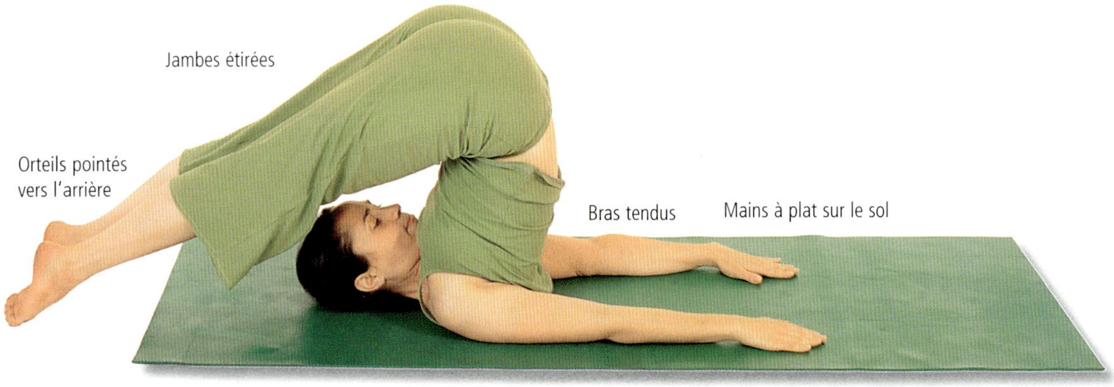
Jambes étirées
Orteils pointés vers l'arrière
Bras tendus
Mains à plat sur le sol

7 (Cette étape et la suivante sont réservées aux personnes n'ayant aucun problème de dos.) Décollez légèrement les pieds du sol, posez les mains sur le sol, à l'opposé des pieds, et gardez la position quelques instants.

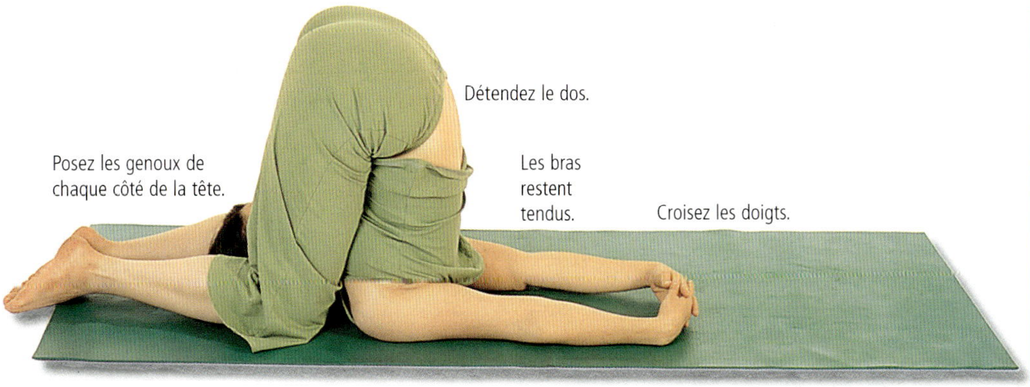
Détendez le dos.
Posez les genoux de chaque côté de la tête.
Les bras restent tendus.
Croisez les doigts.

8 Détendez le dos et allez poser les genoux sur le sol. Bras tendus, croisez les doigts. Gardez la position pendant quelques instants en respirant normalement.

CŒUR et CIRCULATION

Un mode de vie sédentaire entraîne souvent fatigue et manque d'énergie. Cela retentit sur le moral et entraîne parfois un état dépressif. Plus les années passent, plus il est important de stimuler le cœur et d'activer la circulation. À base d'exercices de respiration profonde, d'étirements et de torsions, le yoga augmente le tonus et régénère les cellules, les nerfs et les muscles, ce qui est un gage de bonne santé.

Étirement latéral 2

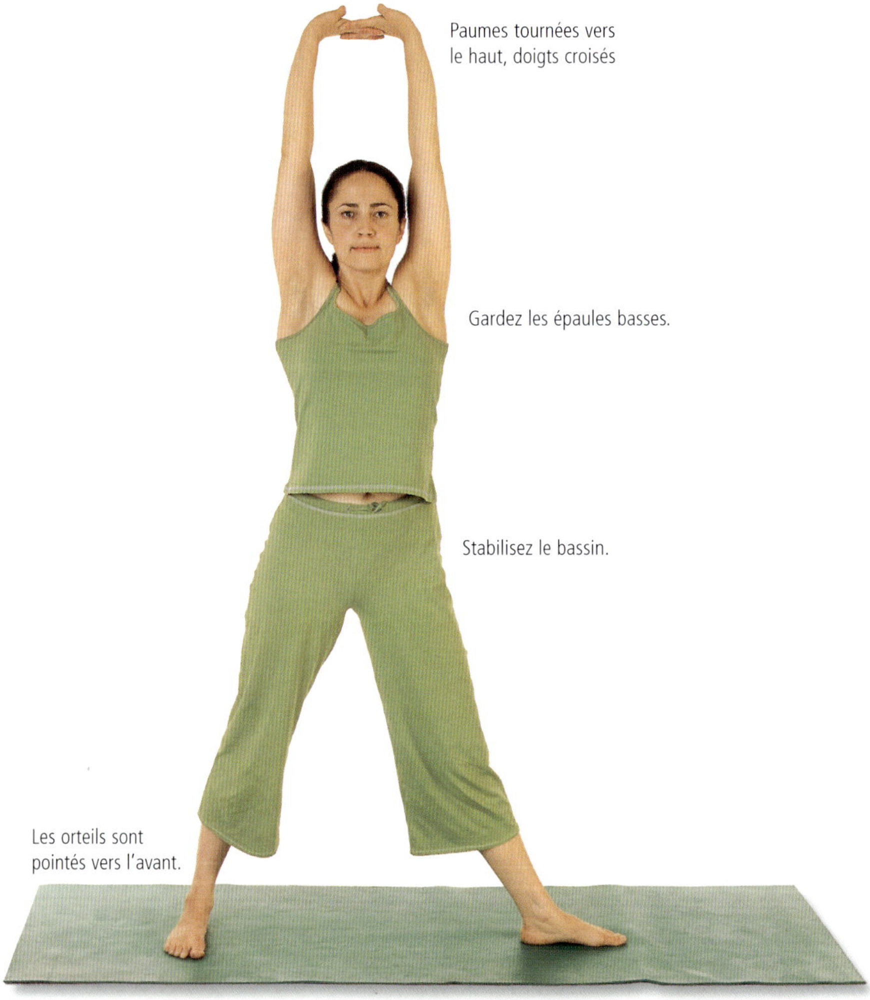

Paumes tournées vers le haut, doigts croisés
Gardez les épaules basses.
Stabilisez le bassin.
Les orteils sont pointés vers l'avant.

1 Debout, jambes écartées, pied droit vers l'avant, pied gauche vers la gauche, croisez les doigts et étirez les bras au-dessus de la tête aussi haut que possible. Gardez les épaules basses et les bras étirés. Pendant tout l'exercice, respirez régulièrement et profondément.

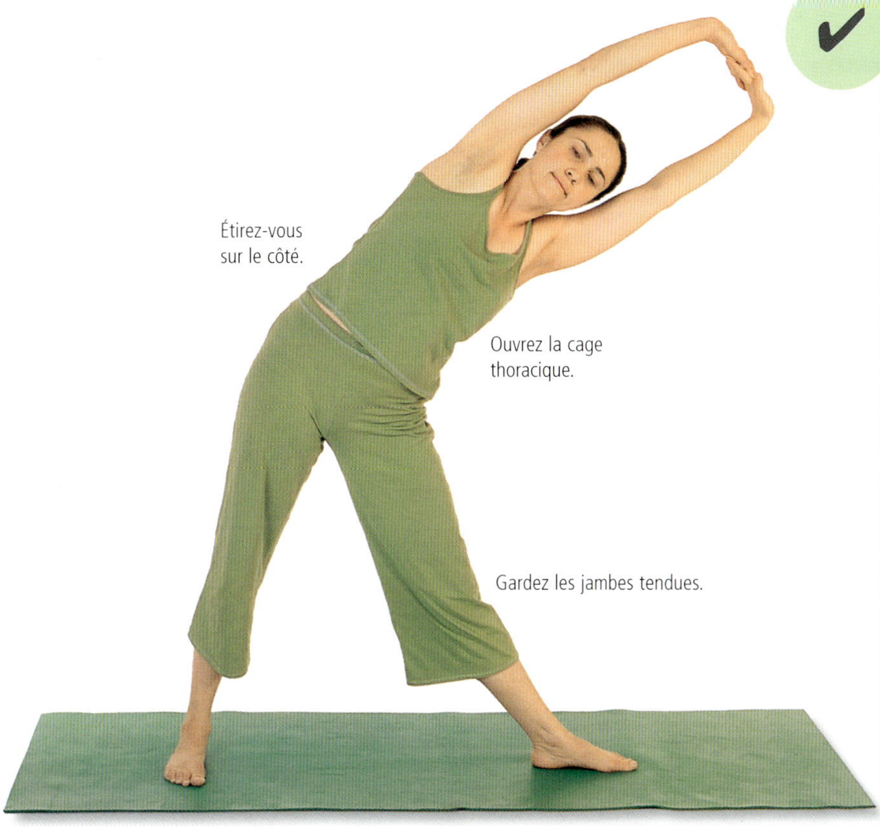
Étirez-vous
sur le côté.
Ouvrez la cage
thoracique.
Gardez les jambes tendues.

2 Commencez à vous étirez sur la gauche, à partir des hanches.

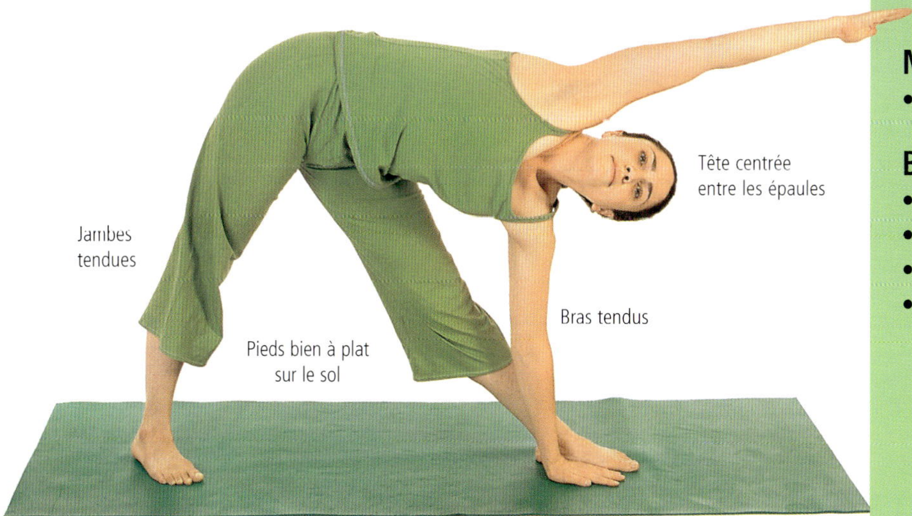
Tête centrée
entre les épaules
Jambes
tendues
Bras tendus
Pieds bien à plat
sur le sol

3 Relâchez le bras gauche, baissez-le jusqu'au genou et gardez la position quelques secondes. Allez poser la main gauche à plat sur le sol en gardant le bassin et les bras dans le plan vertical. Gardez la position pendant quelques secondes. Relâchez, redressez-vous et inversez la position pour étirer l'autre côté. Si vous n'arrivez pas à poser la main par terre, essayez d'attraper la cheville.

BIENFAITS

En respirant profondément pendant l'étirement, vous oxygénez votre organisme et activez la circulation sanguine. Lorsque le mouvement devient plus difficile, la respiration s'accélère et le pouls devient plus rapide. C'est le moment de respirer plus profondément pour garder un rythme respiratoire régulier. Étirer les bras au-dessus de la tête accélère le rythme cardiaque et augmente le tonus. Les étirements sur le côté améliorent la souplesse et augmentent la mobilité de la colonne vertébrale.

Physique

- Affine la taille
- Augmente le tonus
- Améliore la souplesse vertébrale

Mental

- Apaise

Bien-être global

- Active la circulation
- Draine la lymphe
- Assouplit les articulations
- Soulage le mal de dos

Fente et équilibre

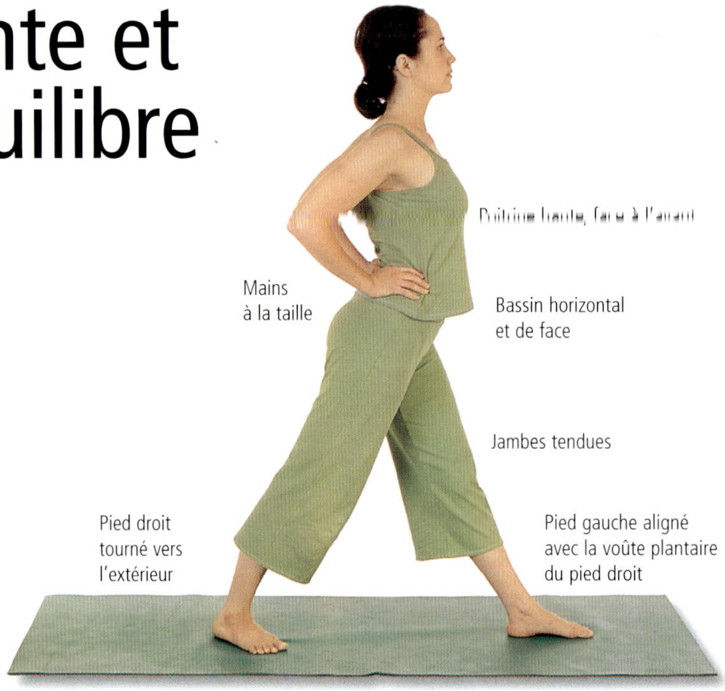

Poitrine haute, face à l'avant
Mains
à la taille
Bassin horizontal
et de face
Jambes tendues
Pied droit
tourné vers
l'extérieur
Pied gauche aligné
avec la voûte plantaire
du pied droit

1 Debout, faites un grand pas en avant avec le pied gauche, tournez légèrement le pied droit vers l'extérieur et alignez-en la voûte plantaire avec le pied gauche. Gardez bien la poitrine et le bassin face à l'avant.

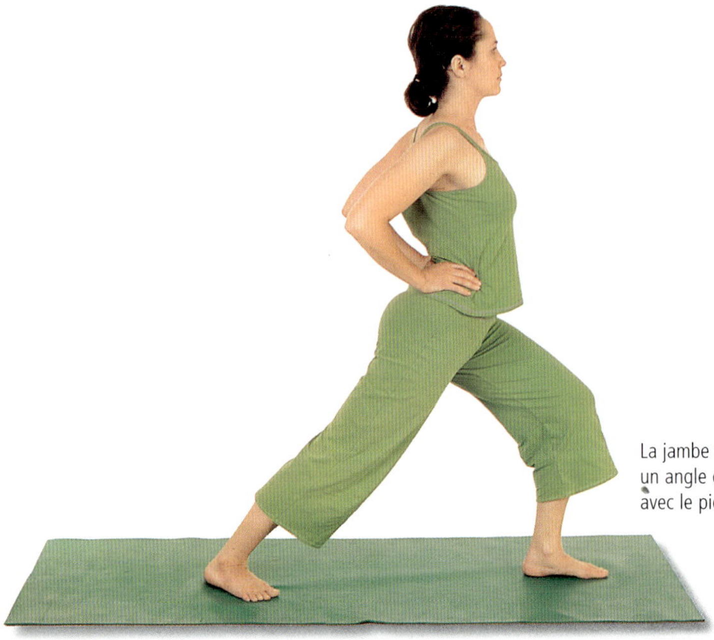

La jambe fait
un angle de 90°
avec le pied.

2 En respirant normalement, pliez le genou gauche et faites une fente avant.

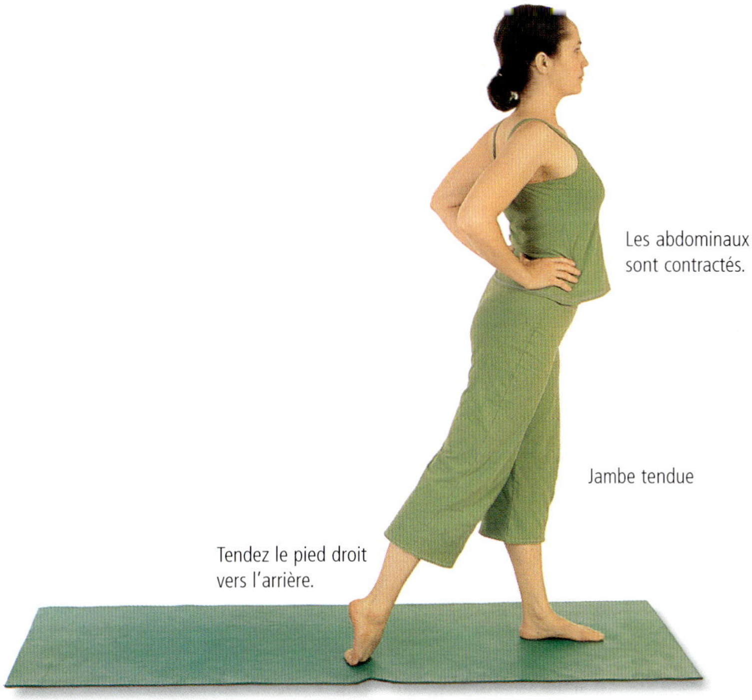
Les abdominaux
sont contractés.
Jambe tendue
Tendez le pied droit
vers l'arrière.

3 Étirez la jambe droite vers l'arrière et fixez un point éloigné sur le sol pour vous préparer à l'équilibre.

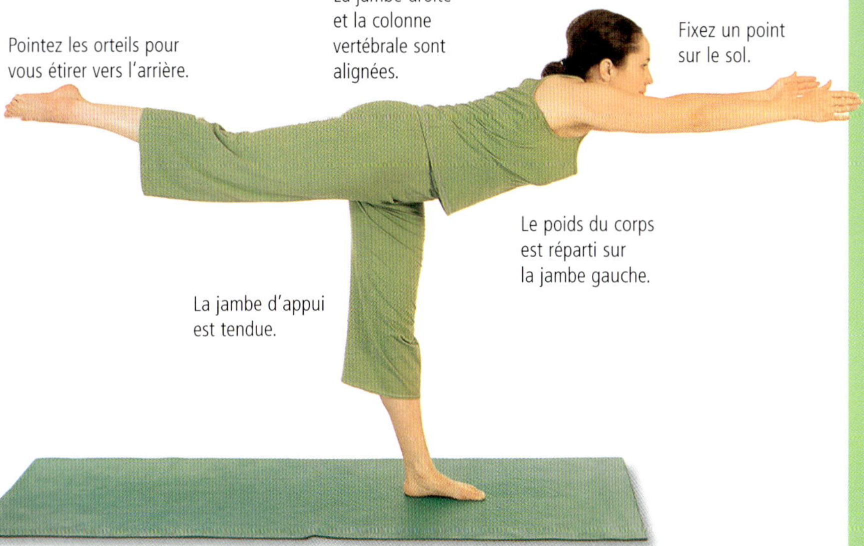
Pointez les orteils pour
vous étirer vers l'arrière.
La jambe droite
et la colonne
vertébrale sont
alignées.
Fixez un point
sur le sol.
Le poids du corps
est réparti sur
la jambe gauche.
La jambe d'appui
est tendue.

4 En inspirant profondément, soulevez la jambe droite en vous penchant en avant. Expirez et respirez normalement en étirant au maximum les deux jambes. Les épaules et les hanches sont dans le même plan horizontal. Tenez aussi longtemps que possible. Pour revenir à la position de départ, fléchissez le genou gauche. Recommencez en inversant la jambe d'appui.

BIENFAITS

Cet exercice active la circulation sanguine en améliorant la concentration et l'équilibre. Les exercices d'équilibre demandent beaucoup plus d'énergie que ce que l'on suppose. Lorsque vous êtes en équilibre sur une jambe, le pouls accélère, ce qui tonifie le muscle cardiaque. Avant de commencer, essayez de vous visualiser dans la posture, le corps parfaitement immobile.

Physique

- Tonifie jambes, fesses et muscles abdominaux
- Augmente la résistance
- Renforce le tonus musculaire

Mental

- Facilite la concentration et l'attention
- Affirme la volonté

Bien-être global

- Active la circulation

Selon l'Ayurveda

- Bon pour les constitutions *Kapha*

yoga antistress & relaxation

Le yoga est une discipline holistique qui nous enseigne comment harmoniser le corps, la pensée et l'esprit. On ne peut trouver l'équilibre mental et la paix intérieure que lorsque ces énergies sont unifiées. Le yoga apprend à drainer les énergies de façon à trouver des solutions positives à des problèmes difficiles qui peuvent se poser dans la vie actuelle, pleine d'incertitudes.

Que les problèmes soient d'ordre familial, professionnel ou relationnel, le yoga vous aidera à trouver l'équilibre intérieur et vous apprendra à vous relaxer sur tous les plans, la nervosité pouvant rendre excessif et incapable de trouver la sagesse et la vérité. Pour certaines personnes, l'arbre cache la forêt ; plus grave encore, elles ne peuvent voir ou comprendre le sens profond de leur existence. Être calme et détendu, en ayant des pensées et des idées claires, doit être l'objectif de tous ceux qui pratiquent le yoga.

Purification

Panchakarma est l'ancienne méthode ayurvédique de purification. Elle consiste à détoxiquer en douceur l'organisme, ce qui aide à avoir les idées claires, rétablit l'équilibre émotionnel et encourage la pratique spirituelle. Pratiquées correctement et suffisamment longtemps, les techniques de purification préservent la santé et régénèrent l'organisme. Elles connaissent un succès croissant, et des études cliniques ont montré que *Panchakarma* rétablissait l'équilibre biochimique, atténuait les facteurs de risques cardio-vasculaires et, en luttant contre les radicaux libres, renforçait les défenses immunitaires, améliorait la souplesse articulaire et ralentissait le processus de vieillissement.

La purification régule et apaise l'état émotionnel. Pour faire disparaître les troubles provoqués par le stress, il faut restaurer l'équilibre et l'harmonie. À chaque individu correspond une association de régime alimentaire, de traitement à base de plantes médicinales et de thérapies purificatrices. Un encadrement spirituel permettra de restaurer l'équilibre et le bonheur spirituels et corporels.

Préserver un bon état de santé

Selon la médecine ayurvédique cinq conditions doivent être respectées pour que la santé soit préservée :

1) Le feu digestif *(agni)* doit être en condition d'équilibre.
2) Les humeurs corporelles *(doshas)*, *Vata*, *Pitta* et *Kapha*, doivent être équilibrées.
3) Les trois résidus du métabolisme (l'urine, les selles et la sueur) doivent être produits et éliminés normalement.
4) Les sept tissus corporels et tous les organes doivent fonctionner normalement.
5) L'esprit, les sens et la conscience doivent fonctionner en harmonie.

L'équilibre fragile des *doshas* peut être affecté par le mode de vie, l'alimentation, des émotions négatives ou réprimées, le stress. Quand l'un des trois *doshas* est atteint, le métabolisme est affecté, en conséquence des toxines sont produites et, véhiculées par les vaisseaux sanguins, elles se répandent dans tout le corps. La circulation d'énergie dans les canaux subtils est alors bloquée au niveau de certains centres énergétiques, les *chakras*, provoquant une accumulation des toxines dans l'organisme. Parvenue à un certain stade, cette accumulation atteint l'énergie vitale *(prana)*, affaiblissant le système immunitaire et affectant l'énergie métabolique des cellules. Le yoga unifie tous ces systèmes en assurant un fonctionnement harmonieux des composantes physiques, mentales, émotionnelles et spirituelles de l'être.

Équilibre général

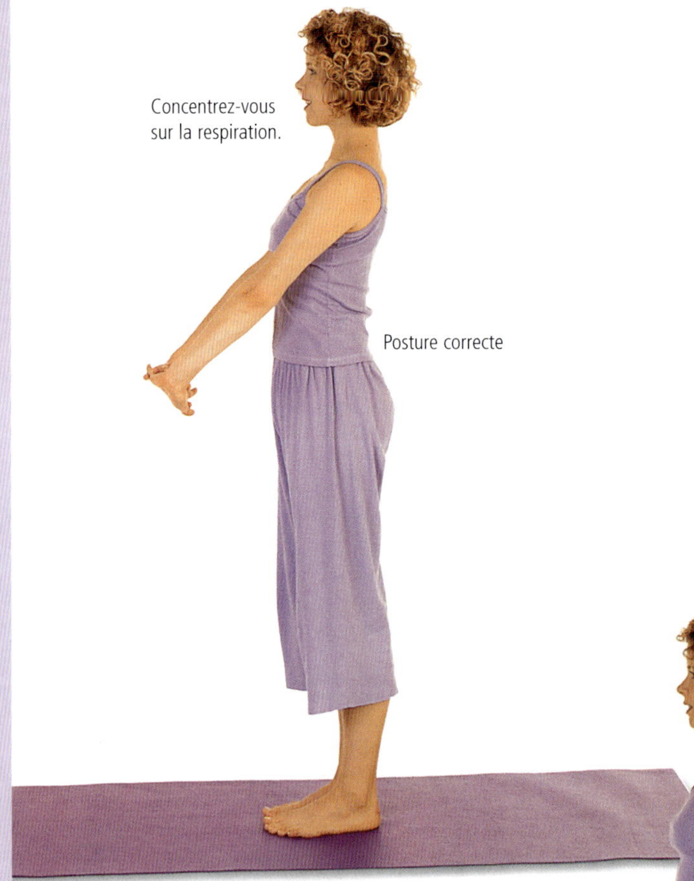
Concentrez-vous
sur la respiration.
Posture correcte

1 Debout, pieds joints, dos droit, croisez les mains devant vous, paumes retournées. Faites 5 respirations par le nez.

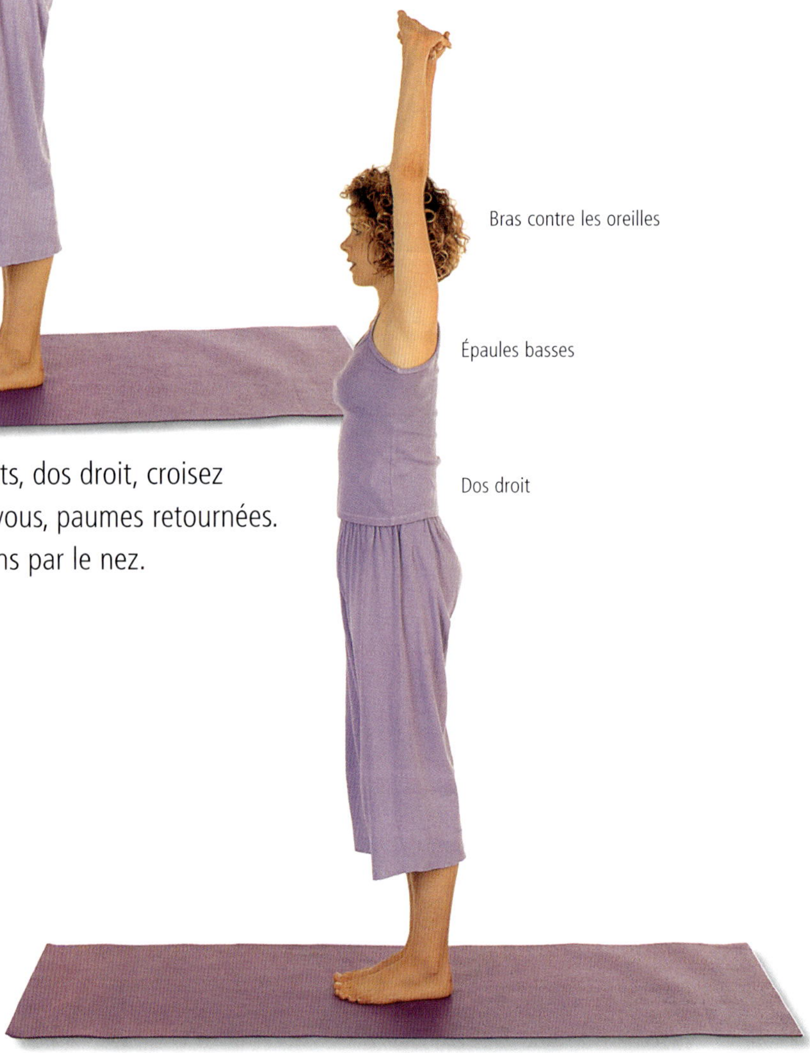
Bras contre les oreilles
Épaules basses
Dos droit

2 En inspirant, étirez les bras à la verticale au-dessus de la tête.

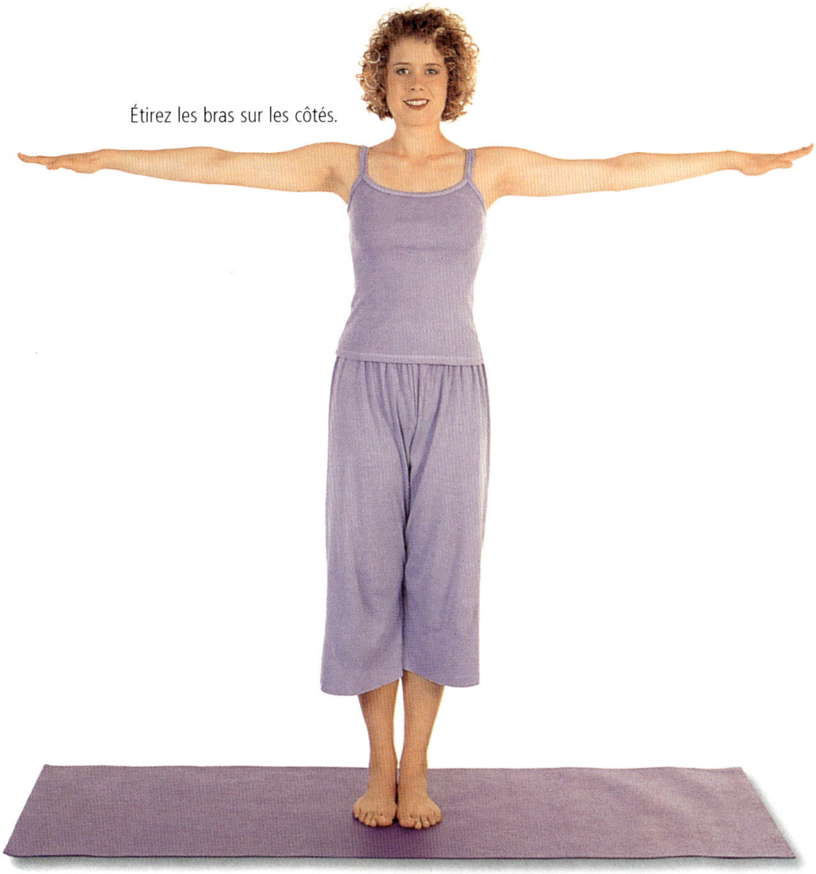
Étirez les bras sur les côtés.

3 En expirant, amenez les bras à l'horizontale.

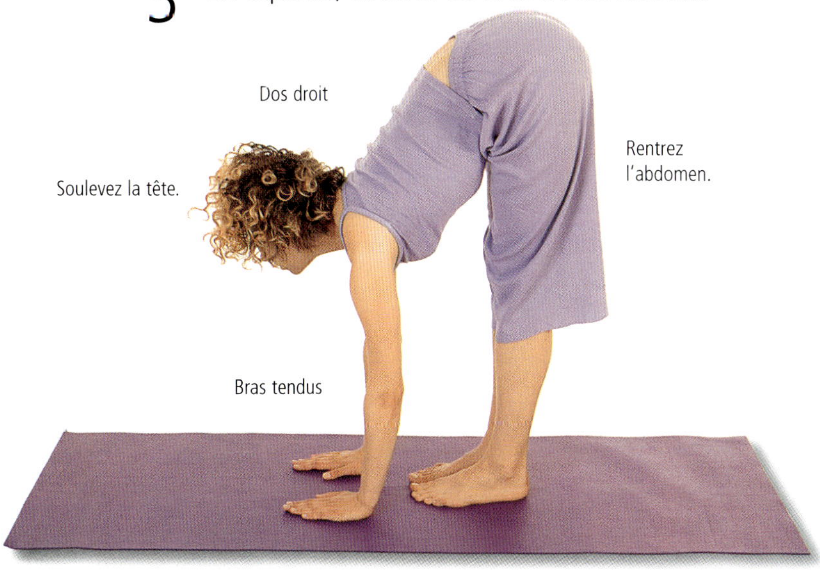
Dos droit
Soulevez la tête.
Rentrez l'abdomen.
Bras tendus

4 Amenez les bras devant vous, penchez-vous en avant et posez les mains à plat sur le sol.

suite ▸

BIENFAITS

Le yoga est un ensemble de mouvements doux, basé sur une approche globale de la santé. Ces mouvements activent la circulation et stimulent les glandes endocrines, ce qui régularise la sécrétion d'hormones, la circulation du sang et de la lymphe et le flux d'énergie qui parcourt le système nerveux. Postures et exercices de yoga font travailler les muscles et les articulations, ce qui entretient la souplesse et la santé du tissu conjonctif. Cet enchaînement unifie l'être mental, physique, émotionnel et spirituel, et restaure l'harmonie et la paix intérieure.

Physique

- Tonifie le corps tout entier
- Améliore le teint
- Affine la taille
- Muscle les fessiers
- Assouplit

Mental

- Apporte le calme et l'équilibre intérieurs
- Apaise le cerveau

Bien-être global

- Active la circulation
- Améliore l'oxygénation du sang
- Détend le système nerveux

Selon l'Ayurveda

- Équilibre les trois *doshas*

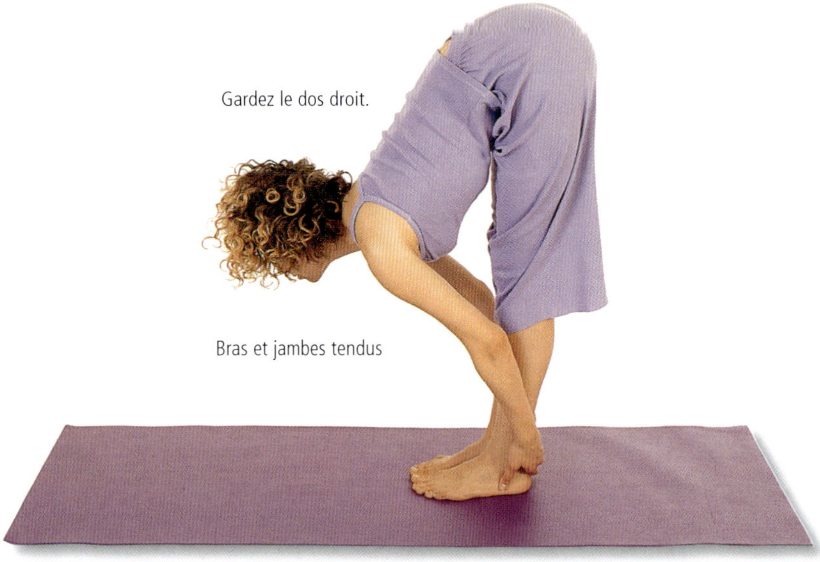
Gardez le dos droit.
Bras et jambes tendus

5 En gardant le dos dans la même position qu'à l'étape 4, attrapez vos chevilles.

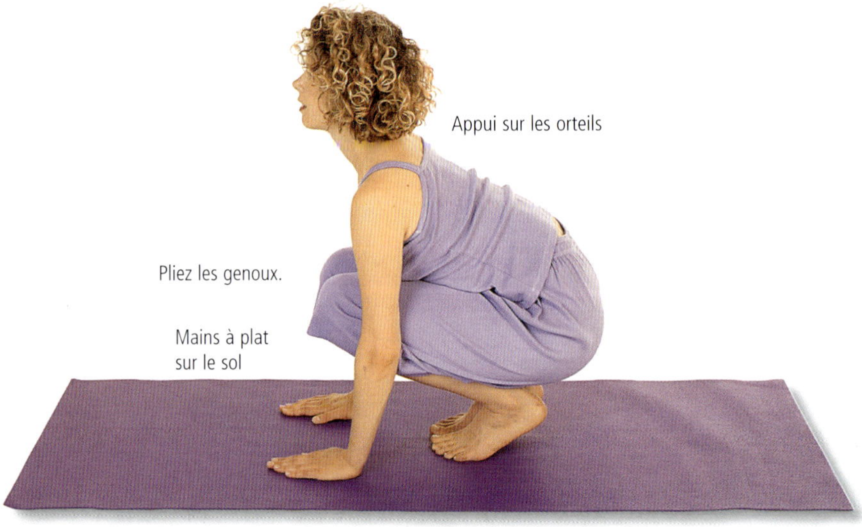
Appui sur les orteils
Pliez les genoux.
Mains à plat
sur le sol

6 Pliez les genoux, mettez-vous en appui sur les orteils et posez les mains à plat sur le sol.

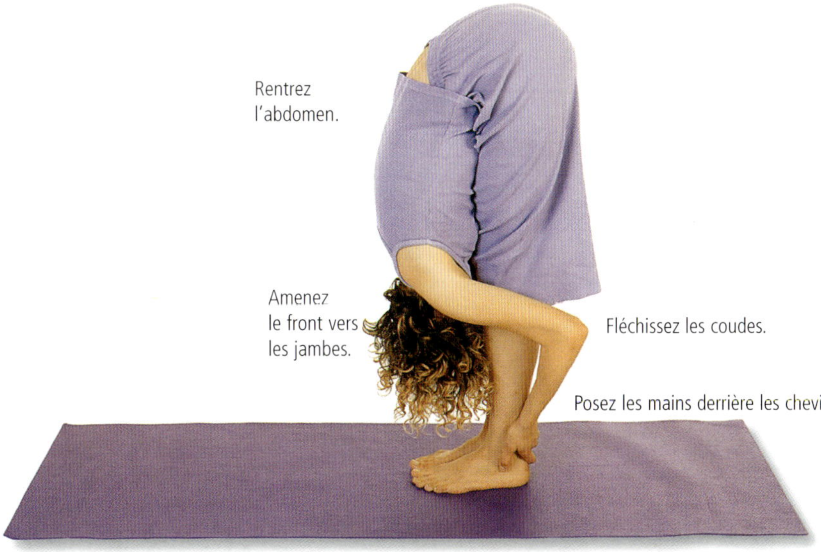
Rentrez
l'abdomen.
Amenez
le front vers
les jambes.
Fléchissez les coudes.
Posez les mains derrière les chevilles.

7 Jambes tendues, pieds bien ancrés sur le sol, pliez-vous en deux de façon à amener le haut du corps contre les jambes. Tenez quelques instants en respirant normalement.

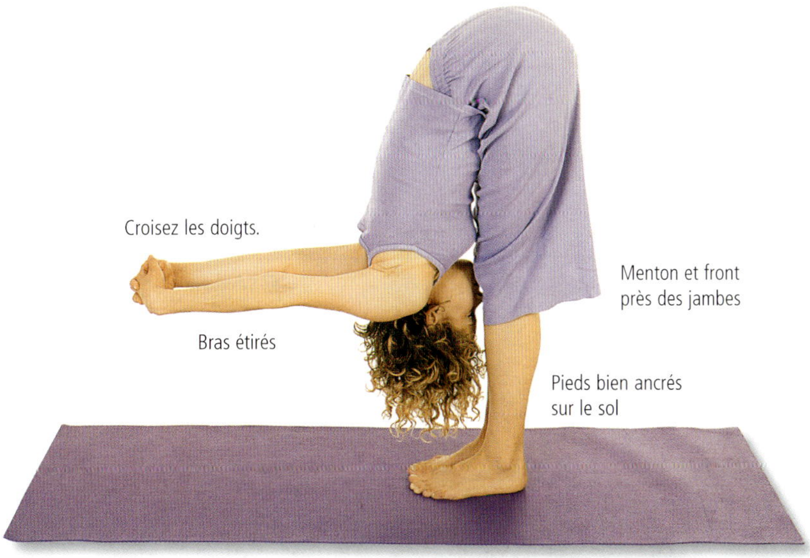
Croisez les doigts.
Bras étirés
Menton et front
près des jambes
Pieds bien ancrés
sur le sol

8 En gardant le visage près des genoux, croisez les mains et étirez les bras. Tenez quelques instants en respirant normalement.

suite ▸

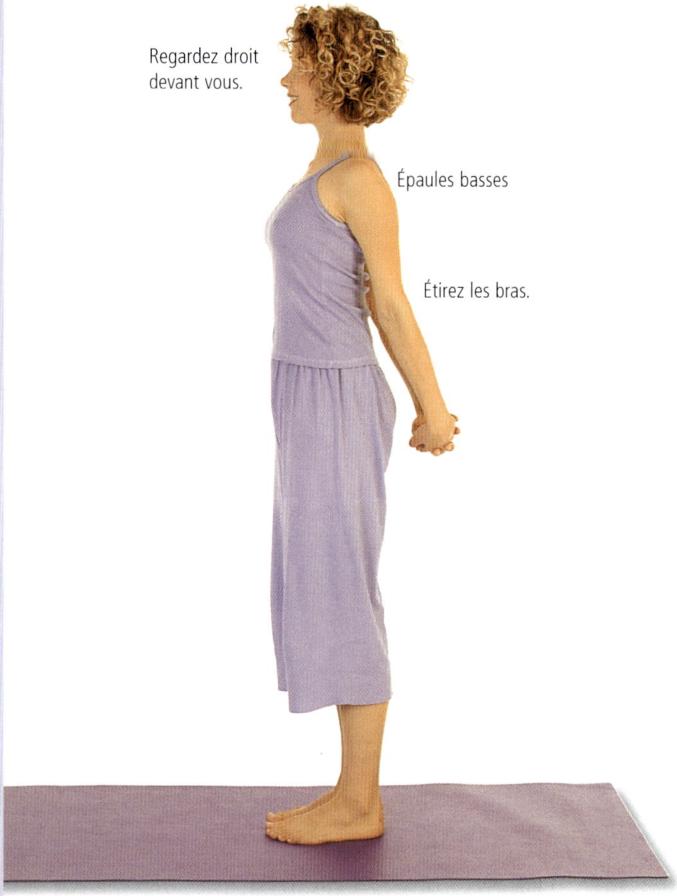

9 En inspirant, revenez lentement à la verticale, en vous étirant, doigts toujours croisés dans le dos. Respirez normalement.

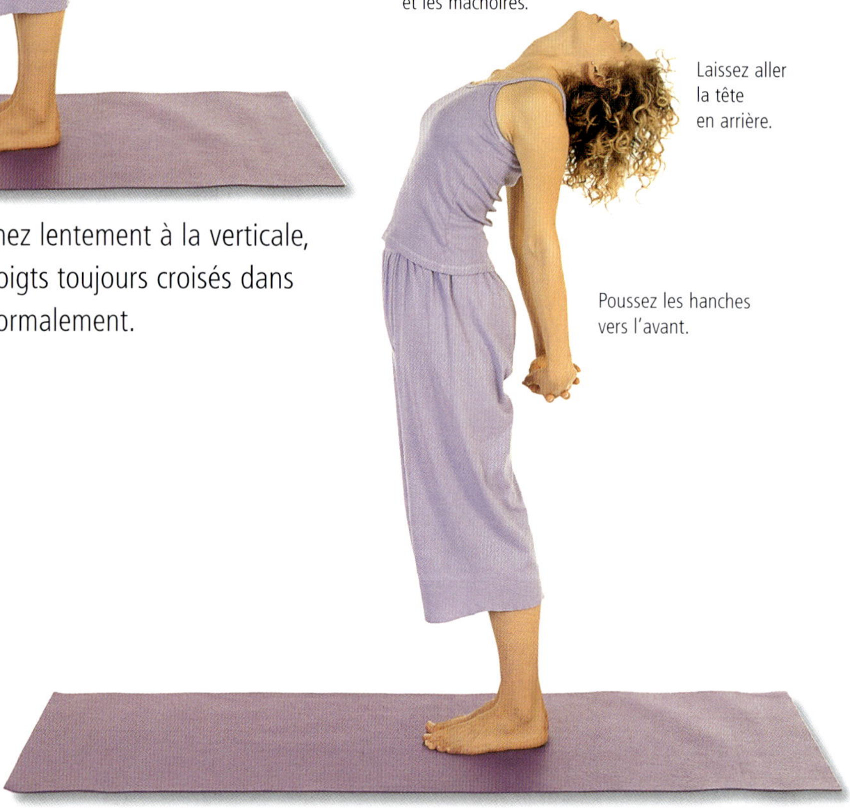

10 Ouvrez la poitrine, poussez les hanches vers l'avant et laissez aller la tête en arrière, le plus loin possible. Relâchez le cou et les mâchoires.

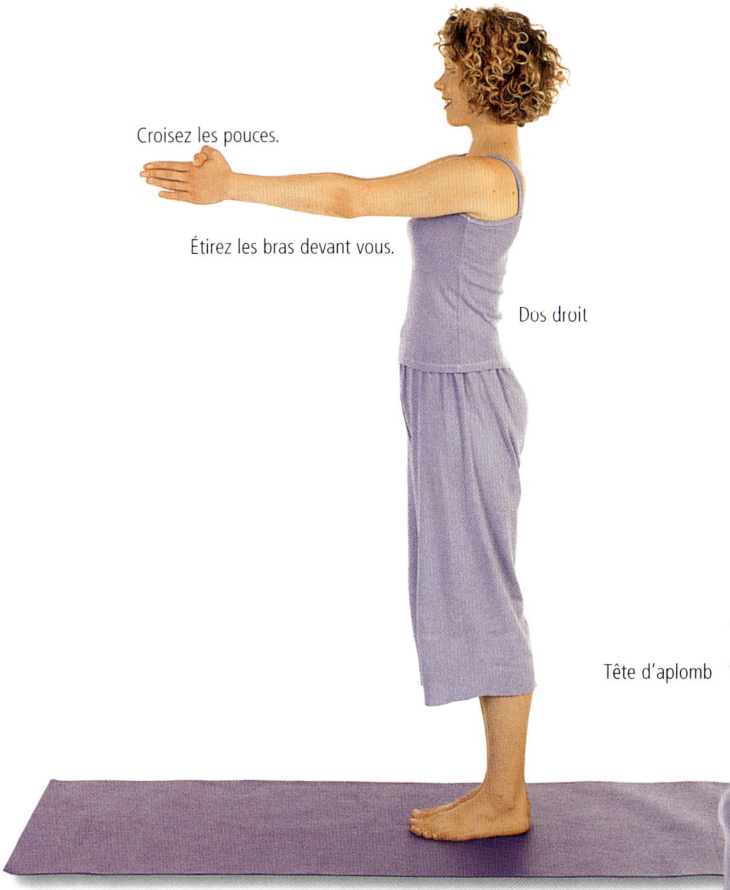
Croisez les pouces.
Étirez les bras devant vous.
Dos droit

11 Relâchez, redressez-vous et étirez les bras devant vous. Joignez les mains et croisez les pouces.

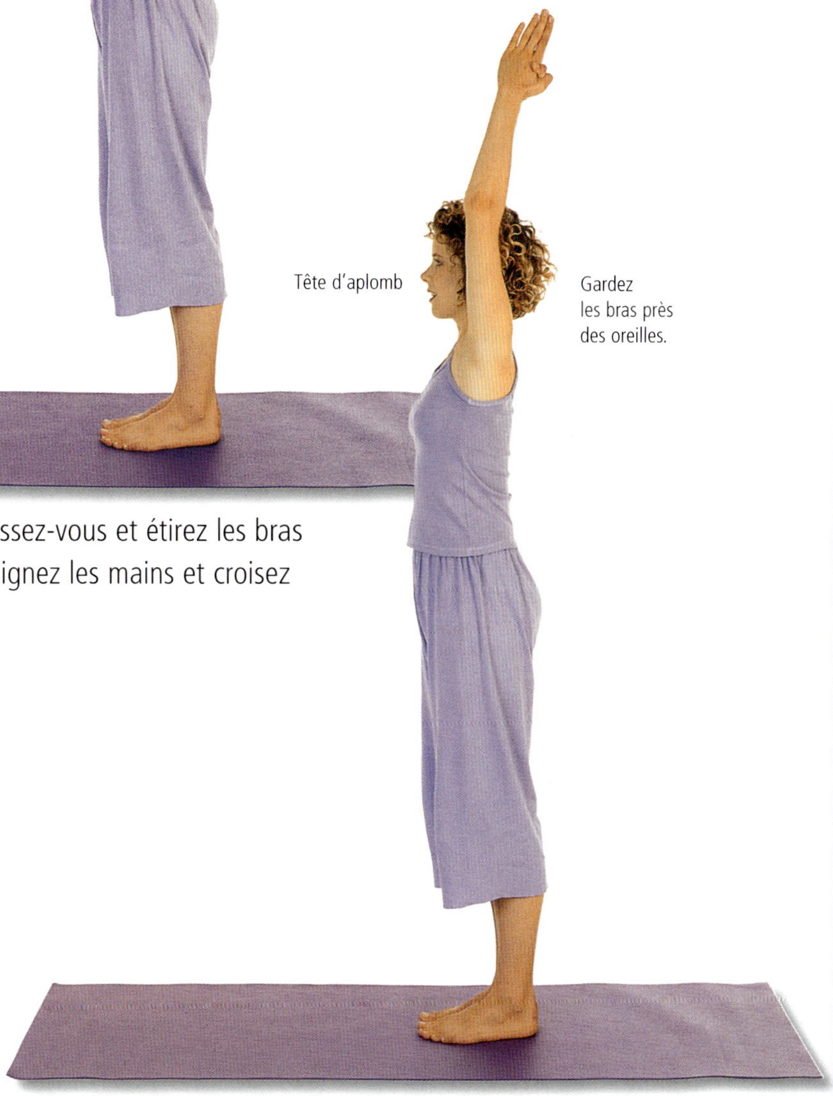
Tête d'aplomb
Gardez
les bras près
des oreilles.

12 En inspirant, amenez les bras étirés à la verticale.

suite ▶

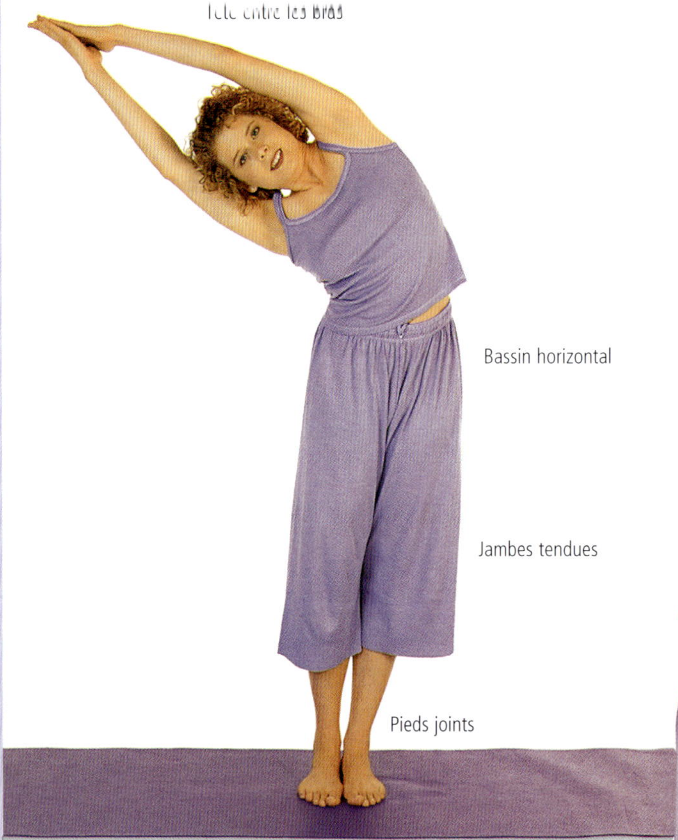
Tête entre les bras
Bassin horizontal
Jambes tendues
Pieds joints

13 En expirant, étirez-vous vers la droite, à partir de la taille. Gardez le bassin horizontal et la tête bien au milieu des deux bras.

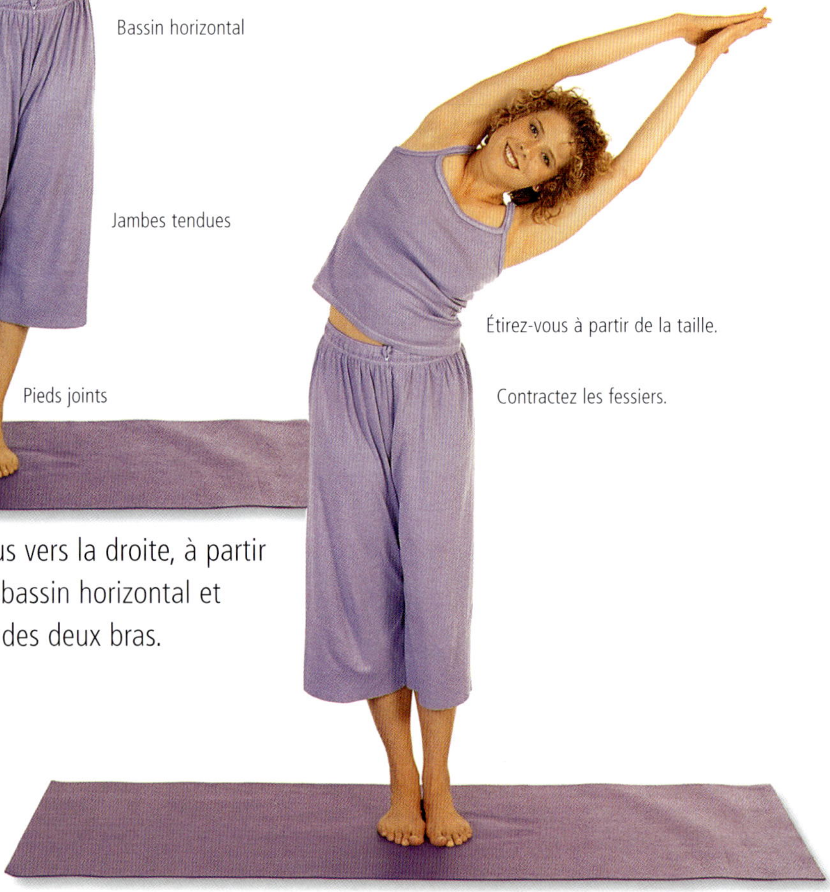
Étirez-vous sur le côté dans le plan vertical.
Étirez-vous à partir de la taille.
Contractez les fessiers.

14 Redressez-vous en inspirant et, en expirant, étirez-vous vers la gauche.

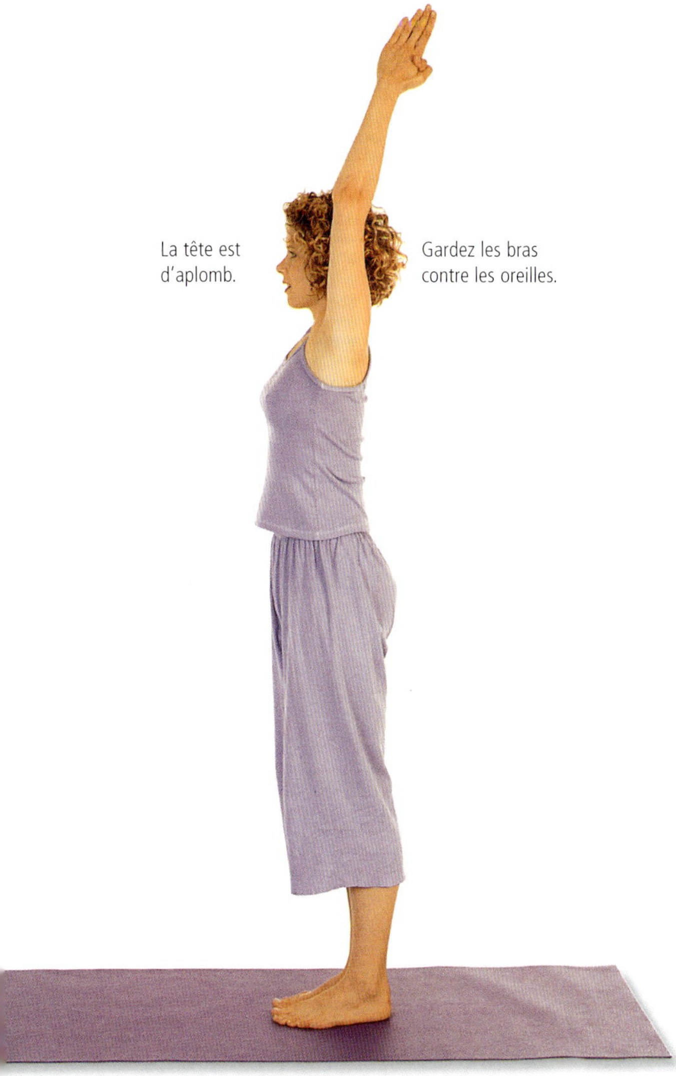
La tête est
d'aplomb.
Gardez les bras
contre les oreilles.

15

En inspirant, étirez les bras au-dessus de la tête, en les gardant proche des oreilles.

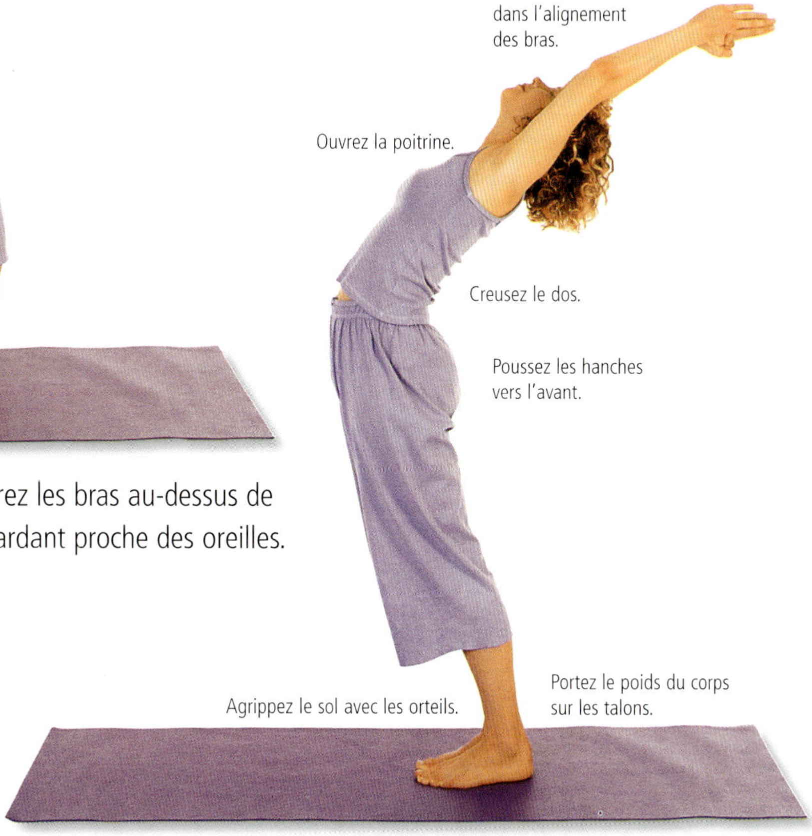
La tête est
dans l'alignement
des bras.
Ouvrez la poitrine.
Creusez le dos.
Poussez les hanches
vers l'avant.
Agrippez le sol avec les orteils.
Portez le poids du corps
sur les talons.

16

Poussez lentement les hanches vers l'avant et portez le poids du corps sur les talons. Gardez les jambes tendues et creusez le dos. La tête est dans le prolongement de la colonne vertébrale et les bras contre les oreilles. Essayez de tenir pendant 5 à 10 respirations, en respirant profondément et régulièrement.

L'arbre à deux

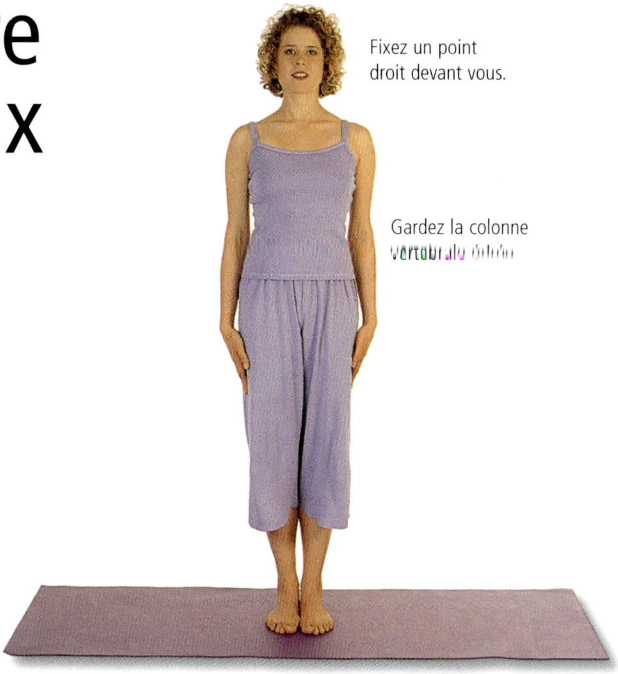

1 Debout, bras le long du corps, en posture correcte, inspirez, expirez et commencez à vous concentrer. Fixez un point droit devant vous.

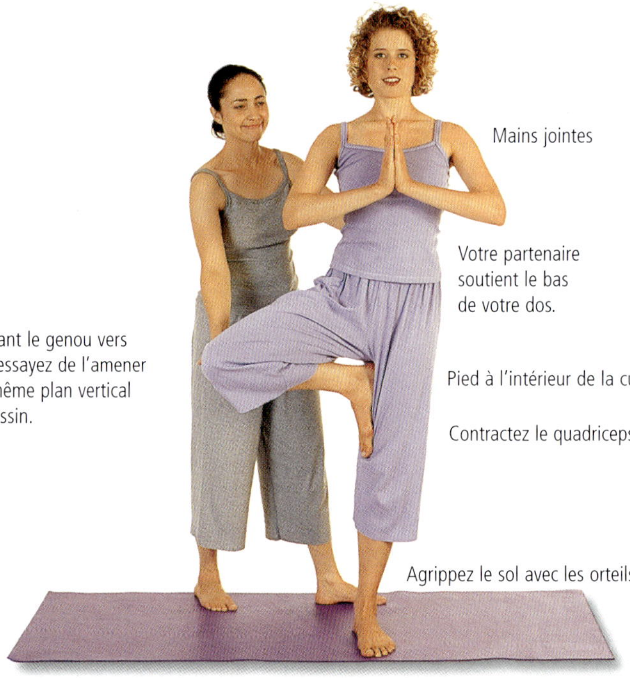

2 Placez le pied droit en appui contre la cuisse gauche. Joignez les mains devant la poitrine. Votre partenaire pose une main derrière votre dos ou sur votre épaule pour assurer votre équilibre et, de l'autre, contrôle la position du genou fléchi afin que le bassin reste horizontal et n'effectue pas de rotation. Tenez la position quelques instants en respirant normalement.

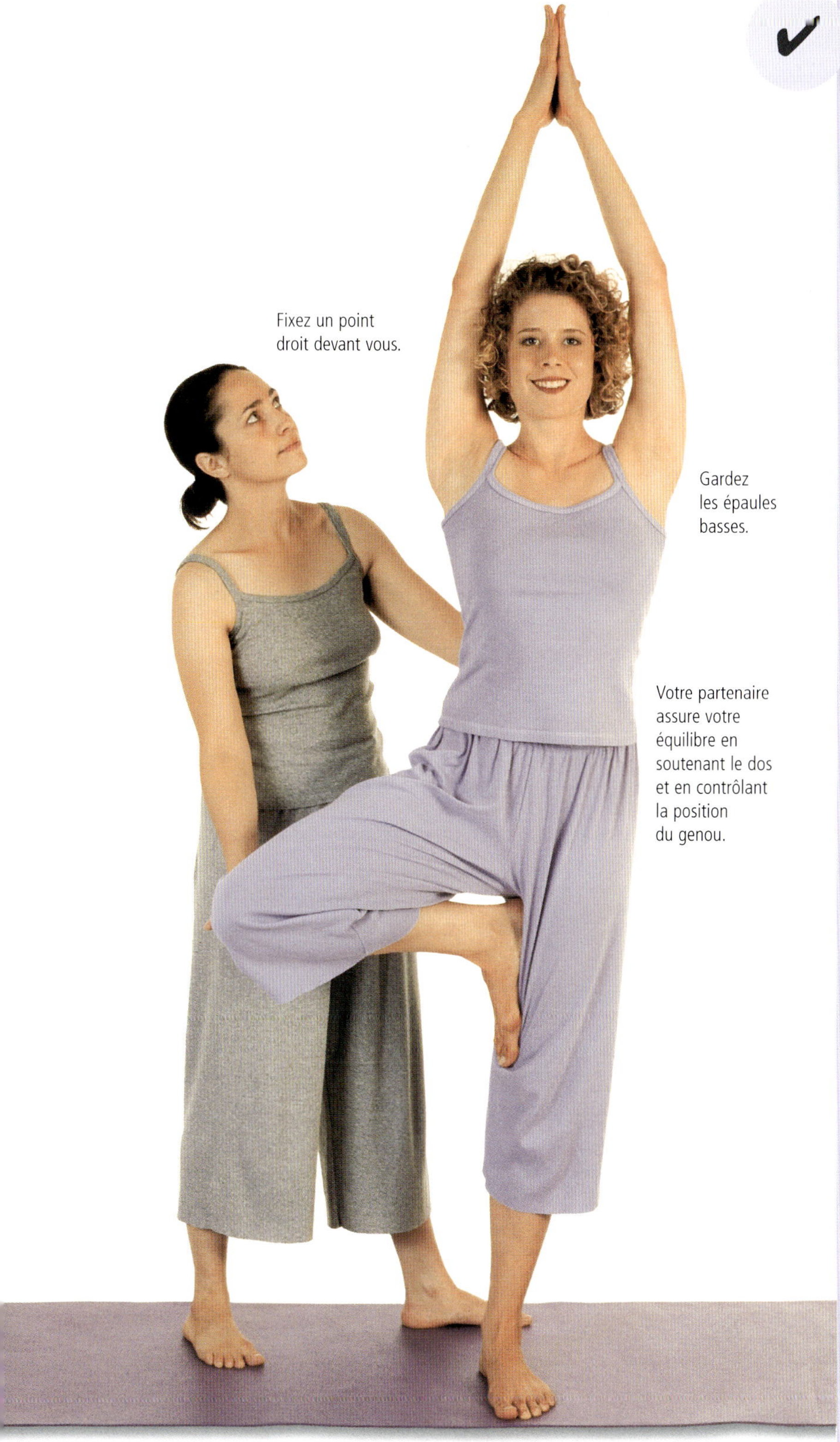
Fixez un point droit devant vous.
Gardez les épaules basses.
Votre partenaire assure votre équilibre en soutenant le dos et en contrôlant la position du genou.

3 Votre partenaire assurant votre équilibre, étirez les bras au-dessus de la tête en inspirant. Gardez les mains jointes et les bras près des oreilles. Expirez et tenez quelques instants en respirant normalement. Changez de jambe.

BIENFAITS

Tous les exercices d'équilibre vous aprennent à vous concentrer. Cette posture paraît facile, mais rester immobile en appui sur une jambe exige, en plus de l'effort physique, une intense concentration. Elle est appelée « l'arbre » parce que la jambe prend racine dans le sol. Lorsqu'on est bien enraciné, mentalement et physiquement stable, on peut résister à la tempête ou au chaos.

Physique

- Améliore l'équilibre
- Permet l'acquisition d'une bonne posture

Mental

- Facilite la concentration et la détermination
- Affirme la volonté

Bien-être global

- Rétablit l'équilibre intérieur
- Stimule les pensées positives

Selon l'Ayurveda

- Aide les constitutions *Vata* à se concentrer

Demi-arc debout à deux

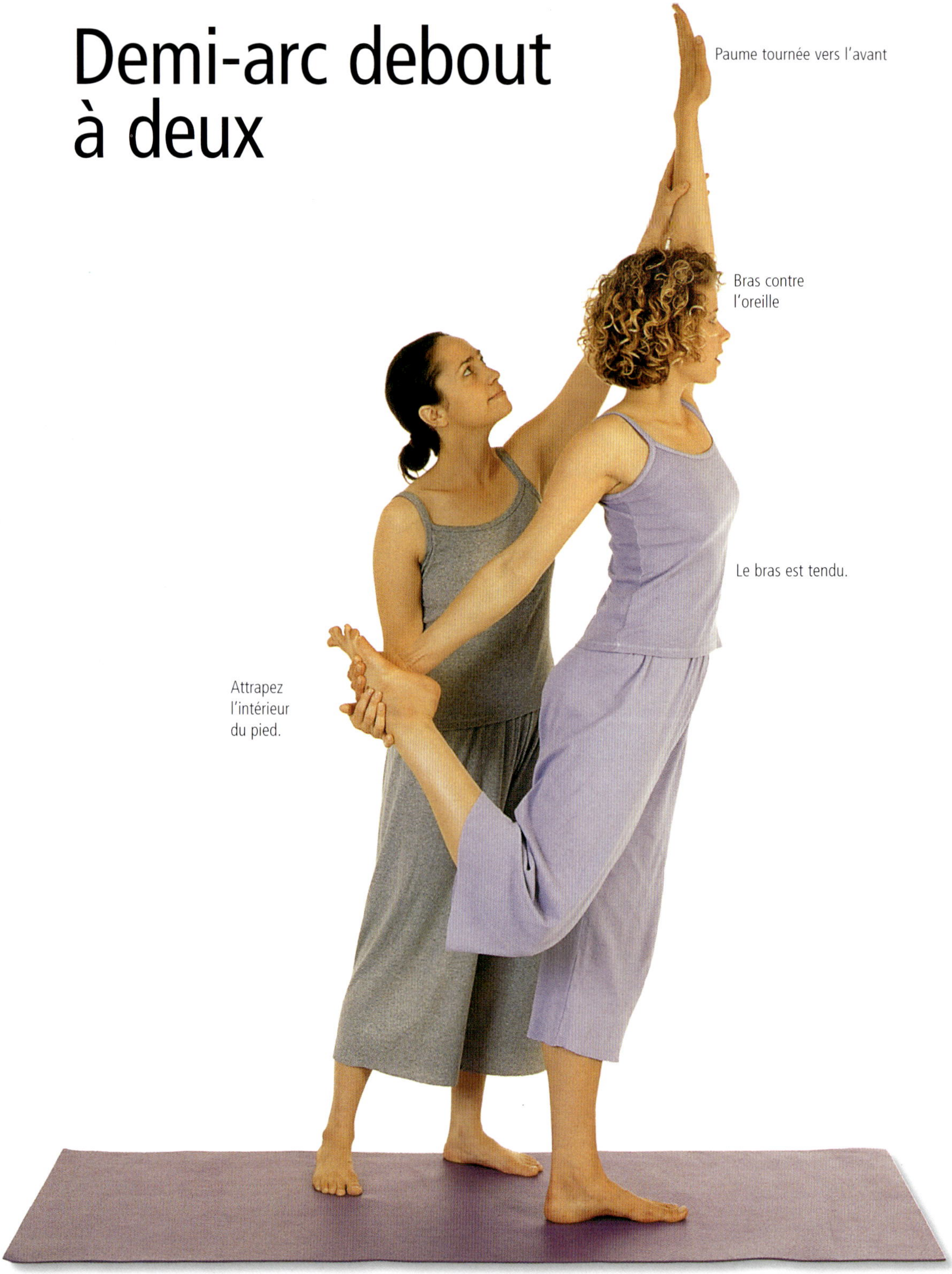
Paume tournée vers l'avant
Bras contre l'oreille
Le bras est tendu.
Attrapez l'intérieur du pied.

1 Mettez-vous debout, pieds joints, bras le long du corps, devant votre partenaire. Pliez la jambe droite derrière vous et attrapez l'intérieur du pied avec la main droite. Étirez le bras gauche à la verticale. Fixez un point droit devant vous. Votre partenaire vous aide à garder l'équilibre, en soutenant le pied droit et le bras gauche, et s'assure également que vous formez une ligne droite.

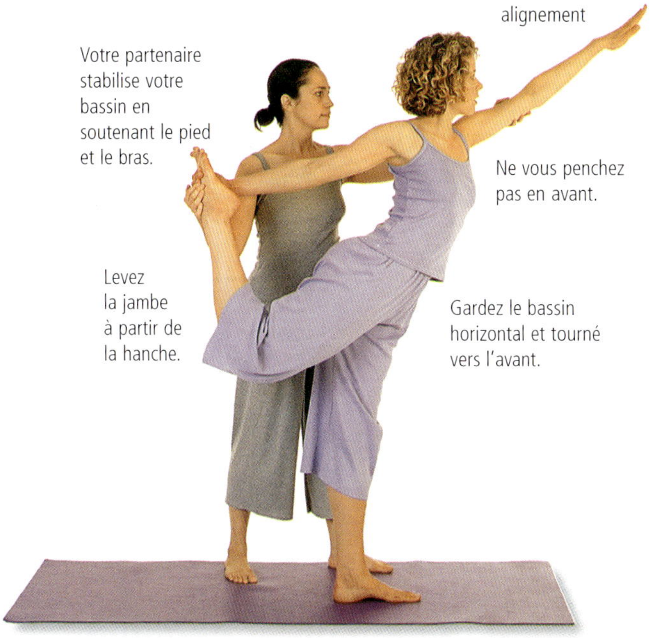
Bras sur le même alignement
Votre partenaire stabilise votre bassin en soutenant le pied et le bras.
Ne vous penchez pas en avant.
Levez la jambe à partir de la hanche.
Gardez le bassin horizontal et tourné vers l'avant.

2 En inspirant, soulevez la jambe droite en arrière aussi haut que possible à partir de la hanche et étirez le bras gauche dans le prolongement du bras droit. Expirez et respirez normalement. Votre partenaire doit s'assurer que votre épaule est basse et votre bras tendu.

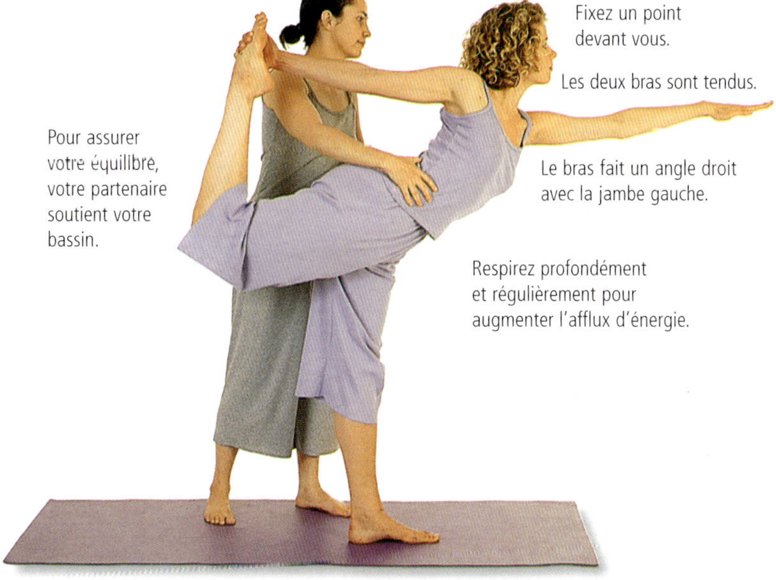
Tête dans l'alignement du pied
Fixez un point devant vous.
Les deux bras sont tendus.
Pour assurer votre équilibre, votre partenaire soutient votre bassin.
Le bras fait un angle droit avec la jambe gauche.
Respirez profondément et régulièrement pour augmenter l'afflux d'énergie.

3 Allez doucement vers l'avant et établissez l'équilibre sur la jambe d'appui. Arquez gracieusement le dos en continuant à étirer la jambe arrière vers le haut. Votre partenaire soutient votre bassin, à la fois pour maintenir l'équilibre et s'assurer que votre corps est bien aligné. Étirez-vous vers l'avant et vers l'arrière à partir du bassin. Tenez quelques instants avant de changer de côté.

BIENFAITS

L'arc formé par la colonne vertébrale donne son nom à la posture. Elle stimule la colonne vertébrale, active la circulation et augmente la souplesse ainsi que l'énergie. On l'appelle aussi « posture du danseur » parce qu'elle allie grâce, beauté, maintien et équilibre. Elle exige de la force, de l'endurance, ainsi qu'une intense concentration. Libérant et activant la circulation d'énergie dans le corps, elle vous donne la sensation d'être aussi léger que l'air.

Physique

- Permet de rester jeune
- Tonifie les jambes et les abdominaux
- Entretient la souplesse et la mobilité vertébrales
- Augmente le niveau d'énergie
- Permet d'acquérir grâce, maintien et équilibre

Mental

- Facilite l'attention et la concentration
- Rétablit l'équilibre mental
- Affirme la volonté

Bien-être global

- Active la circulation
- Prévient la maladie en débloquant les centres d'énergie
- Soulage les rhumatismes
- Calme la sciatique et le mal de dos

La roue

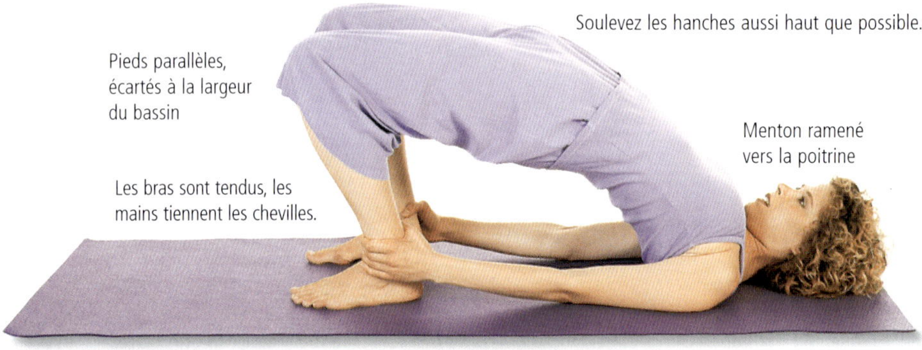
Soulevez les hanches aussi haut que possible.
Pieds parallèles, écartés à la largeur du bassin
Menton ramené vers la poitrine
Les bras sont tendus, les mains tiennent les chevilles.

1 Allongez-vous sur le dos, genoux fléchis, pieds à plat sur le sol, parallèles, écartés à la largeur du bassin, le plus près possible des fesses. En inspirant, soulevez les fesses aussi haut que possible. Essayez d'attraper les chevilles. Respirez normalement, reposez les fesses et recommencez.

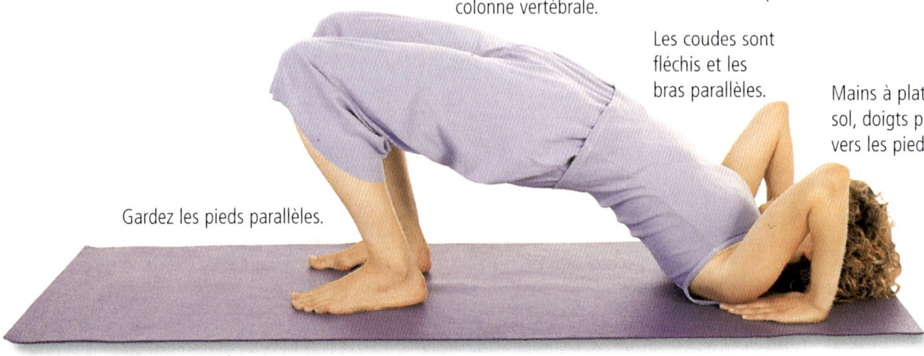
Le bassin est dans l'alignement de la colonne vertébrale.
Ne tournez pas le cou. Il ne doit y avoir ni pression ni poids sur les épaules et la nuque.
Les coudes sont fléchis et les bras parallèles.
Mains à plat sur le sol, doigts pointés vers les pieds
Gardez les pieds parallèles.

2 Sans bouger les pieds, soulevez le bassin et les fesses, passez les bras au-dessus de la tête et posez les mains sur le sol.

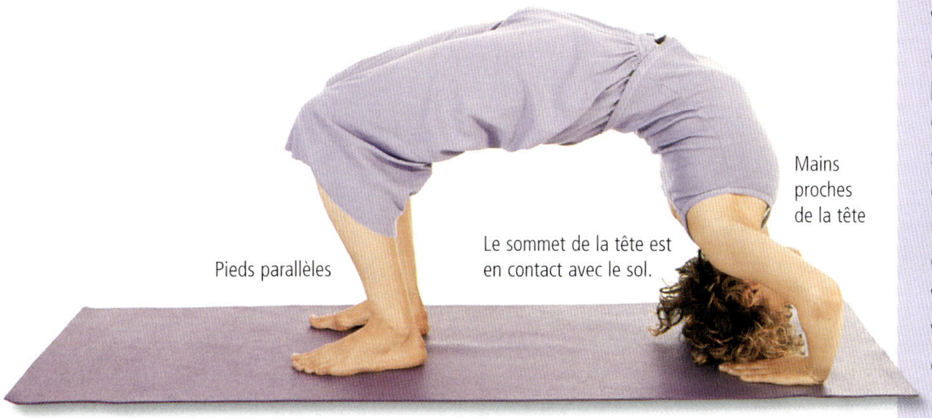
Soulevez les hanches.
Mains proches de la tête
Le sommet de la tête est en contact avec le sol.
Pieds parallèles

3 En poussant sur les mains, soulevez les épaules et amenez le sommet de la tête au sol. Tenez quelques secondes en respirant normalement.

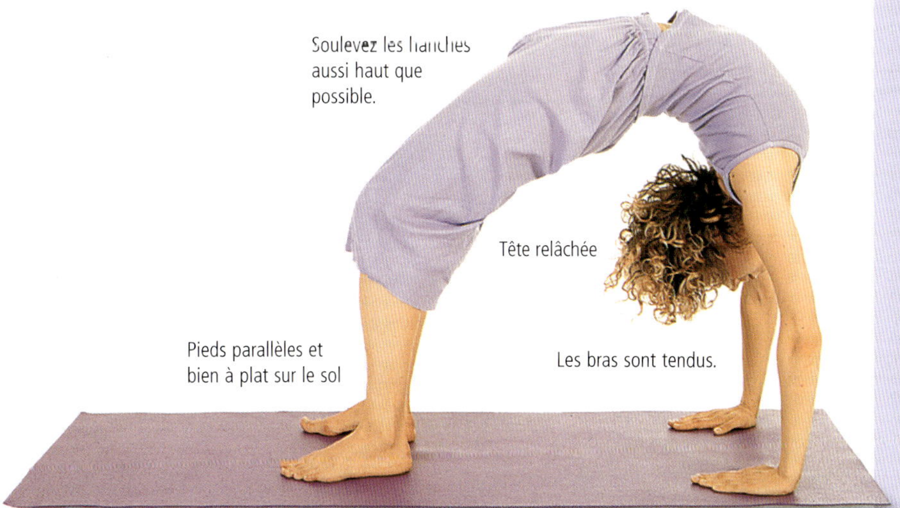
Faites un bel arc avec le dos.
Soulevez les hanches aussi haut que possible.
Tête relâchée
Pieds parallèles et bien à plat sur le sol
Les bras sont tendus.

4 Poussez sur les pieds et les mains, étirez les bras et soulevez la tête et le tronc. Tenez quelques instants en respirant normalement. Repassez par les étapes 3 et 2, puis posez le dos sur le sol, vertèbre après vertèbre, jusqu'à la naissance du coccyx.

BIENFAITS

Cette flexion arrière intense étire et fortifie la colonne vertébrale, tonifie les bras, les organes abdominaux, les fessiers et les jambes. Cet exercice global et stimulant vous met en forme de la tête aux pieds. À cause de la position des mains au-dessus de la tête, le rythme cardiaque s'accélère, ce qui brûle des calories. La roue exige de la volonté et de l'endurance, de la force et de la souplesse vertébrale. Avec de la pratique, vous parviendrez à maîtriser cette posture réputée difficile.

Physique

- Tonifie le corps tout entier, tous les muscles travaillent
- Aide à garder le ventre plat
- Muscle les fessiers
- Fortifie les bras
- Assouplit la colonne vertébrale
- Tonifie les jambes
- Étire la nuque

Mental

- Affirme la volonté, la détermination et la confiance en soi

Bien-être global

- Augmente l'énergie et facilite sa circulation
- Augmente l'afflux sanguin
- Accélère le rythme cardiaque
- Brûle des calories
- Régule le fonctionnement de la thyroïde
- Rétablit l'équilibre hormonal

Torsion au sol

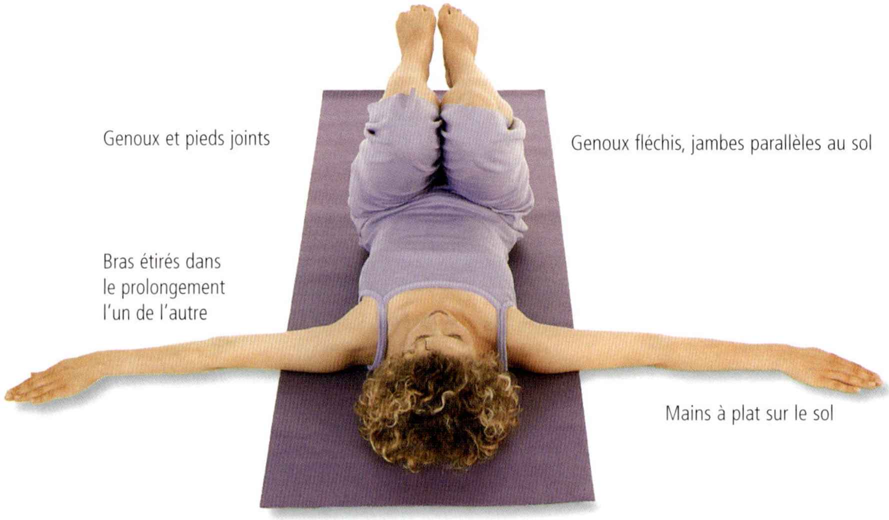
Orteils pointés vers l'avant
Genoux et pieds joints
Genoux fléchis, jambes parallèles au sol
Bras étirés dans le prolongement l'un de l'autre
Mains à plat sur le sol

1 Commencez par l'étape 1 de la Relaxation profonde (voir page 158). En inspirant, amenez les genoux vers la poitrine, en gardant les jambes horizontales. Étirez les bras sur les côtés, mains à plat sur le sol. Regardez vers le haut et détendez la nuque et les épaules. Gardez la bouche fermée, mais relâchez les mâchoires.

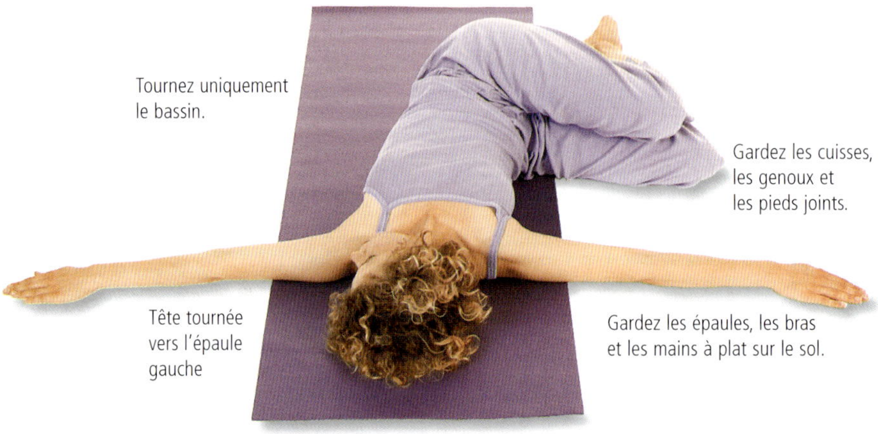
Tournez uniquement le bassin.
Gardez les cuisses, les genoux et les pieds joints.
Tête tournée vers l'épaule gauche
Gardez les épaules, les bras et les mains à plat sur le sol.

2 En expirant, portez les genoux joints le plus près possible du sol et du bras droit. Les orteils restent pointés vers l'avant. Regardez à gauche et ne décollez pas les épaules du sol.

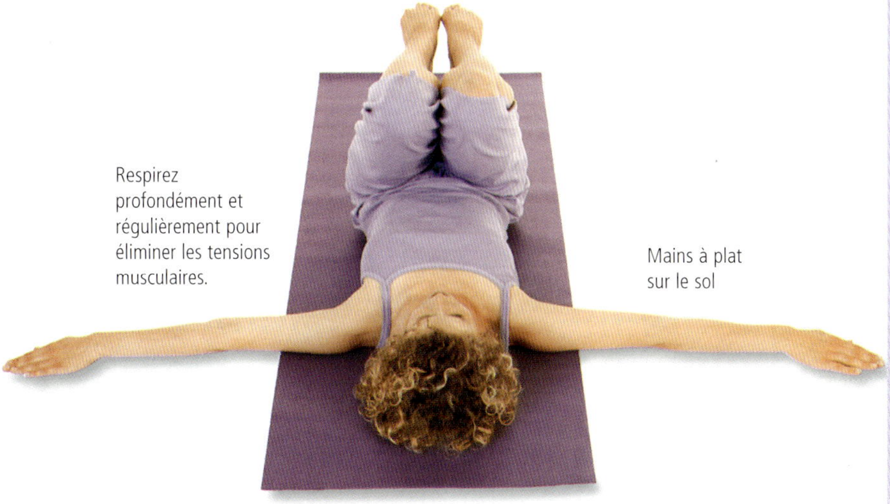
Respirez profondément et régulièrement pour éliminer les tensions musculaires.
Mains à plat sur le sol

3 En inspirant, ramenez au centre la tête et les genoux. Le mouvement doit être lent et régulier.

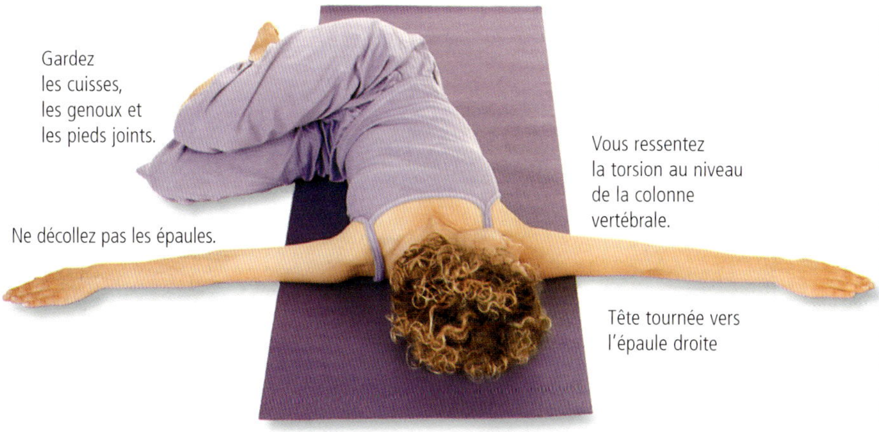
Gardez les cuisses, les genoux et les pieds joints.
Vous ressentez la torsion au niveau de la colonne vertébrale.
Ne décollez pas les épaules.
Tête tournée vers l'épaule droite

4 En expirant, amenez les genoux sur la gauche. Regardez à droite. Augmentez l'étirement en portant les genoux aussi près que possible du bras gauche. Inspirez et revenez à l'étape 3. Recommencez l'exercice 4 fois.

BIENFAITS

C'est un excellent exercice pour soulager le mal de dos et les tensions siégeant dans la nuque, les épaules, le dos et la région lombaire. Associée à une respiration profonde, cette torsion douce détend les muscles et calme le système nerveux. Les personnes qui souffrent du dos pensent à tort qu'elles doivent éviter de bouger lorsqu'elles sont en crise. Les praticiens reconnaissent maintenant qu'il faut, dans un premier temps, soulager la douleur pour, ensuite, muscler la région lombaire afin de prévenir la récidive des douleurs. Cet exercice convient aux deux phases du traitement.

Physique

- Facteur de bien-être
- Étire toute la colonne vertébrale
- Augmente la mobilité vertébrale

Mental

- Calme les nerfs
- Favorise l'équilibre intérieur et la stabilité mentale

Bien-être global

- Soulage le mal de dos
- Permet d'éviter sciatique et lumbago
- Atténue les tensions dans le haut du corps

Selon l'Ayurveda

- Bon pour les trois *doshas*, spécialement *Vata*

Le lapin

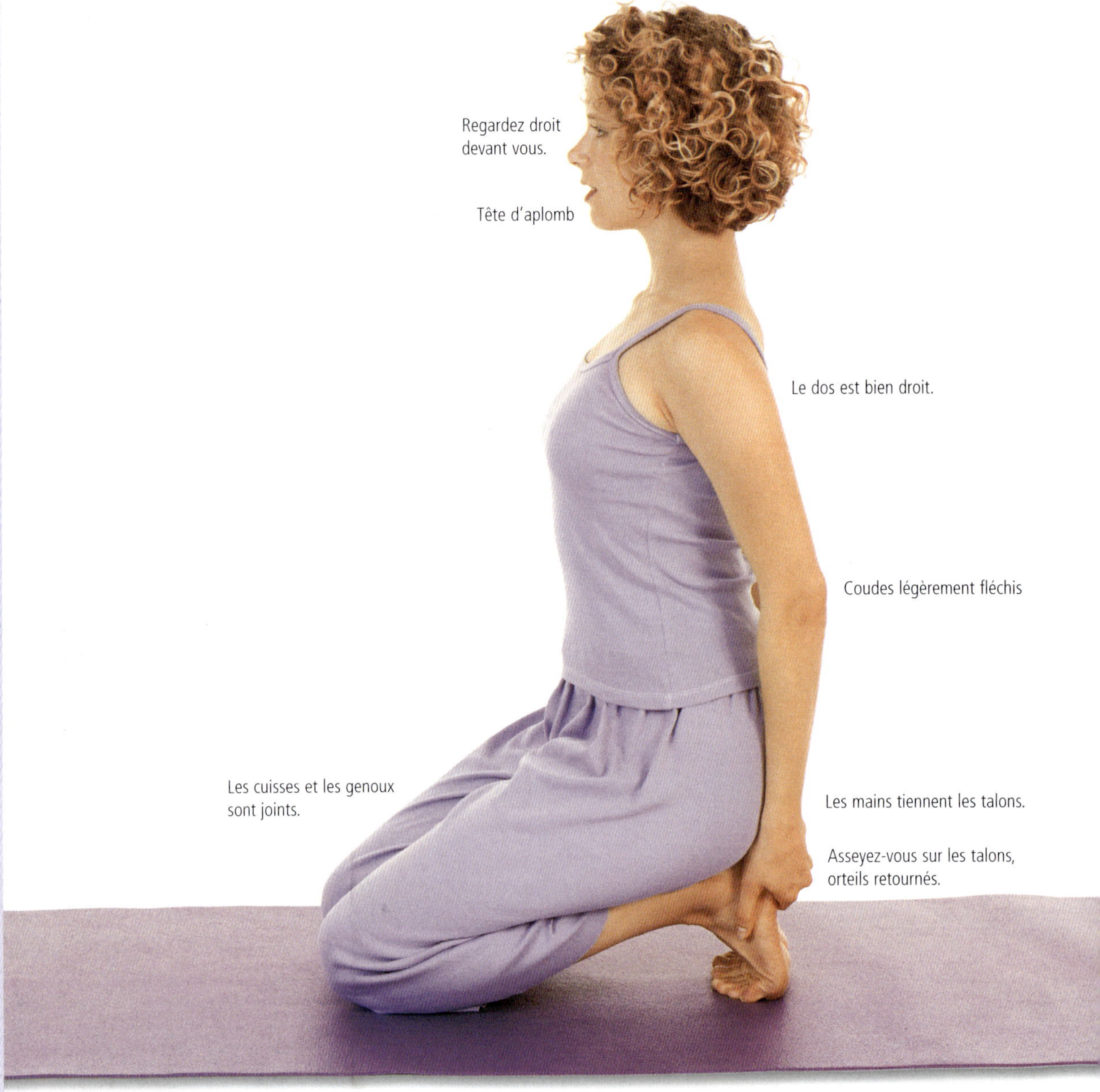
Regardez droit devant vous.
Tête d'aplomb
Le dos est bien droit.
Coudes légèrement fléchis
Les cuisses et les genoux sont joints.
Les mains tiennent les talons.
Asseyez-vous sur les talons, orteils retournés.

1 Asseyez-vous sur les talons et retournez les orteils. Prenez les talons dans les mains et redressez le dos. Respirez normalement.

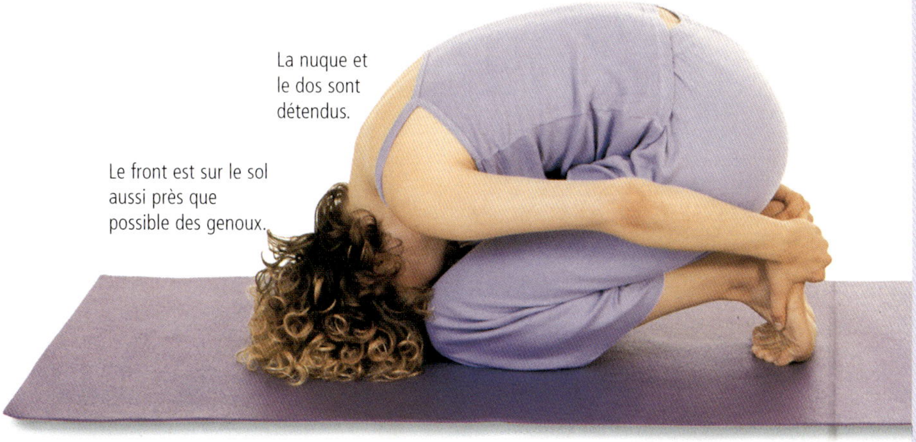
La nuque et
le dos sont
détendus.
Le front est sur le sol
aussi près que
possible des genoux.

2 Inspirez et, en expirant, arrondissez le dos pour venir placer le front sur le sol, devant les genoux. Respirez normalement.

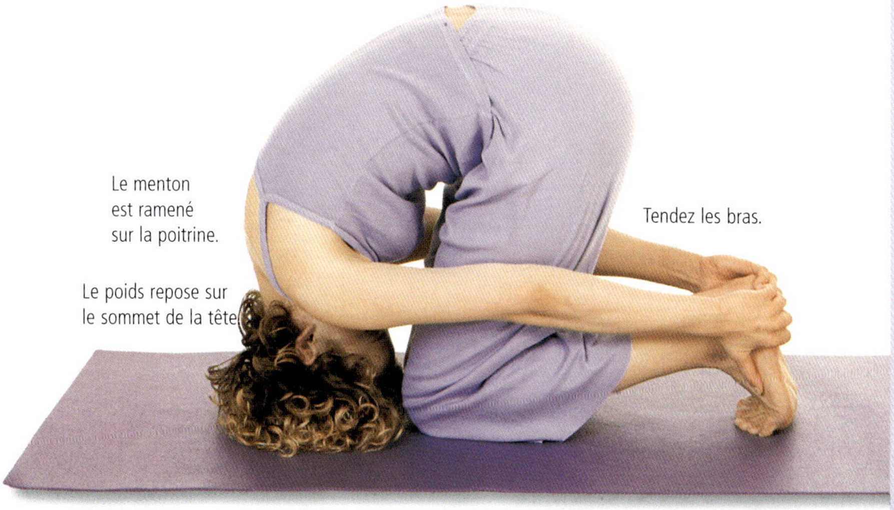
Le menton
est ramené
sur la poitrine.
Tendez les bras.
Le poids repose sur
le sommet de la tête.

3 Roulez sur le sommet de la tête. Tendez les coudes et soulevez les hanches. Respirez profondément et tenez une vingtaine de secondes. Revenez à la position de départ et recommencez.

BIENFAITS

C'est une posture qui procure de grands bienfaits parce qu'elle oxygène le cerveau en stimulant, *via* la colonne vertébrale, l'ensemble du système nerveux. Elle joue un rôle préventif contre le vieillissement et entretient jeunesse et souplesse. Dans cette position, les battements cardiaques ralentissent et l'ensemble du système nerveux est alimenté en nutriments.

Physique

- Prévient le vieillissement
- Améliore le teint
- Fait briller le regard

Mental

- Augmente la mémoire
- Améliore la concentration
- Augmente les capacités intellectuelles
- Stimule les sens
- Améliore les fonctions cérébrales
- Calme le système nerveux

Bien-être global

- Prévient la dégénérescence cérébrale
- Régule le fonctionnement de l'hypophyse et de la thyroïde
- Atténue le stress
- Relaxe le cerveau
- Renforce le système immunitaire

Selon l'Ayurveda

- Excellent pour les trois *doshas*

Le chien

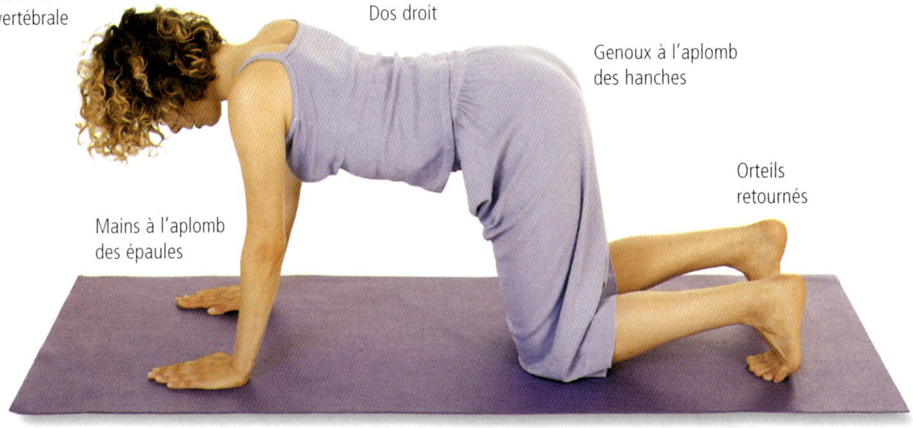

1 Mettez-vous à quatre pattes, mains à l'aplomb des épaules et genoux à l'aplomb des hanches. Gardez la colonne vertébrale bien alignée.

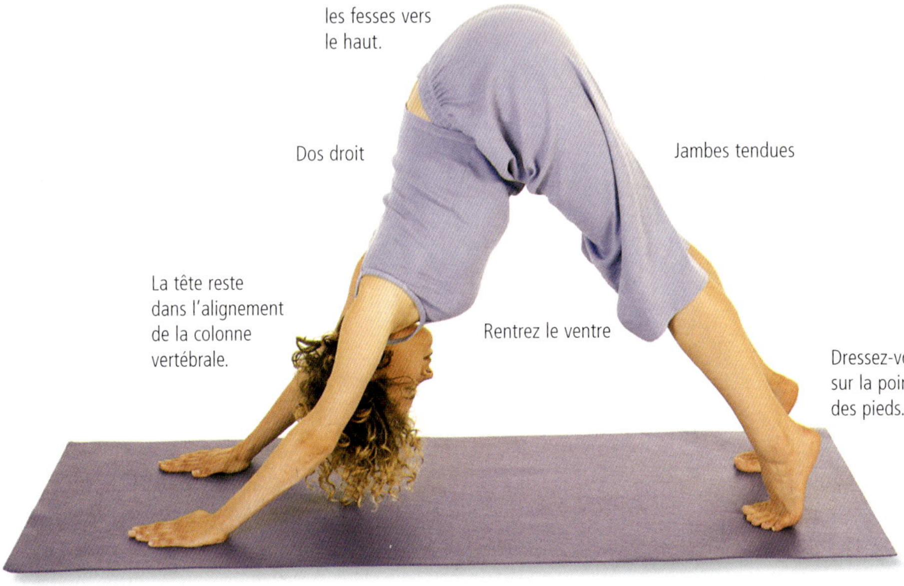

2 En inspirant, poussez sur les mains pour vous étirer vers le haut, en équilibre sur les orteils.

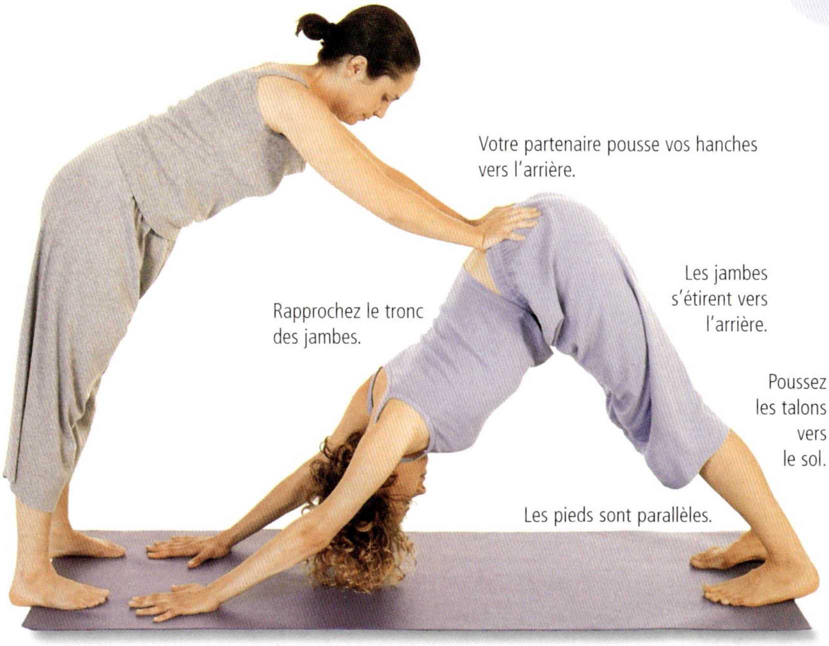
Votre partenaire pousse vos hanches vers l'arrière.
Les jambes s'étirent vers l'arrière.
Rapprochez le tronc des jambes.
Poussez les talons vers le sol.
Les pieds sont parallèles.

3 Expirez, respirez profondément et régulièrement. En poussant sur les mains, reculez les hanches. Pour aider le mouvement, votre partenaire appuie légèrement sur votre bassin.

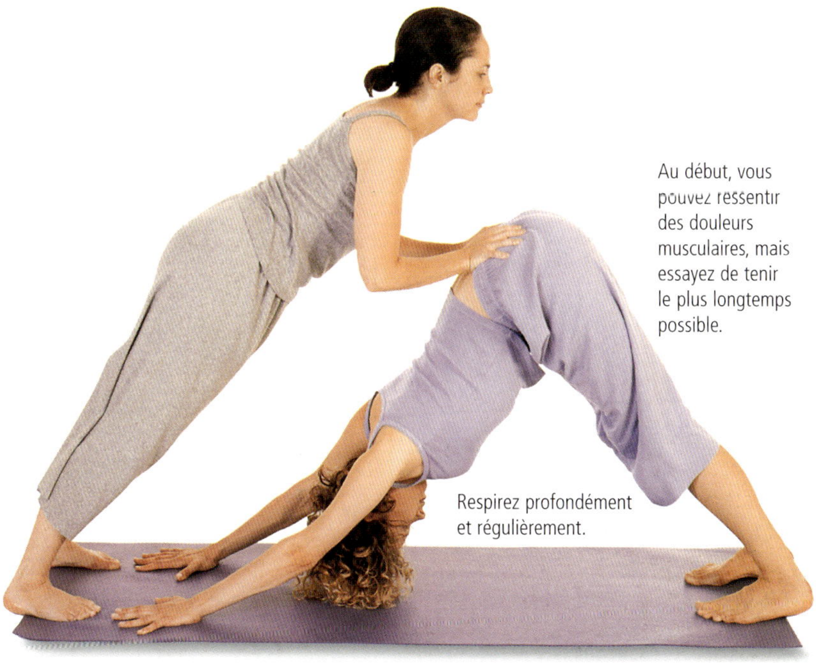
Au début, vous pouvez ressentir des douleurs musculaires, mais essayez de tenir le plus longtemps possible.
Respirez profondément et régulièrement.

4 Pour augmenter l'étirement, votre partenaire se penche en avant, utilisant le poids de son corps pour appuyer. Inspirez et expirez, tenez au moins pendant 30 respirations. Répartissez le poids du corps sur les deux pieds. Poussez sur les talons et sur les paumes de mains, doigts écartés. Recommencez.

BIENFAITS

Cette posture améliore la force et le tonus de tous les muscles et calme le système nerveux central. C'est un étirement intense qui concerne tous les muscles, des orteils au sommet de la tête. Vous ressentez les bienfaits de cet exercice lorsque vous arrivez à garder la position assez longtemps. La résistance augmente et le système immunitaire est stimulé. Respirez profondément, poussez les talons vers le sol et la tête vers les genoux.

Physique

- Accroît la force et la résistance
- Tonifie bras et jambes
- Augmente la souplesse et l'énergie

Mental

- Calme le cerveau
- Apporte le calme intérieur

Bien-être global

- Active la circulation
- Ralentit l'évolution des rhumatismes
- Équilibre la production d'hormones
- Agit sur le système lymphatique
- Facilite la circulation d'énergie
- Entretient la souplesse et l'élasticité du tissu conjonctif

Selon l'Ayurveda

- Particulièrement bon pour les constitutions *Pitta* et *Kapha*

Torsion assise 2

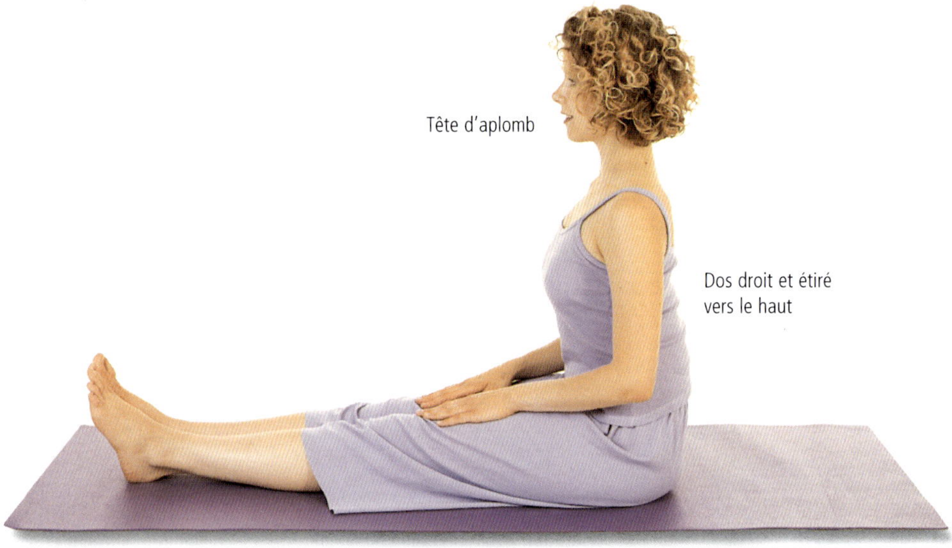

1 Asseyez-vous sur le sol, dos droit, jambes allongées devant vous, mains reposant sur les cuisses.

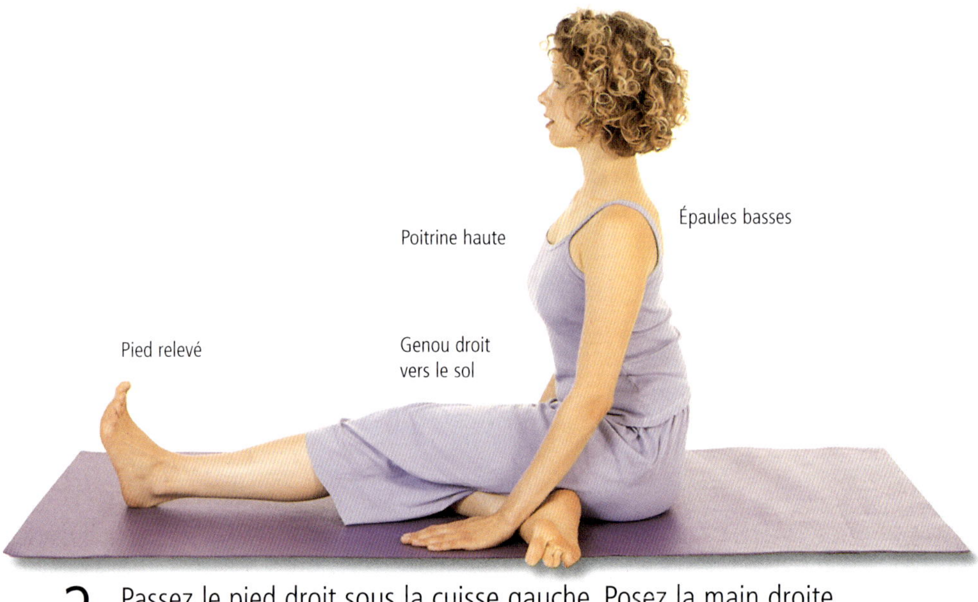

2 Passez le pied droit sous la cuisse gauche. Posez la main droite sur la hanche et la main gauche sur le sol devant le pied droit. Pressez la hanche droite vers le bas pour aider le genou à descendre.

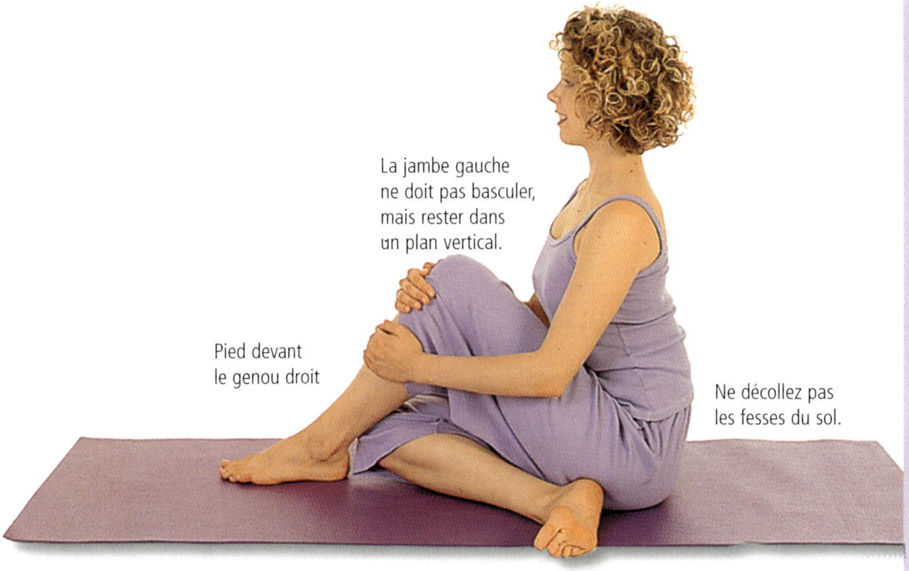
La jambe gauche ne doit pas basculer, mais rester dans un plan vertical.
Pied devant le genou droit
Ne décollez pas les fesses du sol.

3 Poussez au maximum la jambe droite sous la jambe gauche, en gardant le dos bien droit. Pliez le genou gauche de façon à amener le pied juste devant le genou droit. Le pied gauche, les mains posées sur la jambe gauche et le genou droit sont sur le même alignement. Gardez les deux fesses en contact avec le sol.

suite ▶

BIENFAITS

Toutes les torsions atténuent les tensions et raideurs vertébrales. Il est très agréable de se tourner d'un côté et de l'autre, mais surtout cela facilite l'élimination des toxines.
Les torsions soulagent les maux de tête et le mal de dos, et atténuent les raideurs de la nuque et des épaules.
Elles activent les organes abdominaux et les reins, et stimulent le système nerveux.
La colonne vertébrale retrouve sa souplesse, la mobilité des hanches est améliorée.

Physique

- Améliore la mobilité
- Entretient la souplesse vertébrale
- Permet de rester jeune
- Augmente l'énergie

Mental

- A un effet calmant

Bien-être global

- Soulage le mal de dos et les maux de tête
- Facilite l'élimination des toxines
- Détend le système nerveux
- Facilite la digestion
- Ralentit l'évolution des rhumatismes
- Lubrifie les articulations
- Améliore le fonctionnement de la vésicule biliaire, du foie, de la rate, des reins et des intestins
- Combat la mollesse et l'apathie

Selon l'Ayurveda

- Bon pour les constitutions *Vata*

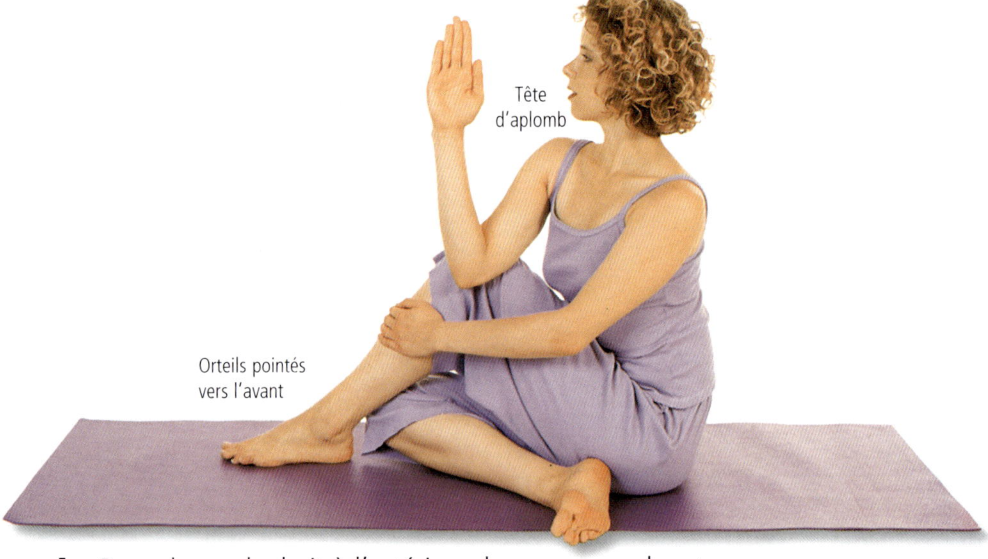
Tête
d'aplomb
Orteils pointés
vers l'avant

4 Posez le coude droit à l'extérieur du genou gauche et amorcez la rotation sur la gauche. Expirez et tenez quelques instants en respirant normalement.

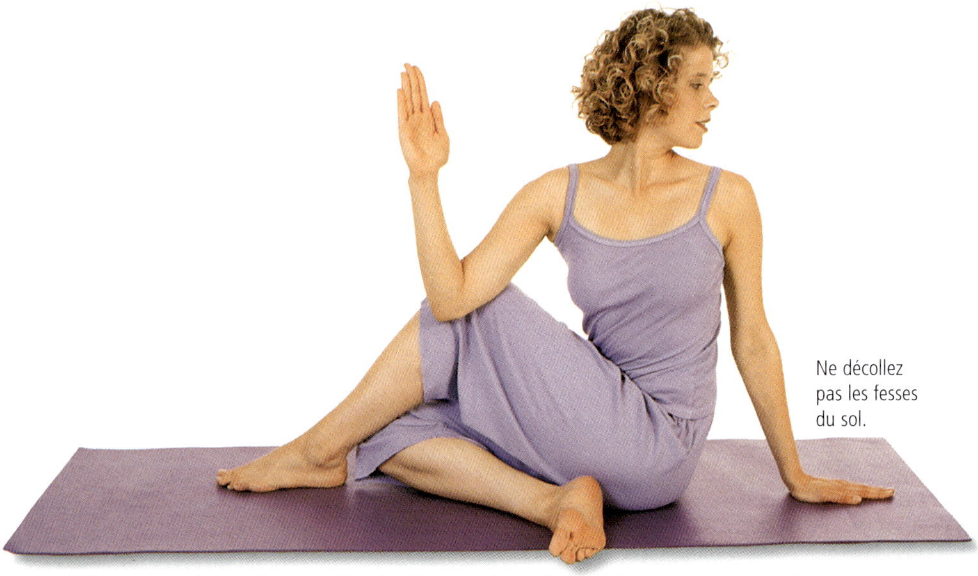
Ne décollez
pas les fesses
du sol.

5 Posez la main gauche à plat sur le sol derrière vous et continuez à tourner le buste sur la gauche. Expirez et tenez quelques instants en respirant normalement.

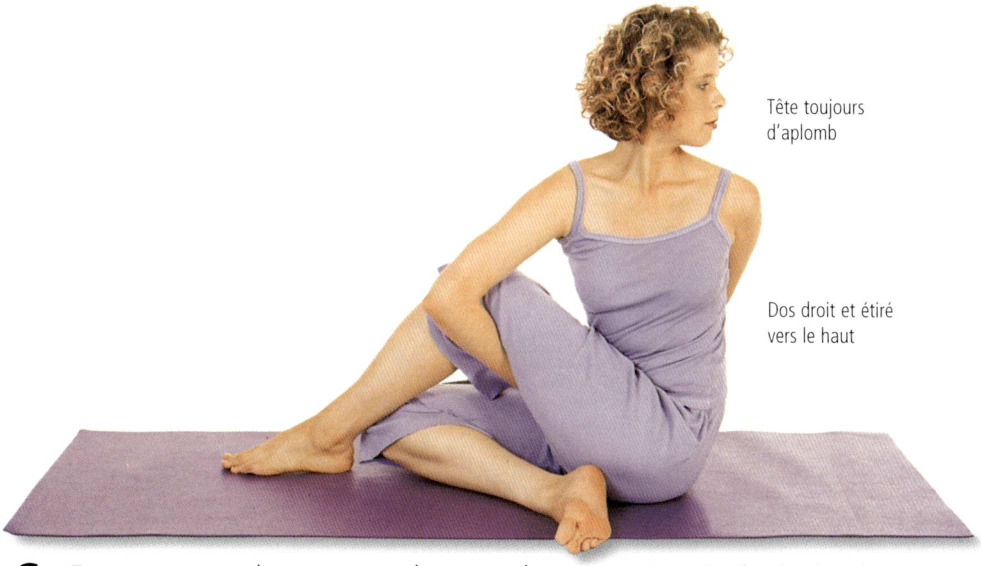
Tête toujours
d'aplomb
Dos droit et étiré
vers le haut

6 En passant sous le genou gauche, accrochez vos mains. Gardez le dos droit et regardez par-dessus l'épaule gauche. Expirez et tenez quelques instants en respirant normalement. Revenez à la position de départ et effectuez la rotation de l'autre côté. Recommencez toute la séquence 5 fois.

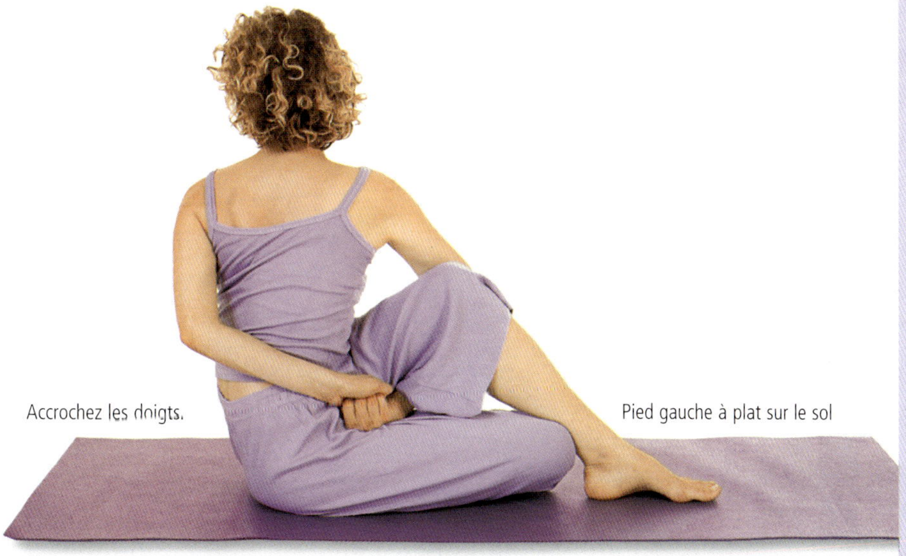
Accrochez les doigts.
Pied gauche à plat sur le sol

Étape 6 vue de dos

Torsion assise 3

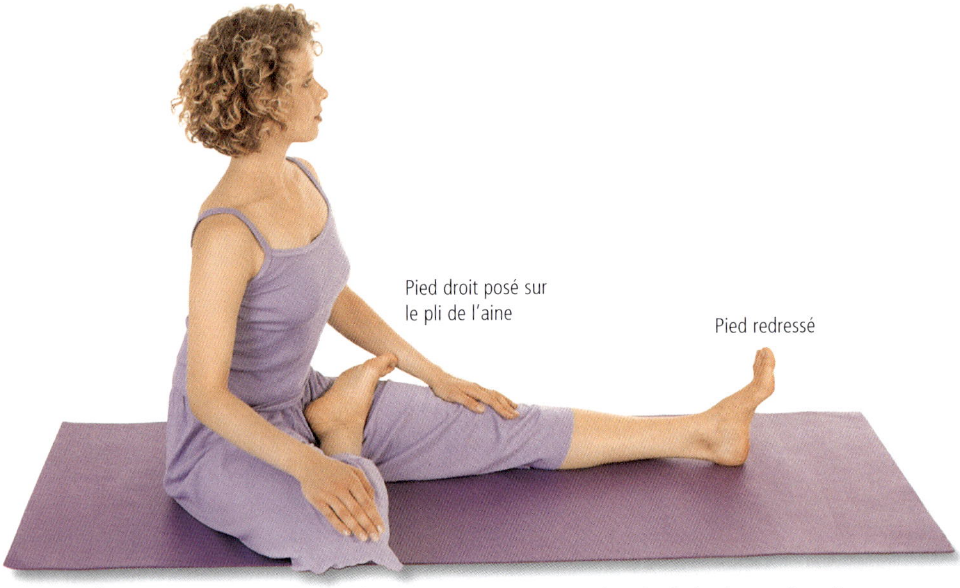
Pied droit posé sur
le pli de l'aine
Pied redressé

1 Étirez la jambe gauche devant vous et posez le pied droit sur le pli de l'aine gauche, hanches et cuisses en contact avec le sol. Si vous n'y arrivez pas, posez le pied sur la cuisse.

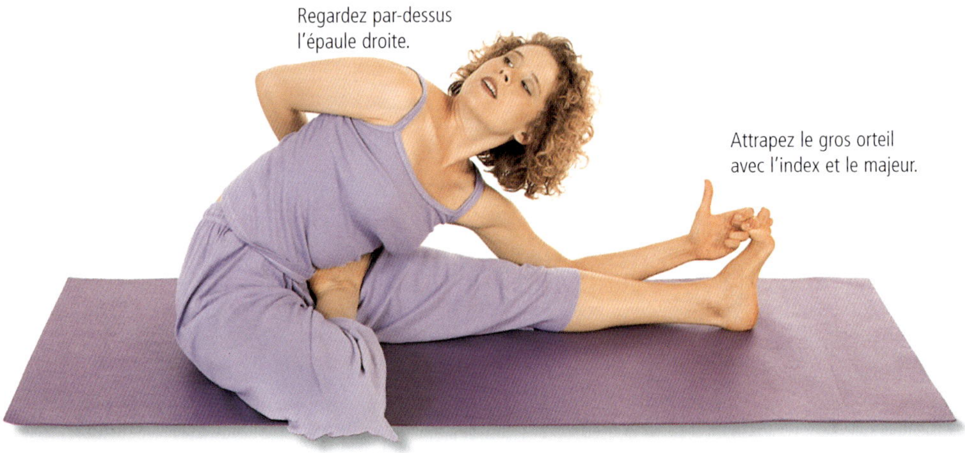
Regardez par-dessus
l'épaule droite.
Attrapez le gros orteil
avec l'index et le majeur.

2 Accrochez-vous au gros orteil gauche avec deux doigts. Tournez-vous sur la droite et regardez par-dessus l'épaule droite. Passez le bras droit derrière le dos et attrapez les orteils du pied droit. Appuyez cuisses et genoux sur le sol et tirez sur le gros orteil gauche.

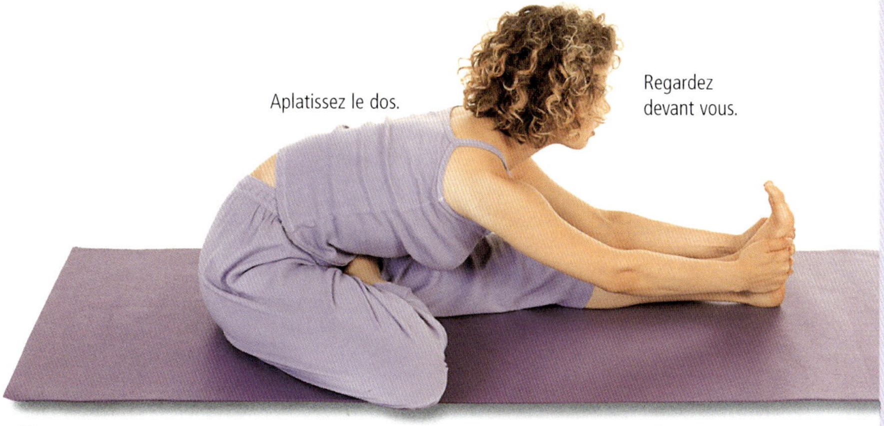
Aplatissez le dos.
Regardez devant vous.

3 Relâchez les deux bras et amenez-les vers l'avant. Étirez-vous vers l'avant à partir du coccyx et croisez les doigts derrière le pied gauche. Si vous n'y arrivez pas, posez les mains sur la cheville ou le genou.

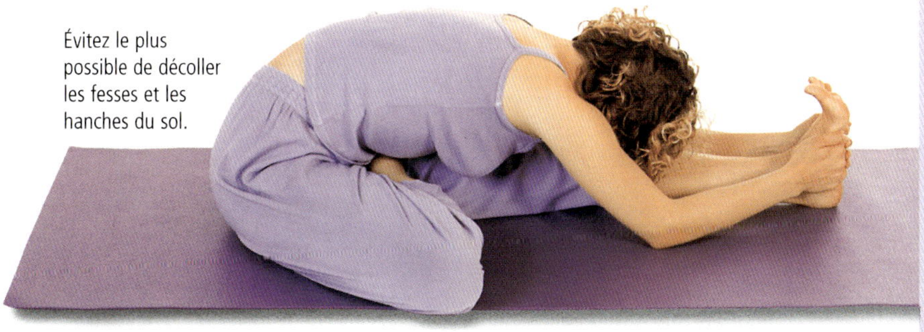
Aplatissez le dos.
Tête la plus proche possible de la jambe
Évitez le plus possible de décoller les fesses et les hanches du sol.

4 Respirez profondément et détendez-vous en allongeant la colonne vertébrale vers le pied gauche et en rapprochant le visage de la jambe. Tenez la position, puis redressez-vous lentement.

✔

BIENFAITS

Les torsions améliorent la souplesse de la colonne vertébrale. Les muscles du dos sont stimulés et la paroi abdominale est tonifiée. La position en demi-lotus, un pied sur la cuisse opposée, crée une pression importante sur le foie et l'estomac et une pression moindre sur les reins et les intestins. Cela signifie que tous les organes abdominaux sont massés et la circulation activée, ce qui facilite l'élimination des toxines résultant de la digestion. Respirez normalement et, à chaque étape, tenez la position pendant 5 secondes.

Physique

- Aide à garder le ventre plat
- Augmente la souplesse
- Améliore la mobilité de la colonne vertébrale

Mental

- Calme le cerveau
- Clarifie les idées

Bien-être global

- Détend le système nerveux

Respiration et relaxation 2

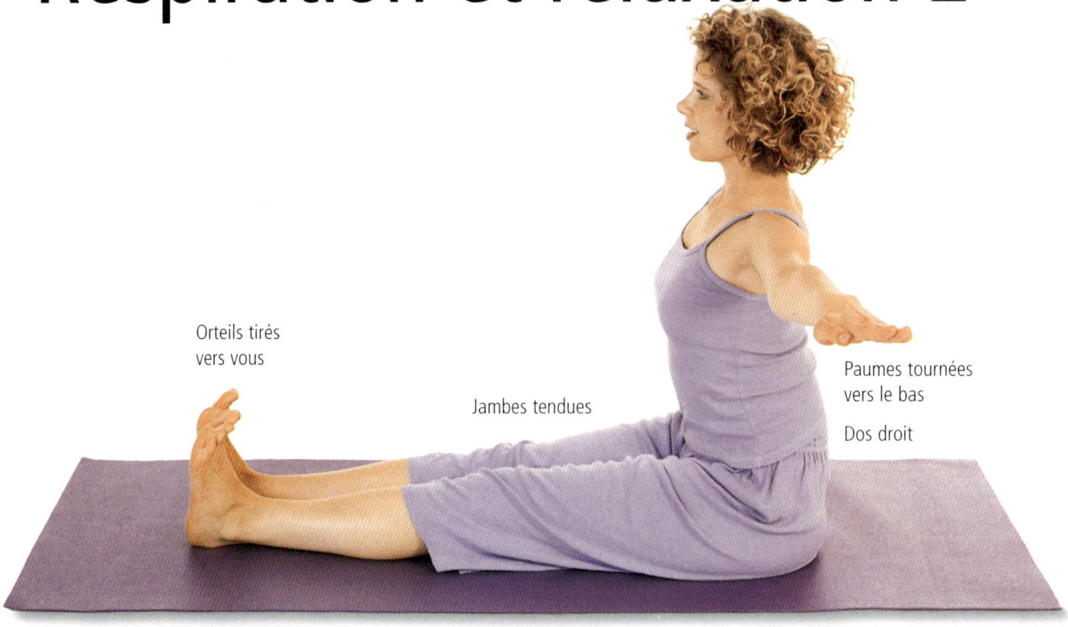
Orteils tirés vers vous
Jambes tendues
Paumes tournées vers le bas
Dos droit

1 Asseyez-vous sur le sol, dos droit, jambes étirées vers l'avant, pieds à angle droit, orteils en flexion dorsale. Tendez les bras sur les côtés à hauteur d'épaule.

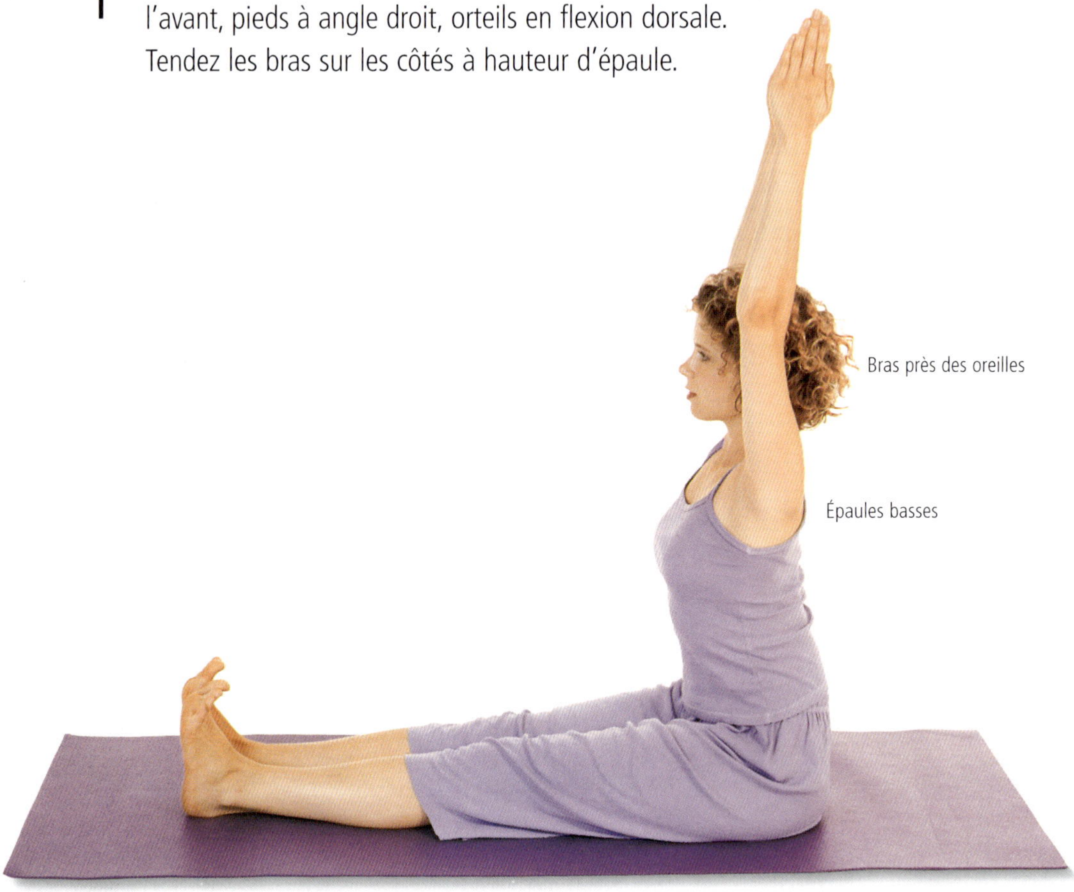
Bras près des oreilles
Épaules basses

2 En inspirant profondément par le nez, étirez les bras au-dessus de la tête.

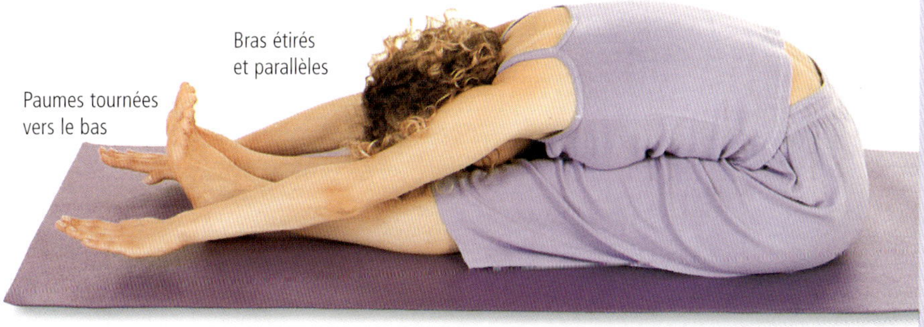
Paumes tournées vers le bas
Bras étirés et parallèles
Ouvrez la bouche.
Penchez-vous en avant en gardant le dos étiré.

3 Ouvrez la bouche et expirez en même temps que, dos étiré, vous vous penchez en avant. Gardez les bras près des oreilles, paumes tournées vers le bas. Relaxez le buste en appui sur les cuisses. Détendez les pieds, les jambes et les bras. Tenez pendant quelques instants.

BIENFAITS

Cet exercice associe respiration profonde et mouvements harmonieux, qui stimulent l'axe vertébral et calment le cerveau. La respiration profonde est un tranquillisant naturel, qui active la circulation du sang, de la lymphe et de l'énergie. Bien souvent, nous n'utilisons qu'un tiers de notre capacité respiratoire privant littéralement notre organisme d'énergie vitale *(prana)*. Cet enchaînement développe la cage thoracique afin d'augmenter l'oxygénation, ce qui nourrit le cerveau et régénère chaque cellule. Pour fonctionner, le métabolisme a besoin d'oxygène, afin que les nutriments, les minéraux et les vitamines soient assimilés. Lorsque vous inspirez, prenez conscience de l'expansion de vos poumons, de l'abdomen à la poitrine. Lorsque vous expirez à fond, vous expulsez l'air vicié, des déchets gazeux et des toxines.

Physique

- Augmente l'énergie
- Améliore le teint
- Fait briller le regard

Mental

- Apporte le calme et la paix intérieurs, l'harmonie et l'équilibre de l'esprit
- Calme le cerveau

Bien-être global

- Atténue les effets de la pollution
- Active la circulation
- Renforce les défenses immunitaires
- Combat le stress
- Protège contre la maladie

Régénération

Se régénérer afin d'entretenir la jeunesse et la vitalité est un des buts recherchés par les personnes qui pratiquent le yoga. Au même titre que la souplesse et la mobilité, l'attitude mentale est à la base de la jeunesse et du bien-être. Le secret de la régénération est l'association d'étirements et de techniques respiratoires ou *Pranayama*. Concentrez-vous sur la respiration et sachez utiliser la pleine capacité respiratoire de vos poumons afin de tonifier votre diaphragme et d'améliorer l'oxygénation de votre organisme.

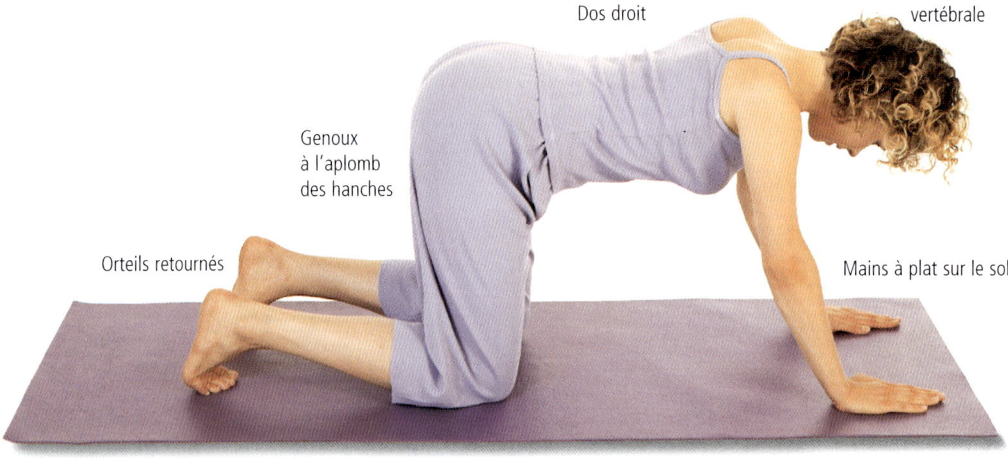

1 Mettez-vous à quatre pattes, genoux à l'aplomb des hanches, orteils retournés. Gardez le dos droit et placez les mains à l'aplomb des épaules. La tête est dans l'alignement de la colonne vertébrale.

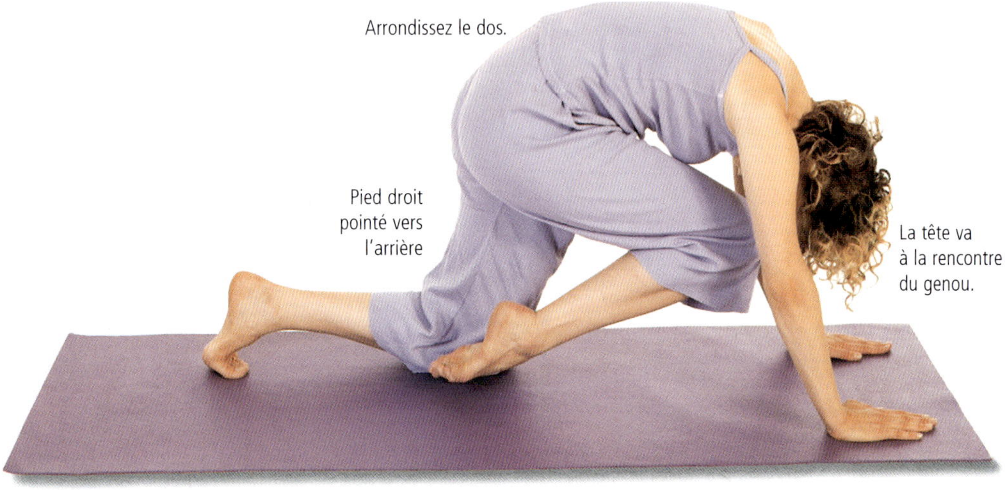

2 En inspirant profondément, laissez aller la tête vers le bas et montez le genou droit vers le front.

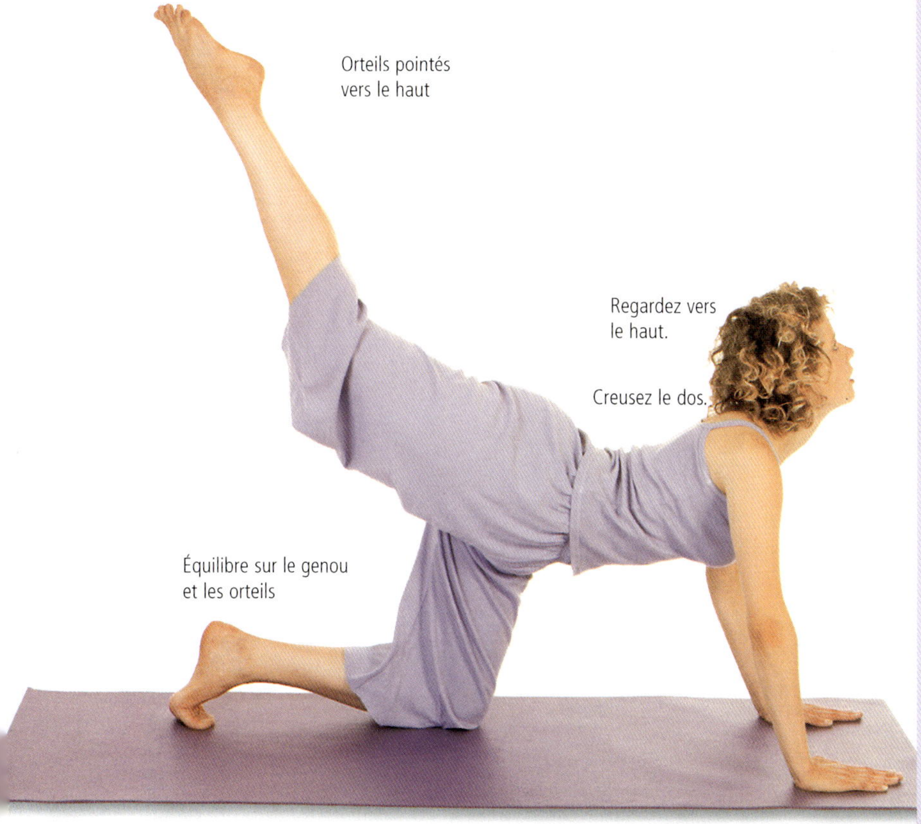
Orteils pointés
vers le haut
Regardez vers
le haut.
Creusez le dos.
Équilibre sur le genou
et les orteils

3 En expirant profondément et lentement, creusez le dos comme un chat et levez la jambe droite aussi haut que possible derrière vous. Gardez le bassin horizontal. Regardez vers le haut pour augmenter l'étirement.

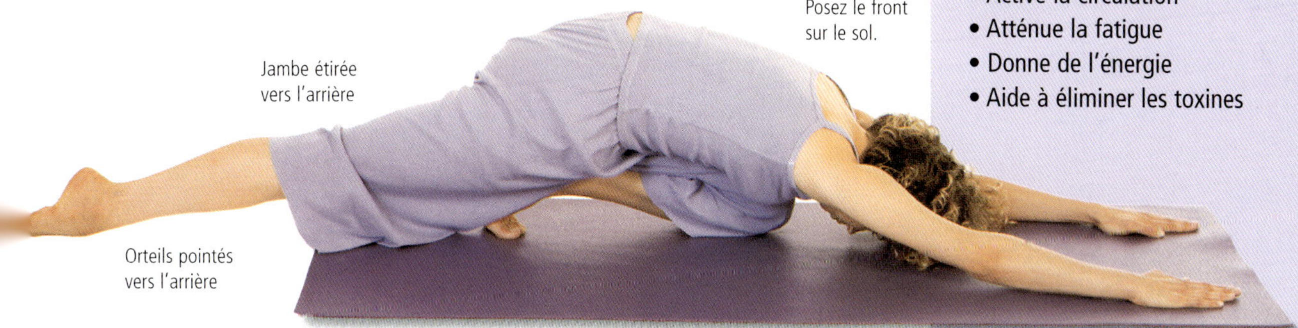
Le genou gauche est sur le sol.
La poitrine repose sur le genou.
Posez le front
sur le sol.
Jambe étirée
vers l'arrière
Orteils pointés
vers l'arrière

4 Inspirez et, en expirant, baissez lentement la jambe tendue vers le sol. Détendez le dos et posez le front sur le sol pour détendre le cerveau. Étirez les bras devant vous. Gardez la position pendant quelques instants. Recommencez en changeant de côté et faites cet enchaînement au moins 5 fois de chaque côté pour profiter de ses bienfaits.

BIENFAITS

Cet exercice active la circulation et améliore la souplesse vertébrale. L'étirement, associé à une respiration profonde et contrôlée, permet de rétablir la circulation de l'énergie bloquée au niveau des *chakras*. La vitalité et l'énergie sont stimulées. La silhouette paraît rajeunie, les tensions vertébrales sont éliminées et le dos est tonifié. Pensez à synchroniser respiration et mouvement, et étirez la jambe aussi haut que possible sans torsion du bassin.

Physique

- Augmente la souplesse
- Améliore la mobilité de la colonne vertébrale
- Tonifie les jambes
- Muscle les fessiers
- Fortifie les bras

Mental

- Calme le cerveau
- Facilite la concentration
- Donne de la grâce
- Stimule les pensées positives

Bien-être global

- Active la circulation
- Atténue la fatigue
- Donne de l'énergie
- Aide à éliminer les toxines

Selon l'Ayurveda

- Bon pour les constitutions *Kapha*

Exercice calmant

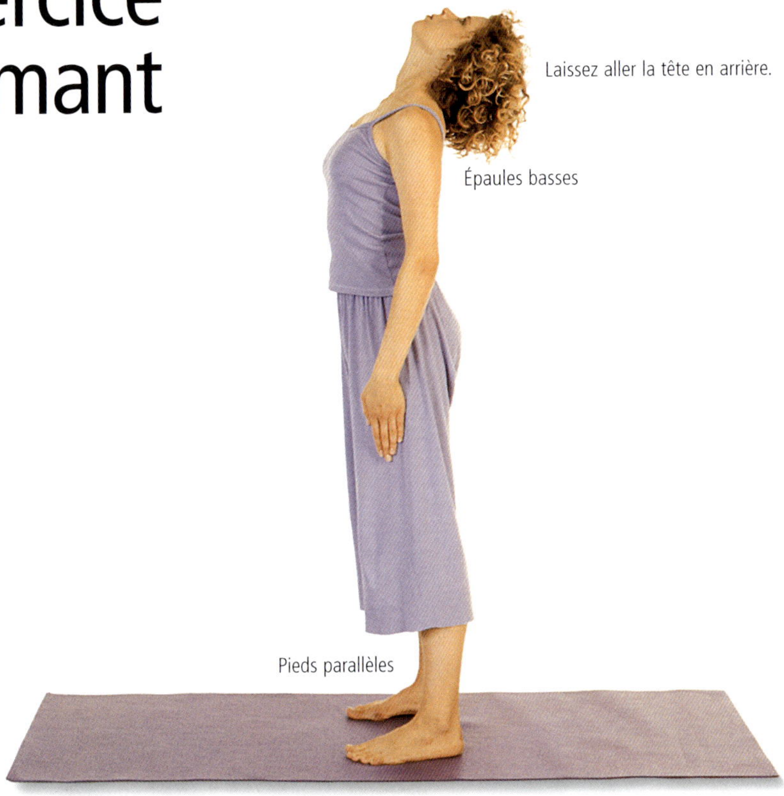
Laissez aller la tête en arrière.
Épaules basses
Pieds parallèles

1 Debout en posture correcte, pieds à l'écartement du bassin, bras le long du corps, en inspirant, laissez aller la tête en arrière en gardant les épaules basses.

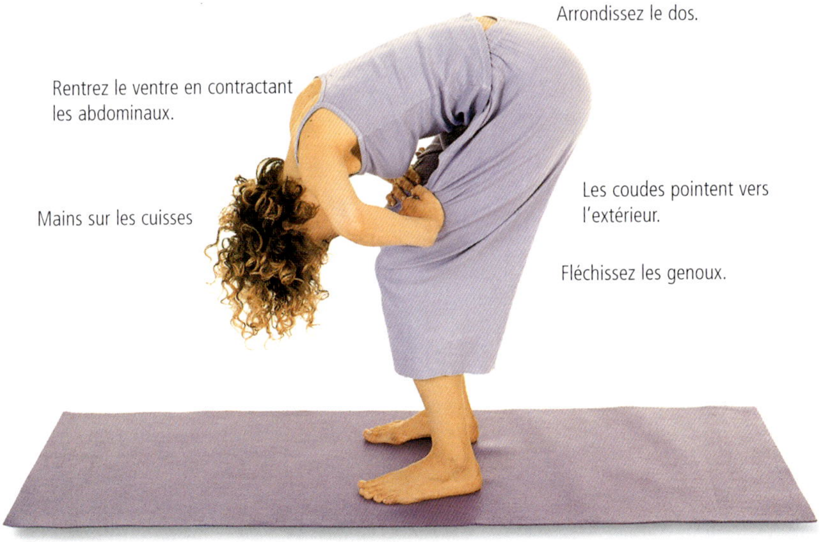
Arrondissez le dos.
Rentrez le ventre en contractant les abdominaux.
Mains sur les cuisses
Les coudes pointent vers l'extérieur.
Fléchissez les genoux.

2 Ouvrez la bouche et expirez en expulsant avec force tout l'air contenu dans les poumons par la bouche, comme si vous vouliez éteindre une bougie. Contractez le corps vers l'avant, fléchissez les genoux et posez les mains sur le haut des cuisses.

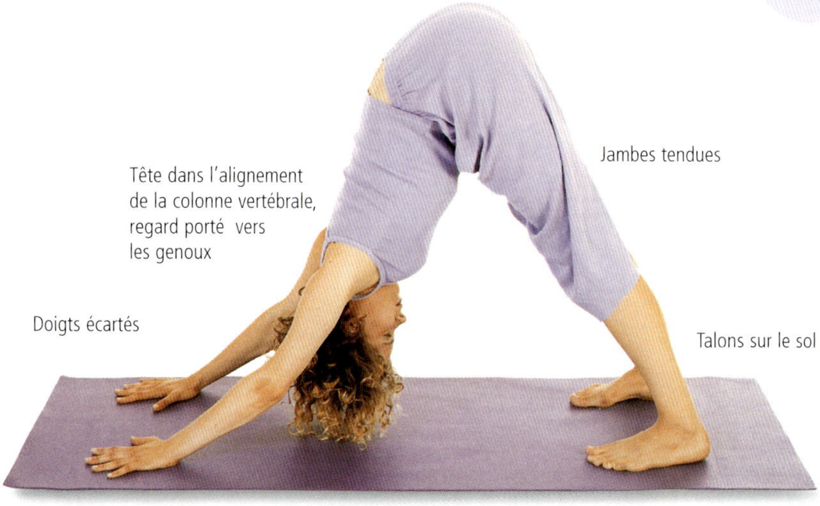
Tête dans l'alignement de la colonne vertébrale, regard porté vers les genoux
Jambes tendues
Doigts écartés
Talons sur le sol

3 Posez les mains sur le sol et reculez les pieds pour former un V avec le corps. Ancrez bien les talons sur le sol et amenez la tête vers les genoux pour augmenter l'étirement. Gardez le dos droit. Tenez pendant quelques instants en respirant normalement et profondément.

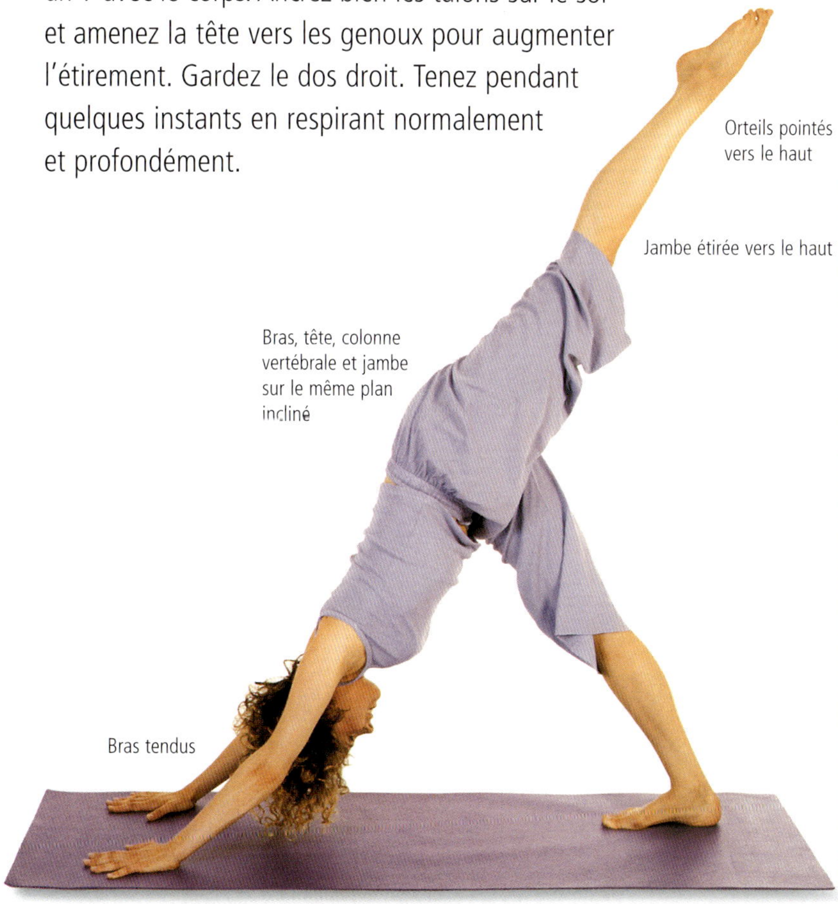
Orteils pointés vers le haut
Jambe étirée vers le haut
Bras, tête, colonne vertébrale et jambe sur le même plan incliné
Bras tendus

4 En inspirant, soulevez la jambe gauche aussi haut que possible en la gardant dans l'alignement de la colonne vertébrale. Expirez et tenez la position quelques instants. Changez de côté et refaites 2 fois toute la séquence.

BIENFAITS

La respiration abdominale a un effet calmant. Plus vous respirez profondément, plus le calme pénètre votre esprit, c'est un processus naturel. En inspirant, concentrez-vous sur les tensions physiques et mentales qui siègent dans votre corps et votre esprit, vous les chasserez en expirant. Il est important de trouver un rythme respiratoire qui facilite l'évacuation du stress. Bien souvent, lorsque l'on est stressé, la respiration devient plus rapide et l'apport en oxygène en est réduit, ce qui fait monter la tension. Les techniques de respiration du yoga vous apprendront à trouver le calme et la paix intérieure.

Physique

- Relaxe le visage
- Atténue les tensions dans la nuque et les épaules
- Étire la nuque
- Active la circulation dans le visage

Mental

- Induit la quiétude et le calme intérieur
- Calme le système nerveux et le cerveau
- Éloigne les pensées et les émotions négatives

Bien-être global

- Soigne les troubles respiratoires, telle la bronchite
- Atténue l'asthme
- Prévient l'hypertension
- Évite les crises de panique
- Atténue le stress

Relaxation profonde

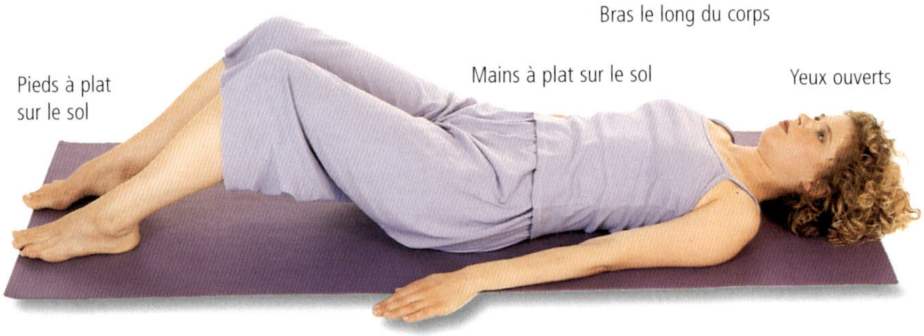
Bras le long du corps
Pieds à plat
sur le sol
Mains à plat sur le sol
Yeux ouverts

1 Allongez-vous sur le dos, genoux légèrement fléchis, bras le long du corps, à l'écartement des épaules, mains à plat sur le sol.

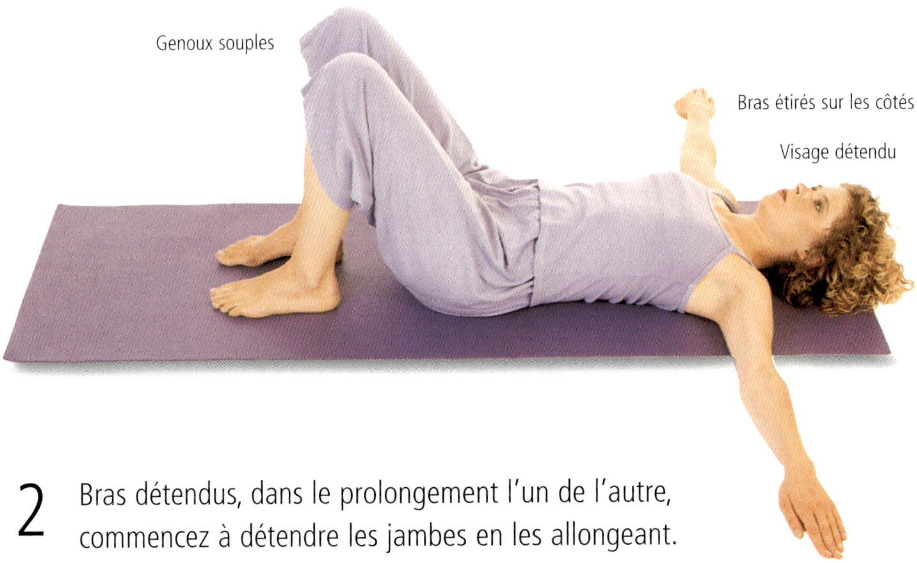
Genoux souples
Bras étirés sur les côtés
Visage détendu

2 Bras détendus, dans le prolongement l'un de l'autre, commencez à détendre les jambes en les allongeant.

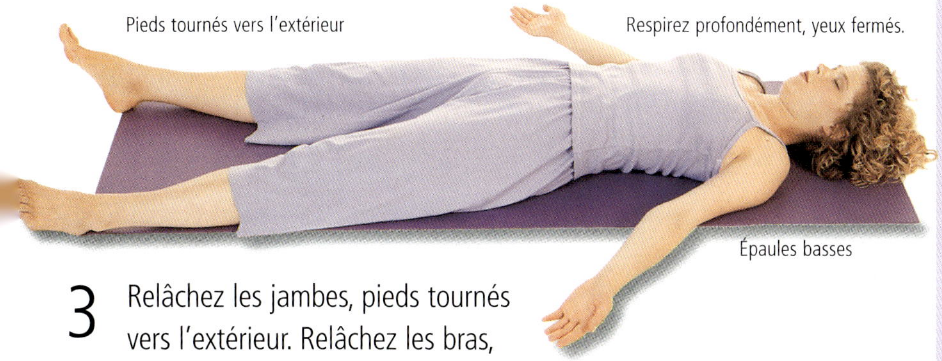
Relâchez chaque muscle, nerf et cellule.
Paumes tournées vers le haut
Le cerveau se détend.
Pieds tournés vers l'extérieur
Respirez profondément, yeux fermés.
Épaules basses

3 Relâchez les jambes, pieds tournés vers l'extérieur. Relâchez les bras, paumes tournées vers le haut. Relâchez tous les muscles, y compris ceux du visage. Faites 10 respirations régulières et profondes. Concentrez-vous successivement sur chaque groupe musculaire, des pieds à la tête, que vous contractez puis relâchez. Relaxez le cerveau et concentrez-vous uniquement sur la respiration. 15 minutes de relaxation profonde équivalent à 5 heures de sommeil.

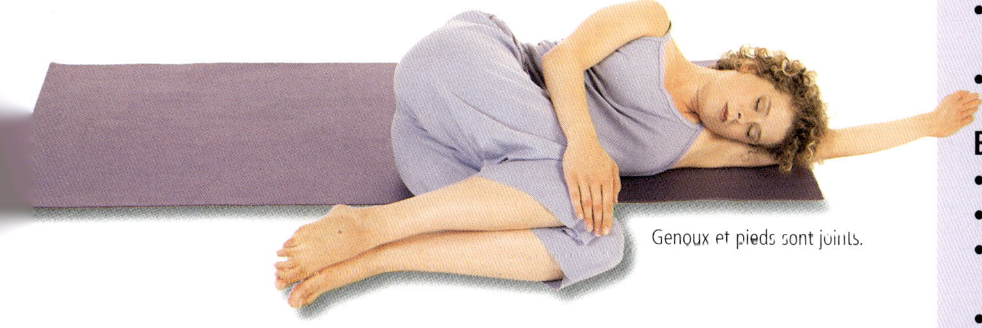
Tournez-vous sur le côté.
Genoux et pieds sont joints.

4 Ramenez les genoux vers la poitrine et roulez sur le côté. Restez ainsi aussi longtemps que vous le souhaitez avant de vous relever ou faites cet exercice avant de vous coucher pour vous endormir plus facilement.

✔

BIENFAITS

La relaxation est une technique qu'il est indispensable d'acquérir car elle permet de se recentrer et de contrôler par la visualisation tous les aspects du corps et de l'esprit. Elle agit en profondeur sur le mental, le physique et les émotions, aidant à éliminer le stress et à parvenir au bien-être. Cet exercice régénère et restaure l'énergie *(prana)* perdue à cause des déséquilibres physiques ou mentaux. Le calme permet au corps de retrouver l'équilibre et à l'esprit d'être serein.

Physique

- Augmente l'énergie corporelle
- Détend les muscles
- Augmente le tonus

Mental

- Efface la fatigue mentale
- Calme les nerfs et l'esprit
- Améliore les capacités cérébrales
- Clarifie les idées
- Aide à se projeter dans l'avenir
- Favorise l'équilibre mental, physique et spirituel
- Permet de contrôler l'esprit

Bien-être global

- Soigne les troubles nerveux
- Combat l'insomnie
- Fait prendre conscience de l'état de santé mentale
- Permet de gérer les pensées négatives et les émotions
- Joue un rôle préventif contre la maladie
- Rééquilibre l'énergie
- Régénère les organes internes

yoga & spiritualité

Kalaripayatt serait le plus ancien et le plus complet des arts martiaux existants. Il est apparu au XIIe siècle au Kerala, un État de l'Inde, et fait partie, au même titre que l'*Ayurveda* et le yoga, des sciences traditionnelles de l'Inde. À la fois art martial et art médical, il est basé sur un ensemble d'exercices et de techniques de méditation proches du yoga.

Kalari, le gymnase, est le lieu où est dispensé l'enseignement. C'est là que commence l'apprentissage religieux et spirituel, parallèlement à l'acquisition du contrôle de l'esprit et du corps. Chaque mouvement commence et s'achève par la respiration afin que le calme pénètre au plus profond de l'être, ce qui permet au corps d'être « tout œil ». La force physique, l'endurance et la vivacité d'esprit sont essentielles ; la pratique du yoga améliore la souplesse et facilite la concentration.

Pratiquer le yoga et les exercices respiratoires *(Pranayama)* éveille et renforce l'esprit, développe le courage, la patience et la combativité. Le yoga libère également la circulation d'énergie à l'intérieur de l'organisme en éliminant les points de blocage.

Le contrôle de la respiration

Pranayama est l'art de contrôler la respiration. La vie d'un yogi ne se mesure pas en années, mais en nombre de respirations. Une respiration lente et profonde renforce le système respiratoire, détend le système nerveux et apaise les appétits. Quand les désirs et les appétits diminuent, l'esprit est libéré et la concentration devient plus facile. À travers l'apprentissage du sens profond de l'inspiration et de l'expiration, l'esprit s'entraîne au calme et à la quiétude.

Quand l'esprit est libéré des pensées et des émotions superficielles, on peut se concentrer sur une seule pensée et trouver la paix intérieure. Empêcher l'esprit d'errer est l'essence même de la méditation. Cela permet de contrôler les sens et d'atteindre la lumière. L'esprit est à la fois pur et impur. Il est pur lorsqu'il est libéré de tout désir et impur lorsqu'il est dominé par les sens.

Le rôle de la méditation

La méditation élimine l'impureté et permet de se concentrer sur la recherche de l'harmonie avec l'univers cosmique dans le but d'atteindre le bonheur spirituel. Elle nous apprend à descendre au plus profond de nos zones d'ombre intérieures afin de nous libérer. Chaque question et chaque réponse résident en nous, et le yoga nous enseigne comment puiser dans le savoir universel et accéder à une spiritualité fondée non pas sur des croyances religieuses mais sur des vérités universelles. Accéder au plus haut niveau de conscience et d'intuition est la plus belle chose qui puisse nous arriver. Cela nous donne le pouvoir de contrôler notre vie et nos progrès spirituels. La partie du yoga consacrée à la méditation est un outil précieux pour maîtriser la pensée et l'esprit.

Mouvement et méditation

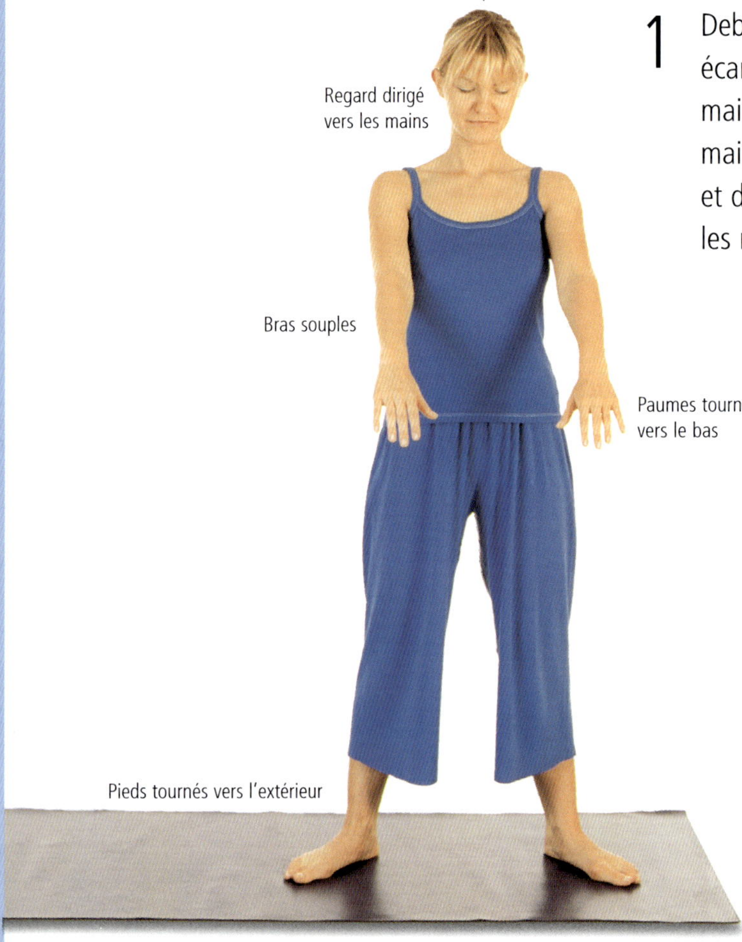

Debout en posture correcte
Regard dirigé vers les mains
Bras souples
Paumes tournées vers le bas
Pieds tournés vers l'extérieur

1 Debout en posture correcte, pieds écartés, placez les bras en avant, mains tournées vers le bas. Bras, mains et doigts sont souples et détendus. Portez le regard sur les mains.

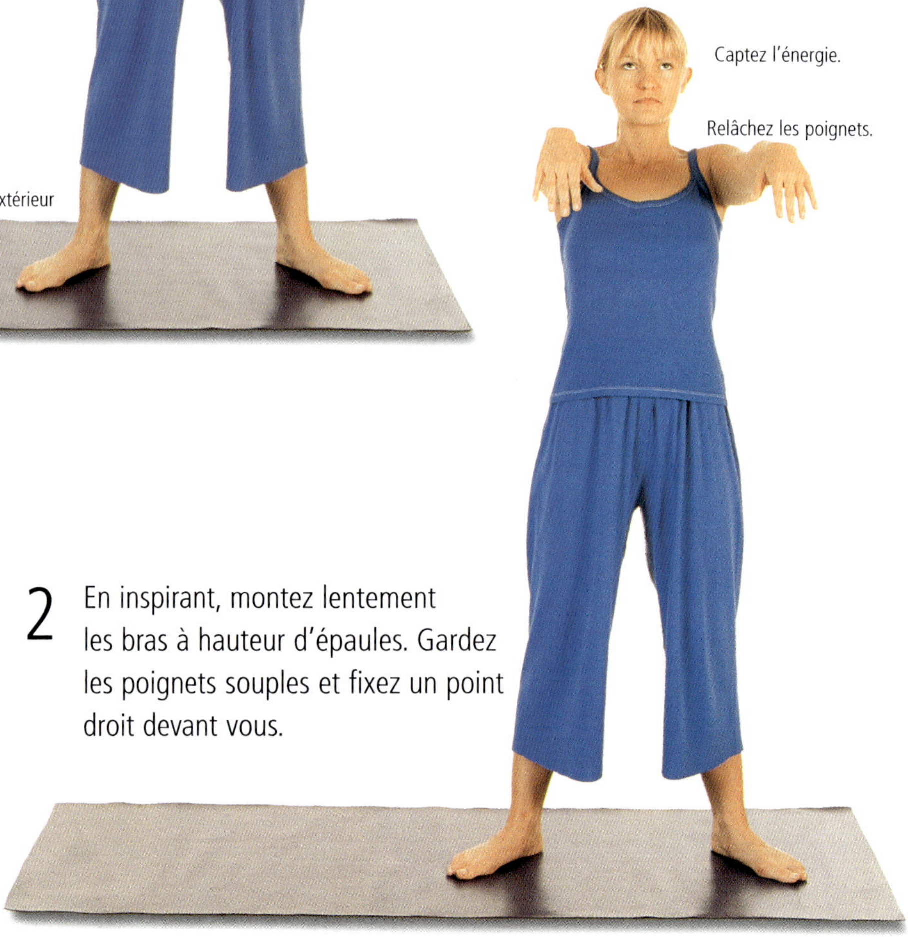

Captez l'énergie.
Relâchez les poignets.

2 En inspirant, montez lentement les bras à hauteur d'épaules. Gardez les poignets souples et fixez un point droit devant vous.

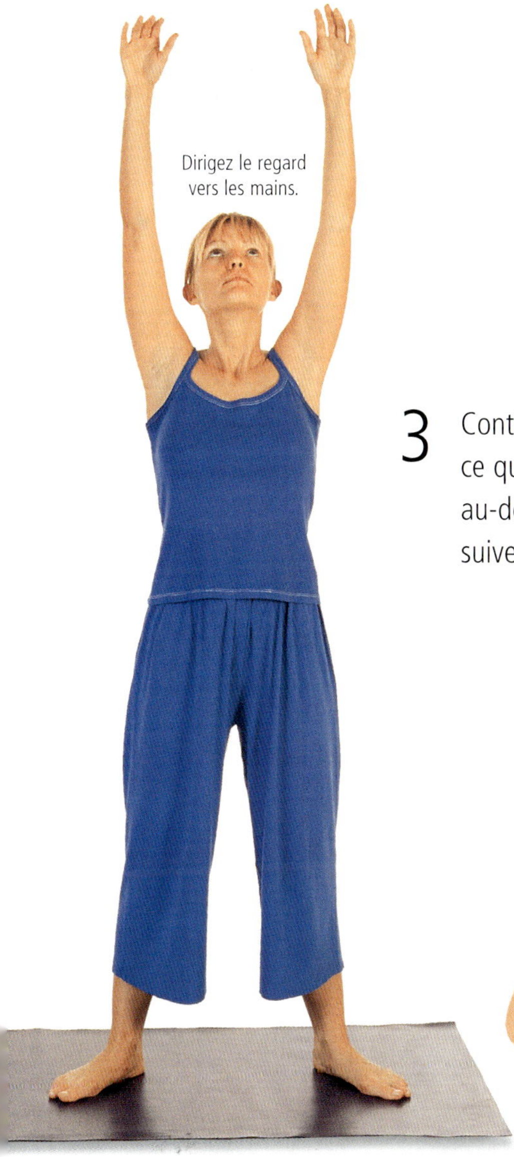
Dirigez le regard
vers les mains.

3 Continuez à soulever les bras, jusqu'à ce qu'ils soient étirés au-dessus de la tête. Les yeux suivent le mouvement des mains.

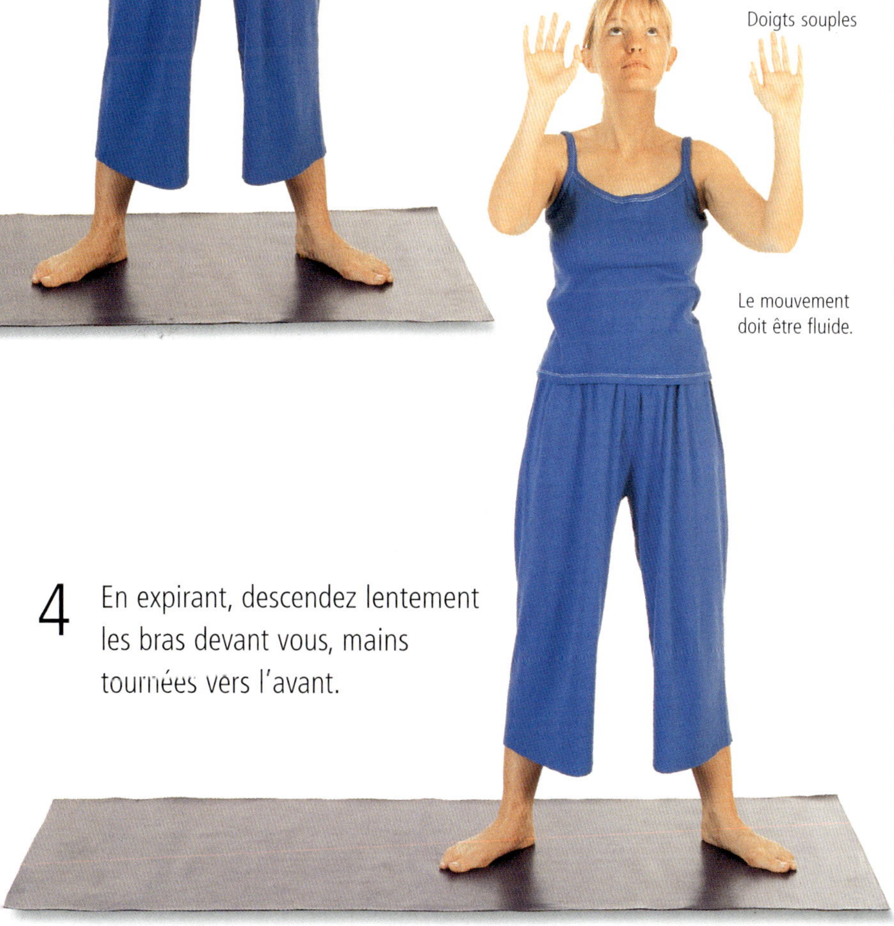
Regard dirigé
vers le haut
Doigts souples
Le mouvement
doit être fluide.

4 En expirant, descendez lentement les bras devant vous, mains tournées vers l'avant.

suite ▶

BIENFAITS

En facilitant la concentration, cet enchaînement de mouvements fluides est une préparation à la méditation. Les mouvements lents, accompagnés d'une respiration consciente, calment progressivement. C'est un excellent moyen d'écarter les pensées parasites et de se concentrer uniquement sur le mouvement en cours. Cet enchaînement entraîne l'esprit et le corps à travailler à l'unisson, ce qui améliore la coordination et clarifie les pensées. L'accent doit être mis sur la régularité du mouvement. Enchaînez les mouvements lentement, avec grâce et souplesse, comme si vous dansiez.

Physique

- Améliore la coordination physique et l'équilibre
- Donne de l'assurance
- Stimule la forme et l'énergie

Mental

- Favorise les pensées positives
- Clarifie les idées
- Améliore la concentration mentale

Bien-être global

- Active la circulation
- Calme le cerveau
- Augmente l'oxygénation du sang

Selon l'Ayurveda

- Excellent pour les trois *doshas*

Fixez un point devant vous.

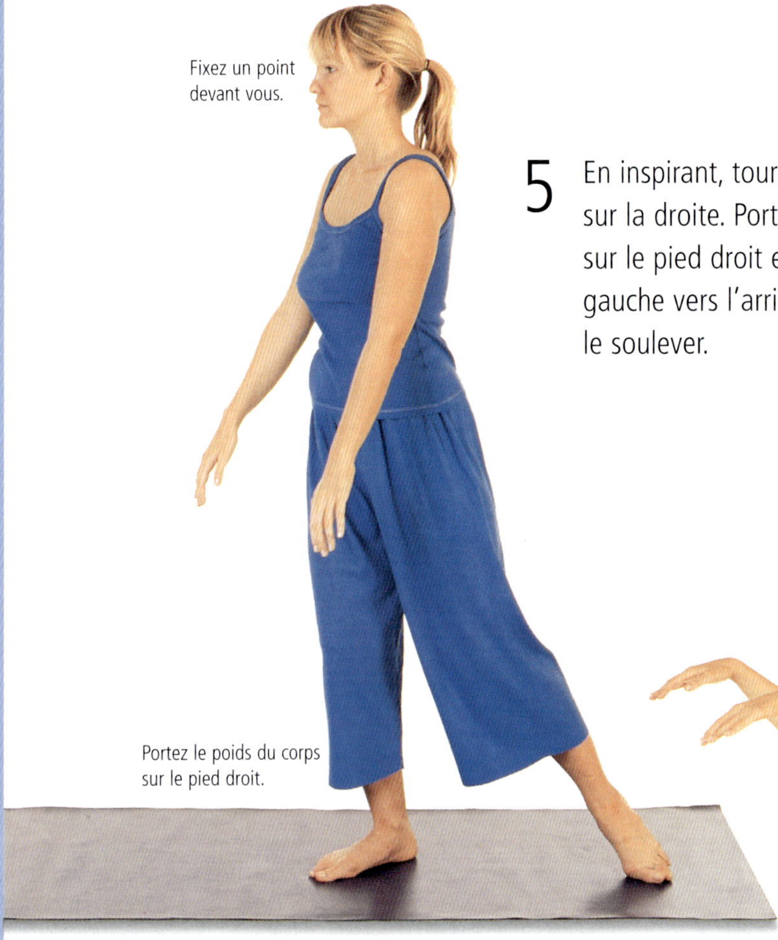

5 En inspirant, tournez-vous lentement sur la droite. Portez le poids du corps sur le pied droit et pointez le pied gauche vers l'arrière, avant de le soulever.

Portez le poids du corps sur le pied droit.

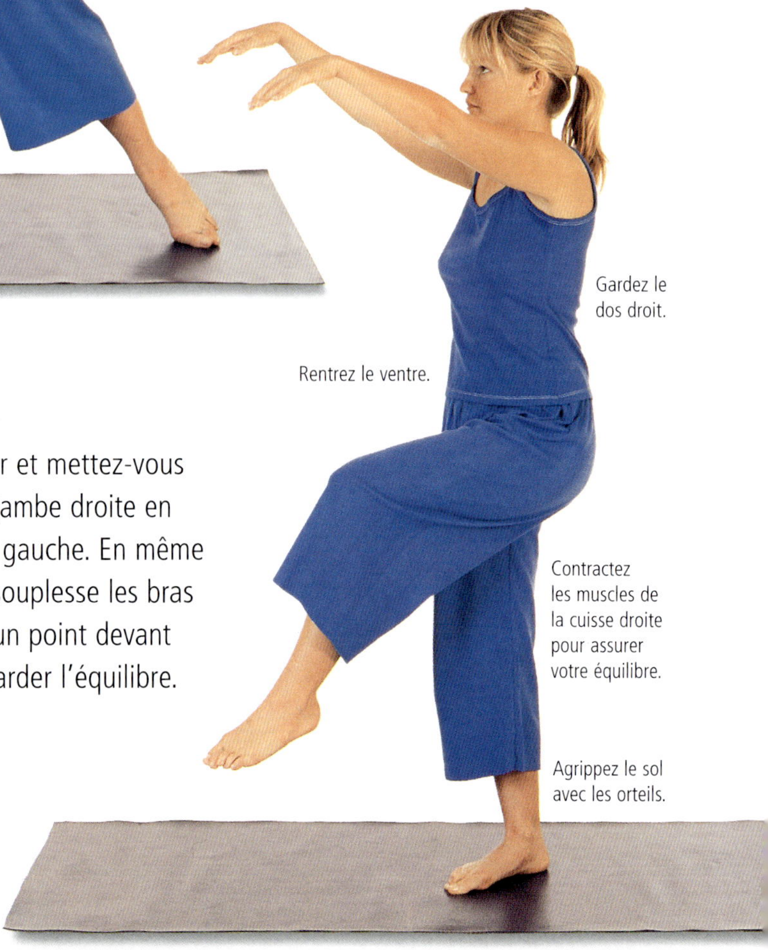

Gardez le dos droit.

Rentrez le ventre.

6 Continuez à inspirer et mettez-vous en équilibre sur la jambe droite en soulevant la jambe gauche. En même temps, montez en souplesse les bras devant vous. Fixer un point devant vous vous aide à garder l'équilibre.

Contractez les muscles de la cuisse droite pour assurer votre équilibre.

Agrippez le sol avec les orteils.

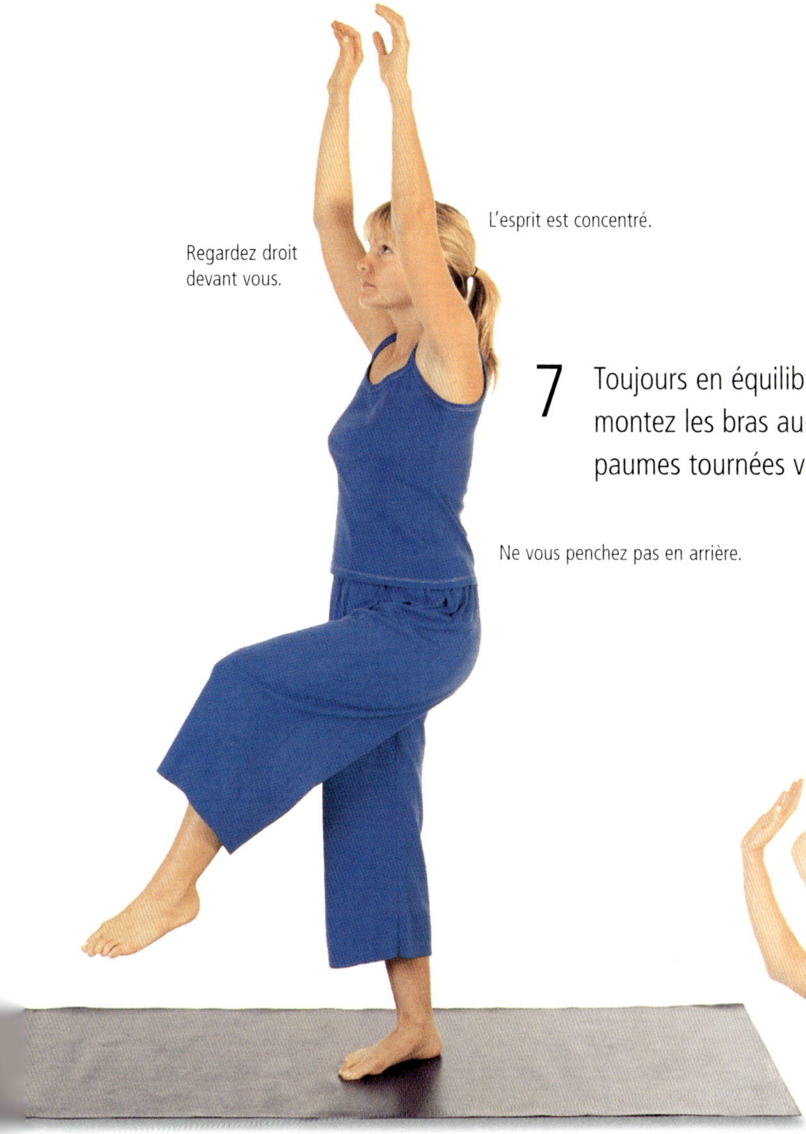
Regardez droit
devant vous.
L'esprit est concentré.
Ne vous penchez pas en arrière.

7 Toujours en équilibre sur la jambe droite, montez les bras au-dessus de la tête, paumes tournées vers l'avant.

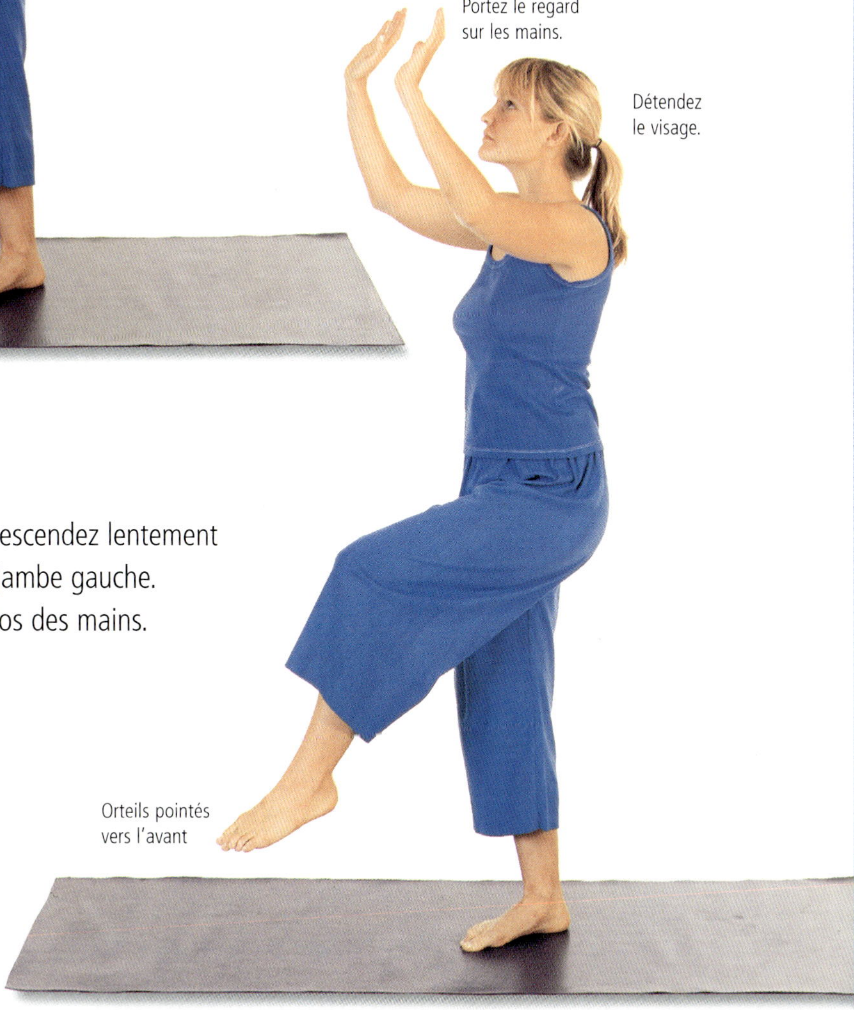
Portez le regard
sur les mains.
Détendez
le visage.
Orteils pointés
vers l'avant

8 En expirant, descendez lentement les bras et la jambe gauche. Regardez le dos des mains.

suite ▸

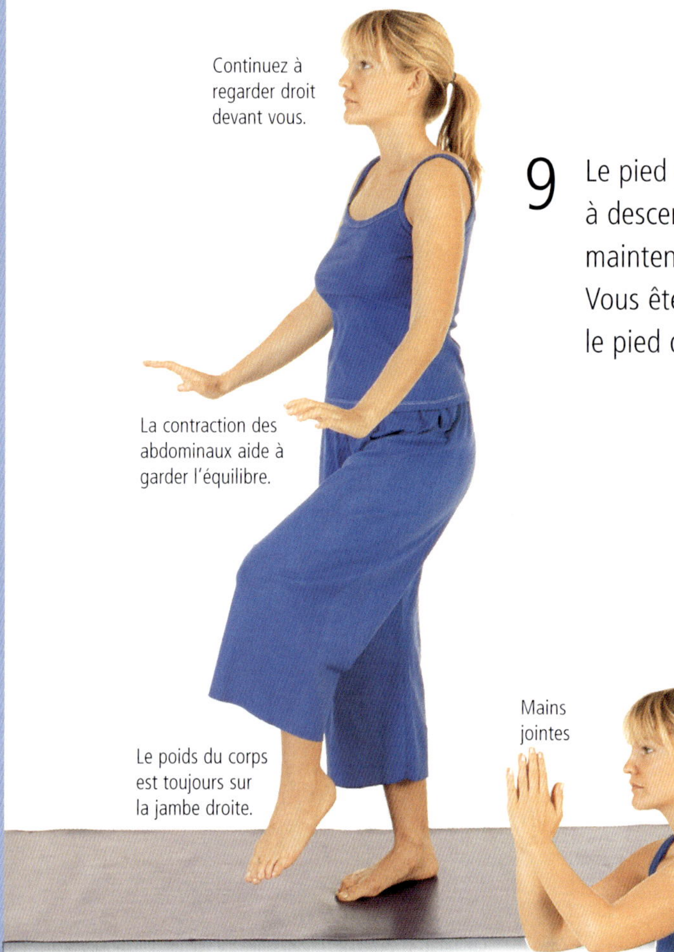
Continuez à
regarder droit
devant vous.
La contraction des
abdominaux aide à
garder l'équilibre.
Le poids du corps
est toujours sur
la jambe droite.

9 Le pied gauche et les bras continuent à descendre, les mains sont maintenant tournées vers le bas. Vous êtes toujours en appui sur le pied droit.

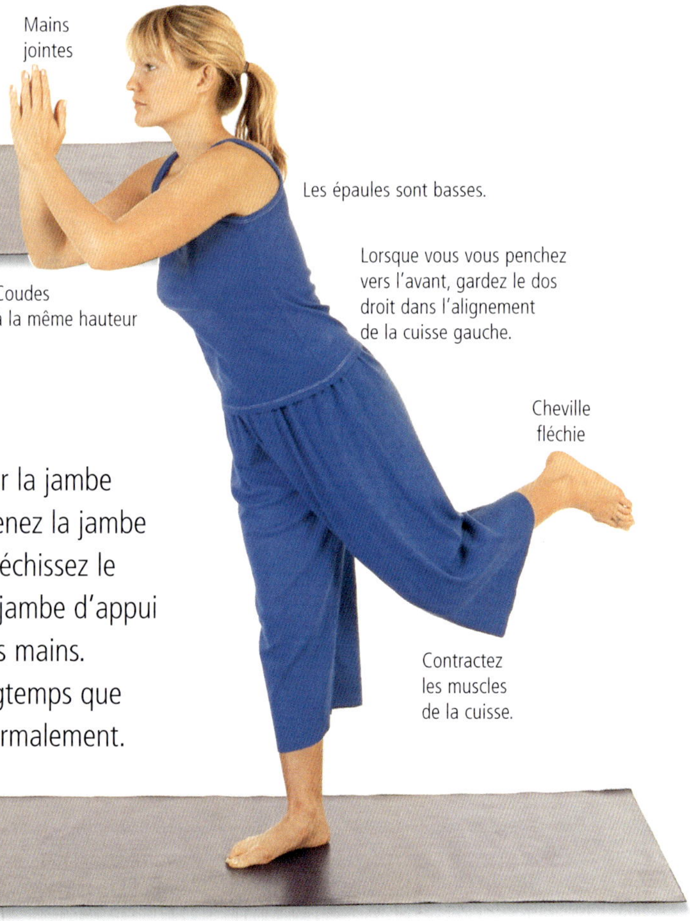
Mains
jointes
Les épaules sont basses.
Lorsque vous vous penchez
vers l'avant, gardez le dos
droit dans l'alignement
de la cuisse gauche.
Coudes
à la même hauteur
Cheville
fléchie
Contractez
les muscles
de la cuisse.

10 Toujours en équilibre sur la jambe droite, en inspirant, amenez la jambe gauche derrière vous. Fléchissez le genou et la cheville. La jambe d'appui reste tendue. Joignez les mains. Tenez la pose aussi longtemps que possible en respirant normalement.

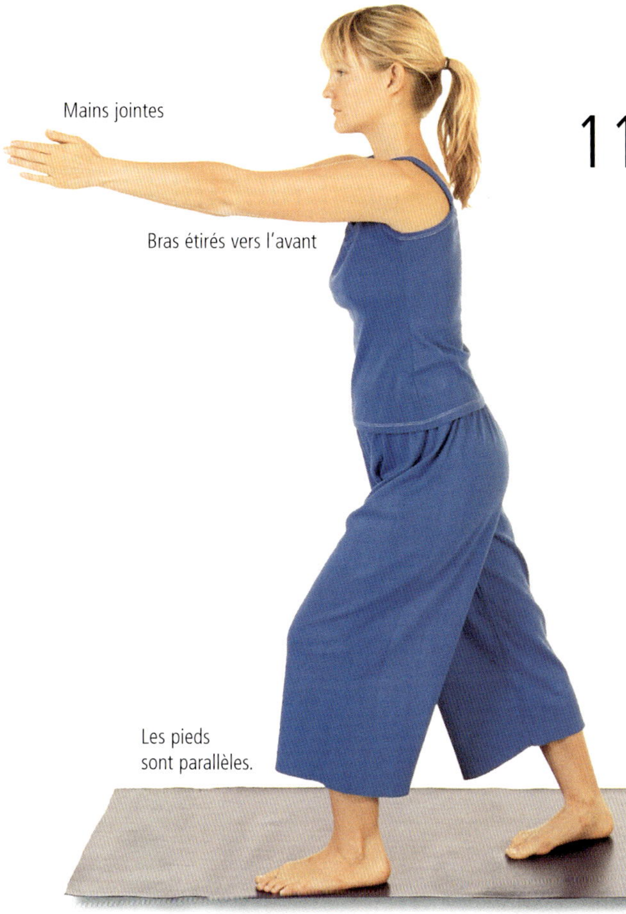
Mains jointes
Bras étirés vers l'avant
Les pieds
sont parallèles.

11 Posez le pied gauche devant vous. Répartissez le poids du corps sur les deux jambes. Montez les bras tendus à hauteur d'épaules. Croisez les pouces et joignez les mains.

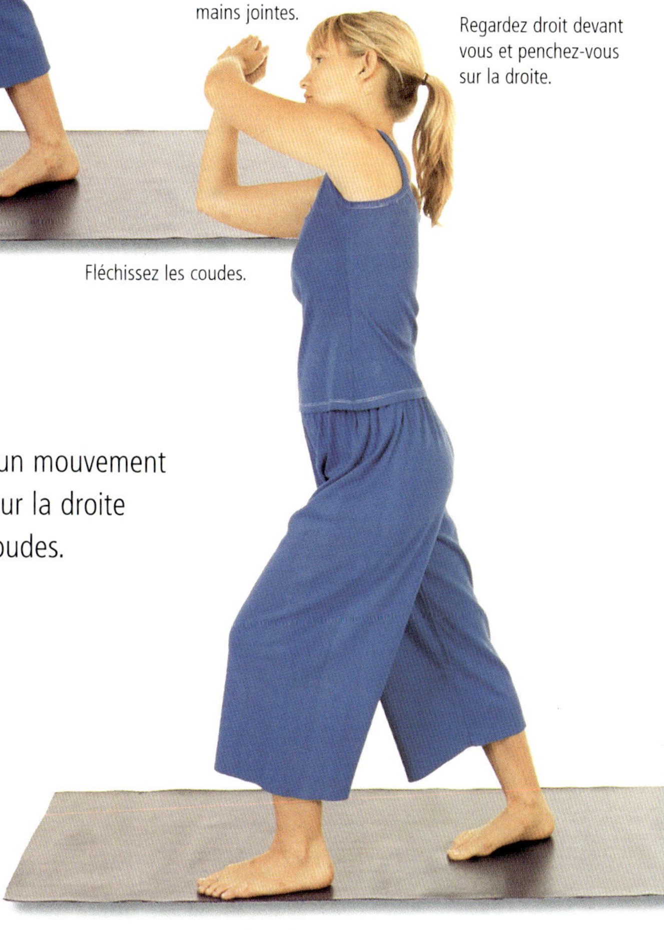
Gardez les
mains jointes.
Regardez droit devant
vous et penchez-vous
sur la droite.
Fléchissez les coudes.

12 En inspirant, faites un mouvement circulaire des bras sur la droite en fléchissant les coudes.

suite ▸

Les avant-bras reposent sur la tête.

Les deux coudes sont à la même hauteur.

La tête et les épaules doivent être dans le même plan que le buste.

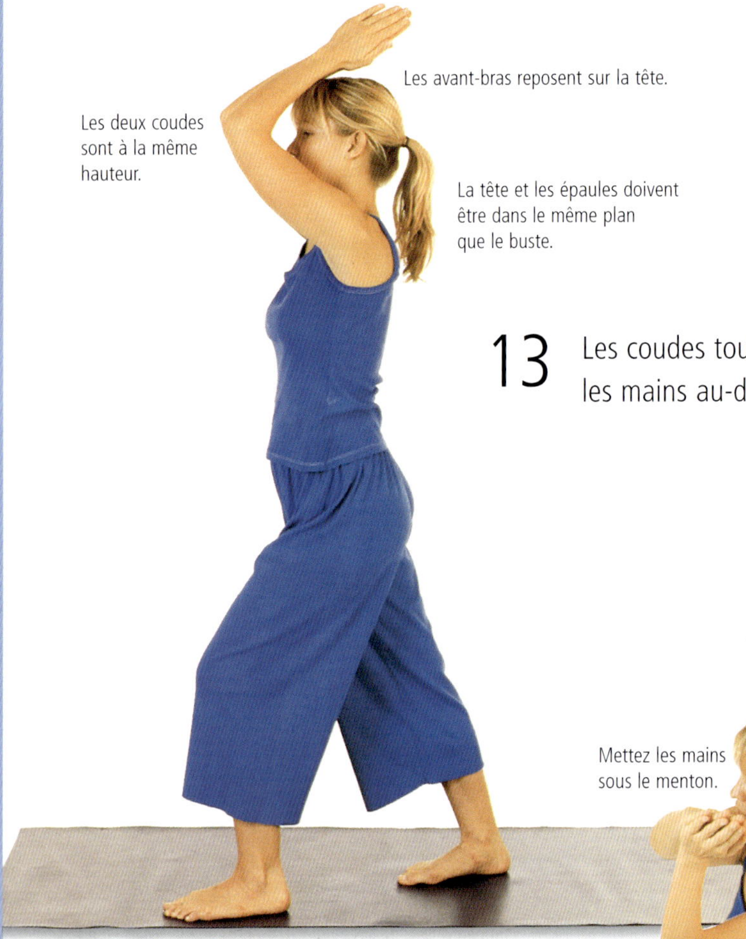

13 Les coudes toujours fléchis, amenez les mains au-dessus de la tête.

Mettez les mains sous le menton.

Gardez les épaules basses.

Inclinez-vous sur la gauche à partir de la taille.

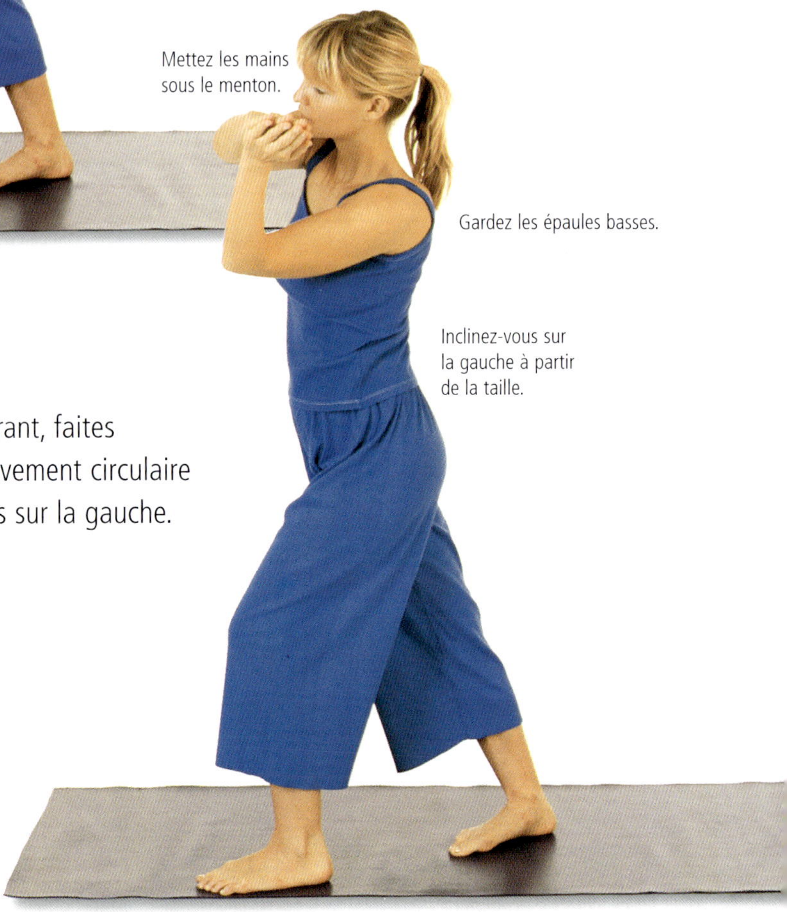

14 En expirant, faites un mouvement circulaire des bras sur la gauche.

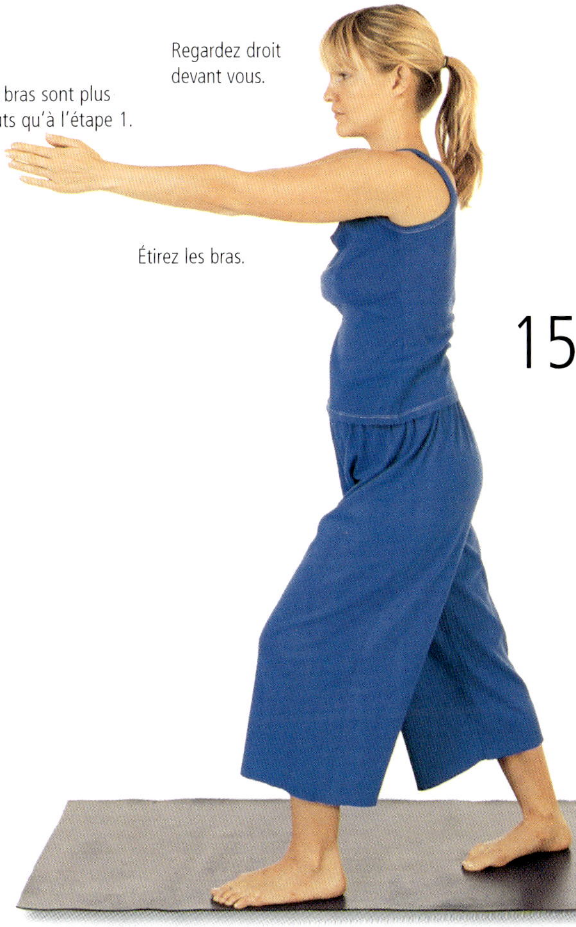
Regardez droit devant vous.
Les bras sont plus hauts qu'à l'étape 1.
Étirez les bras.

15 Complétez le cercle et ramenez les bras devant vous, avant de refaire un mouvement circulaire en commençant par la gauche.

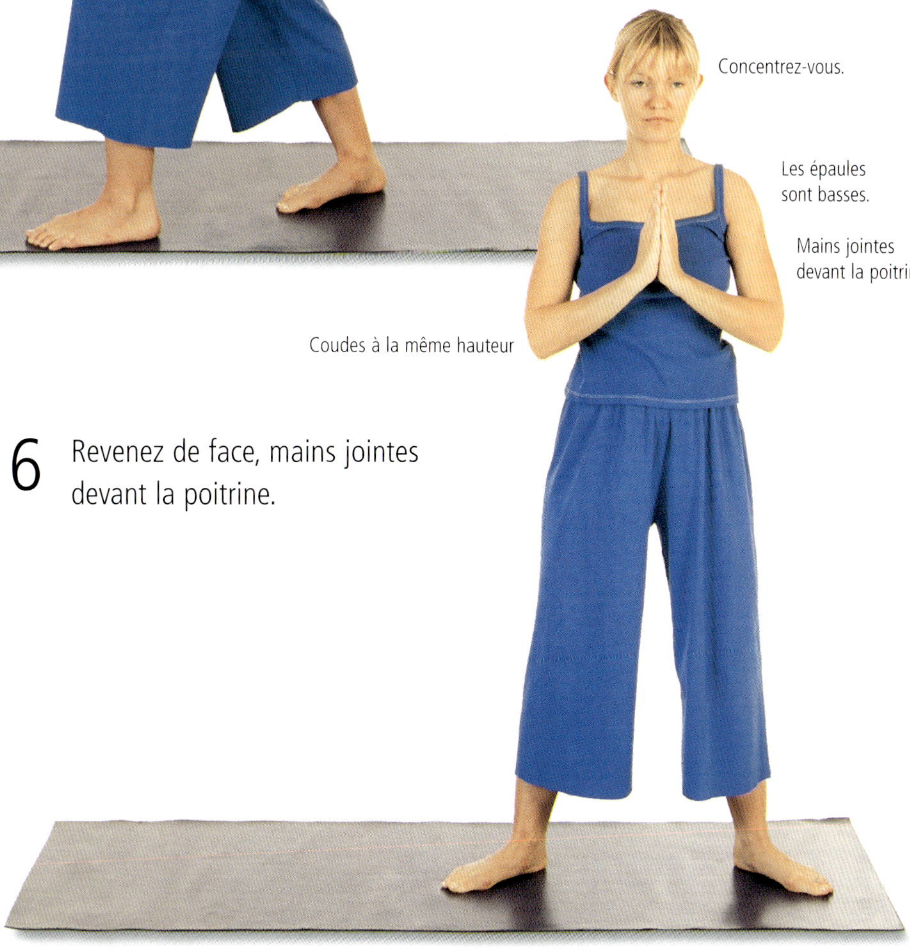
Concentrez-vous.
Les épaules sont basses.
Mains jointes devant la poitrine
Coudes à la même hauteur

16 Revenez de face, mains jointes devant la poitrine.

suite ▸

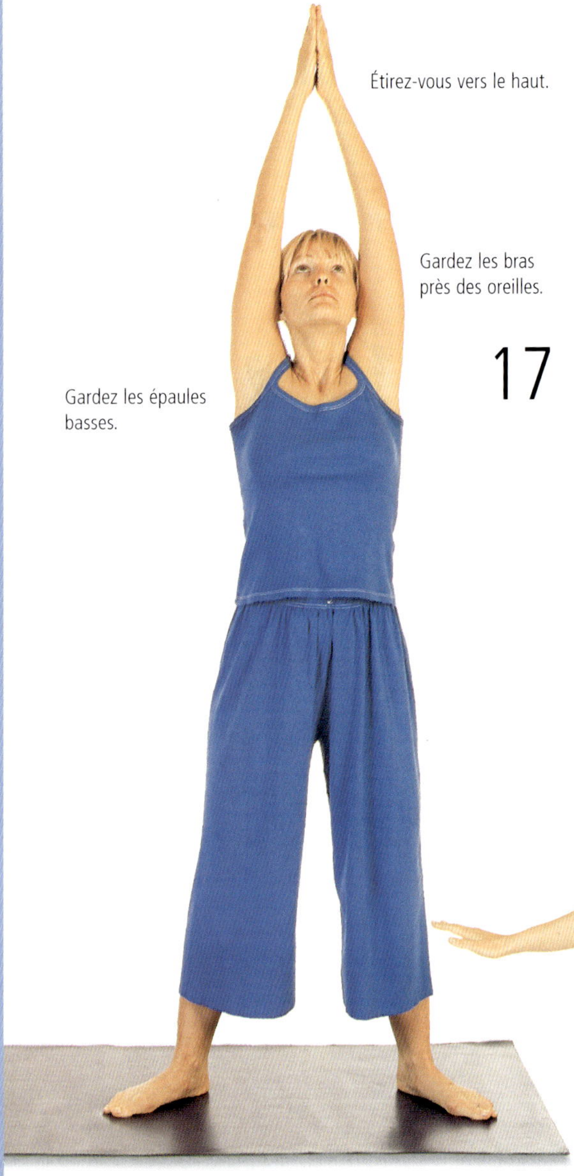
Étirez-vous vers le haut.
Gardez les bras près des oreilles.
Gardez les épaules basses.

17 En inspirant profondément, étirez les bras aussi haut que possible au-dessus de la tête, en gardant les épaules basses. Regardez vers le haut.

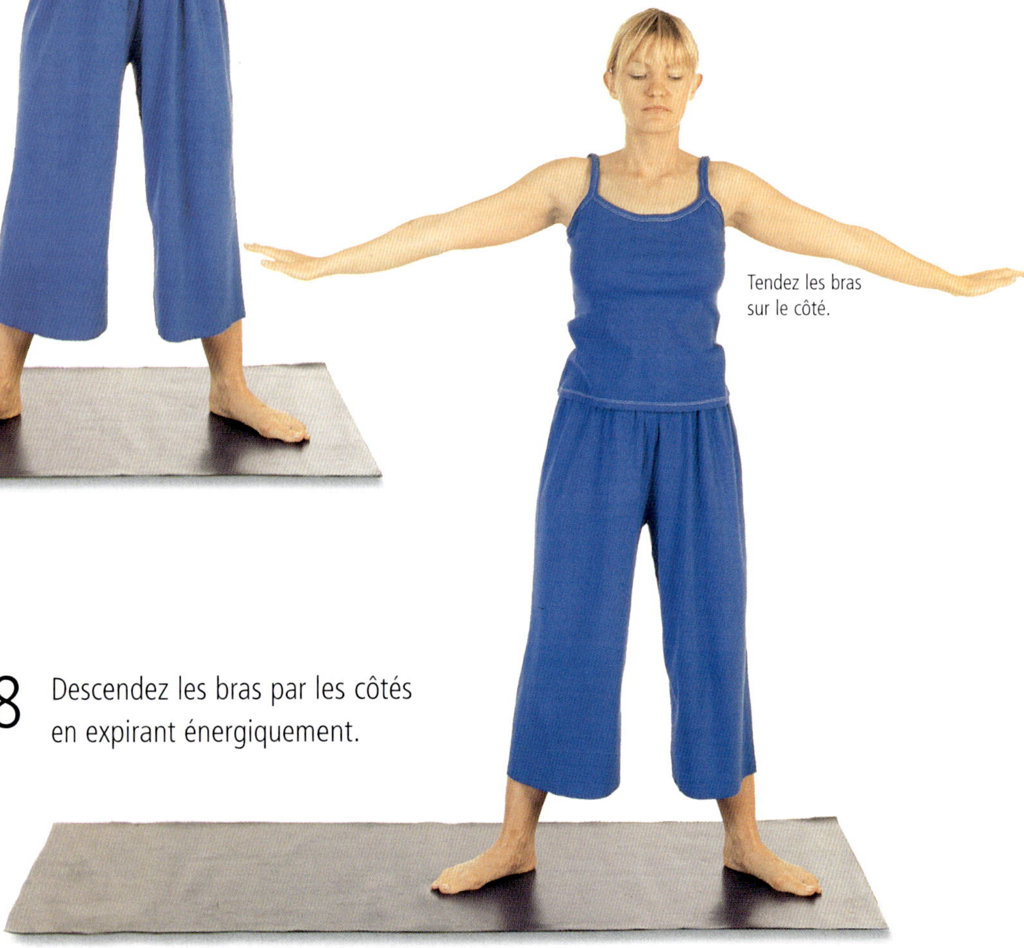
Tendez les bras sur le côté.

18 Descendez les bras par les côtés en expirant énergiquement.

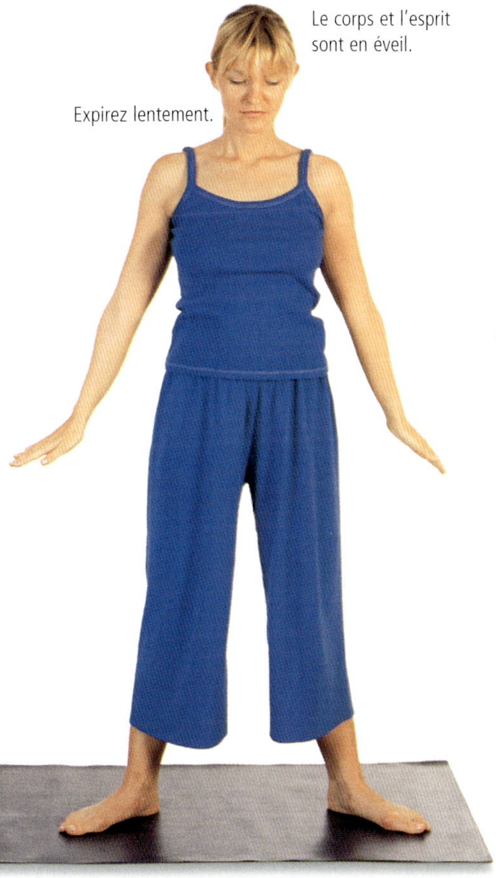
Le corps et l'esprit sont en éveil.
Expirez lentement.

19 Continuez à expirer et à baisser les bras, paumes tournées vers le bas.

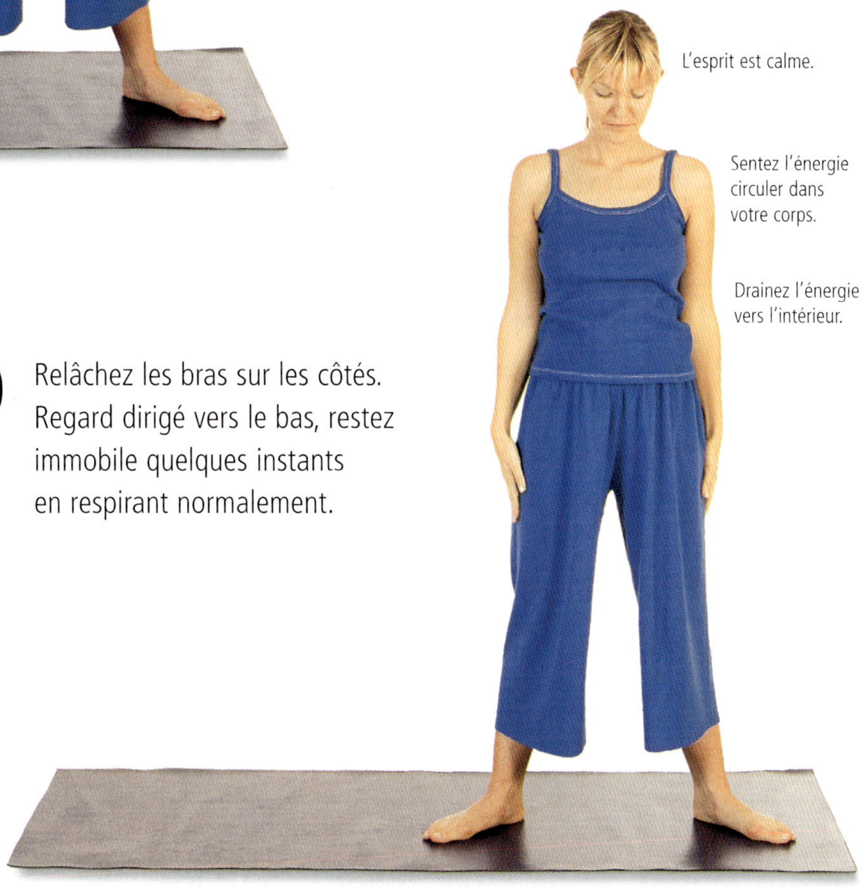
L'esprit est calme.
Sentez l'énergie circuler dans votre corps.
Drainez l'énergie vers l'intérieur.

20 Relâchez les bras sur les côtés. Regard dirigé vers le bas, restez immobile quelques instants en respirant normalement.

Le cheval

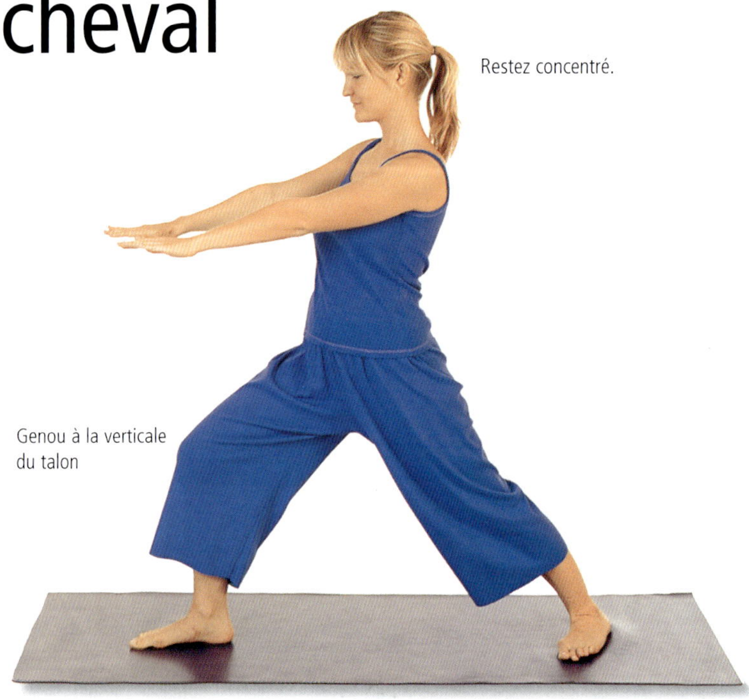
Restez concentré.
Genou à la verticale du talon

1 Debout, jambes écartées, tendez les bras devant vous. En restant concentré, pivotez vers la droite en un mouvement volontaire, mais gracieux ; les pieds effectuent une légère rotation.

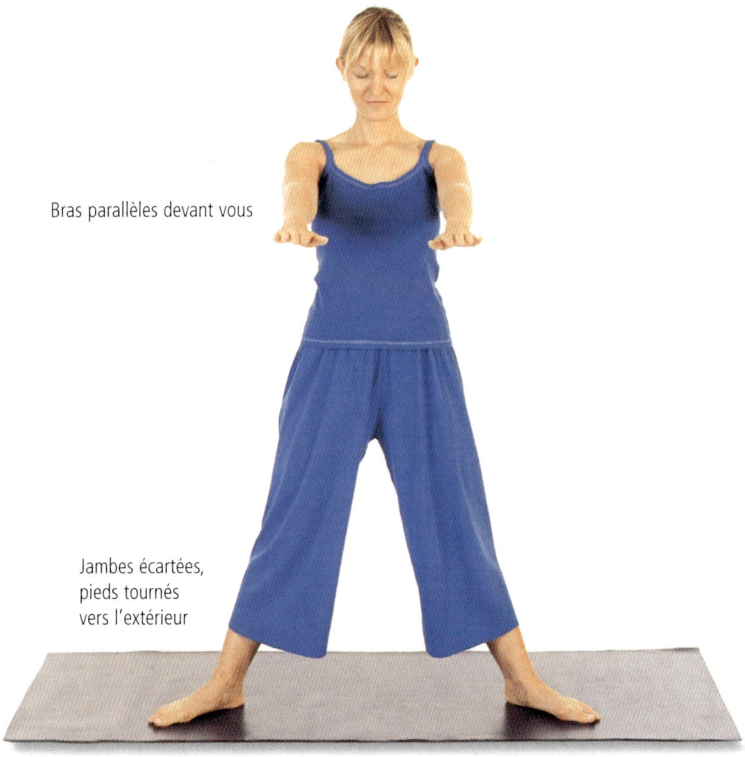
Bras parallèles devant vous
Jambes écartées, pieds tournés vers l'extérieur

2 Revenez à la position de départ, gardez les yeux baissés.

BIENFAITS

L'initiation du guerrier commence par des postures portant des noms d'animaux associés au combat. Le cheval est dressé par le cavalier à être vif et résistant. Cet exercice apprend à rester concentré pendant que le corps passe d'une position à une autre. La philosophie du combat enseigne qu'il ne faut jamais perdre de vue son adversaire. Cet exercice apprend à rester concentré tout en développant sa combativité. Rappelez-vous que la force et la puissance ne sont pas incompatibles avec des mouvements lents et harmonieux.

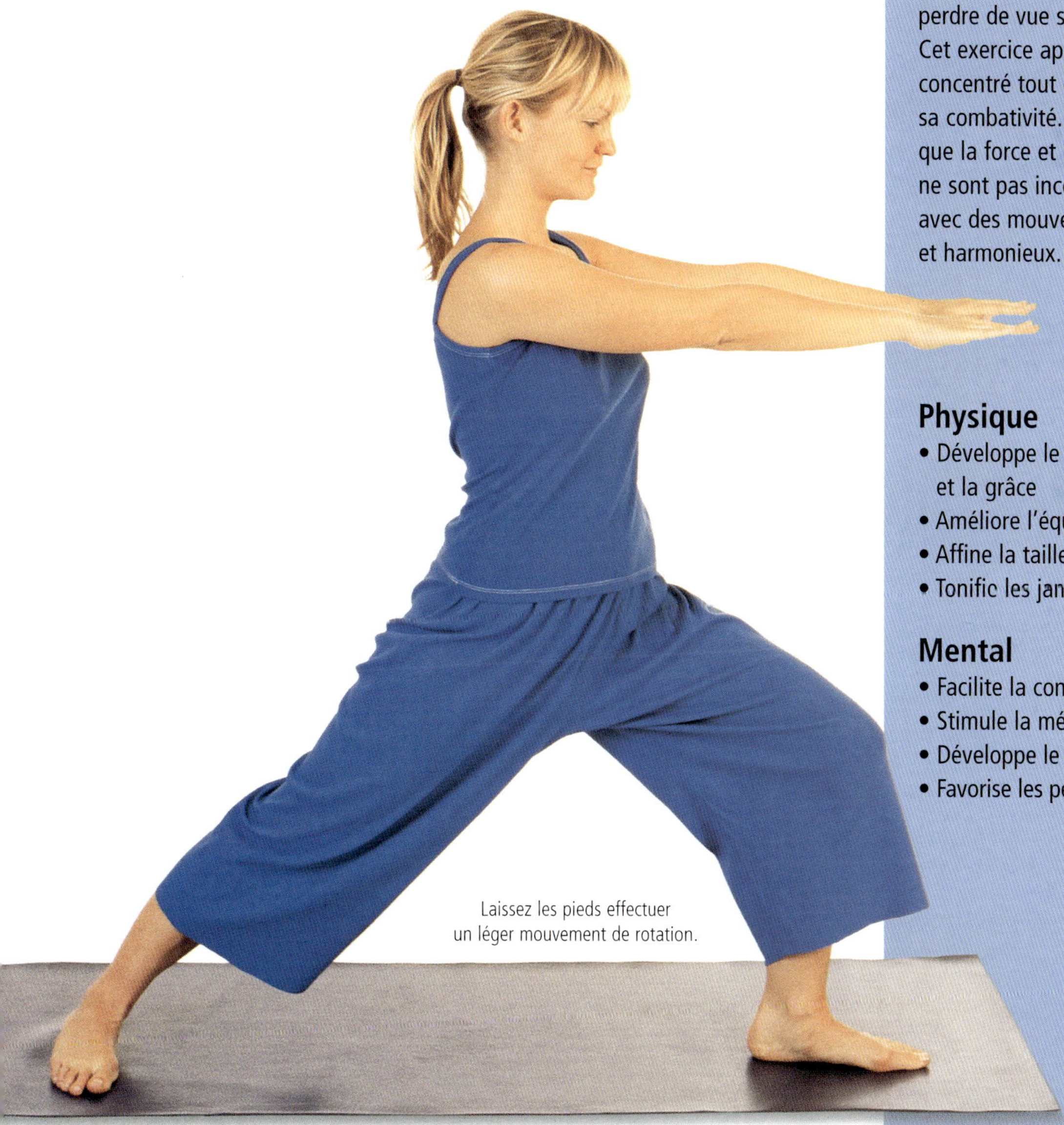

Laissez les pieds effectuer un léger mouvement de rotation.

3 En restant concentré, pivotez de l'autre côté. Faites cet exercice de 5 à 7 fois.

Physique

- Développe le maintien et la grâce
- Améliore l'équilibre
- Affine la taille
- Tonifie les jambes

Mental

- Facilite la concentration
- Stimule la mémoire
- Développe le courage
- Favorise les pensées positives

Selon l'Ayurveda

- Bon pour les constitutions *Vata*

L'éléphant

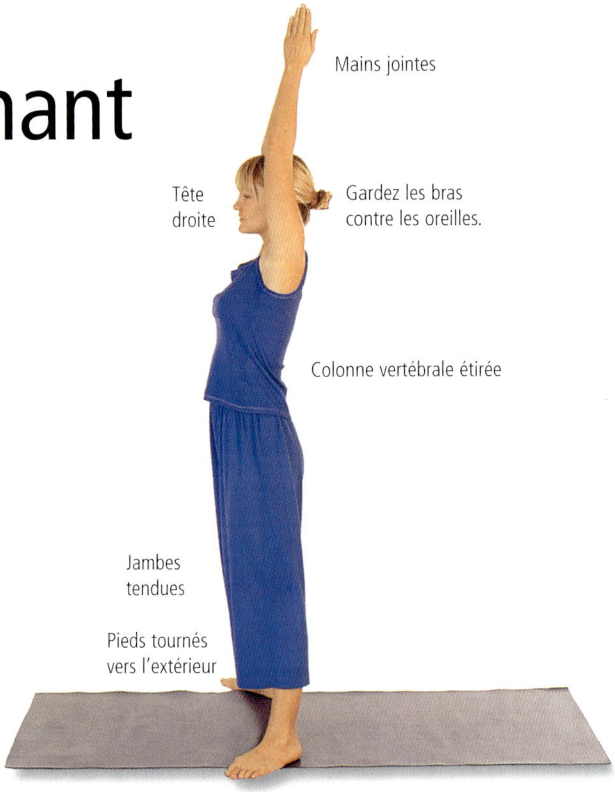
Mains jointes
Tête
droite
Gardez les bras
contre les oreilles.
Colonne vertébrale étirée
Jambes
tendues
Pieds tournés
vers l'extérieur

1 Debout, jambes écartées, pieds tournés vers l'extérieur, tendez les bras au-dessus de la tête et étirez-vous vers le haut. Croisez les pouces et gardez les mains jointes dans une attitude de prière. Regardez devant vous. Inspirez et expirez.

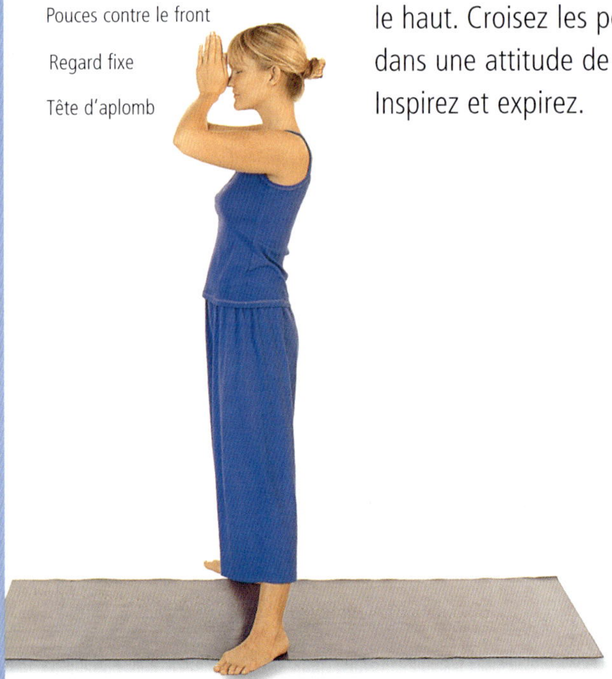
Pouces contre le front
Regard fixe
Tête d'aplomb

2 En inspirant, ramenez les mains devant le visage. Appuyez les pouces contre le front. Gardez la tête droite et concentrez-vous sur vos mains. Les coudes sont à la hauteur des épaules.

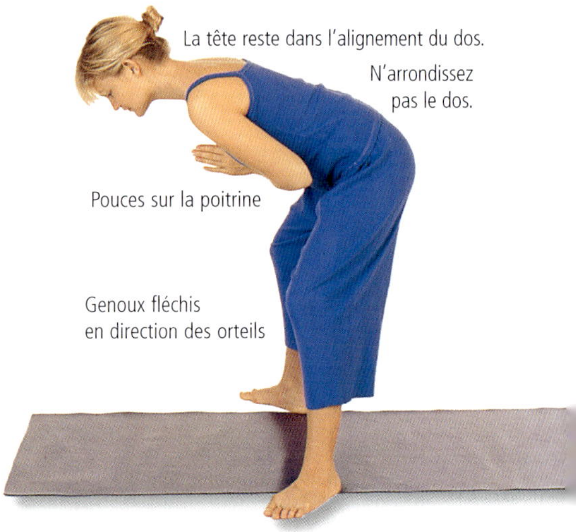
La tête reste dans l'alignement du dos.
N'arrondissez
pas le dos.
Pouces sur la poitrine
Genoux fléchis
en direction des orteils

3 En continuant à inspirer, fléchissez les genoux et penchez le tronc en avant, en gardant le dos droit et en ramenant les pouces sur la poitrine.

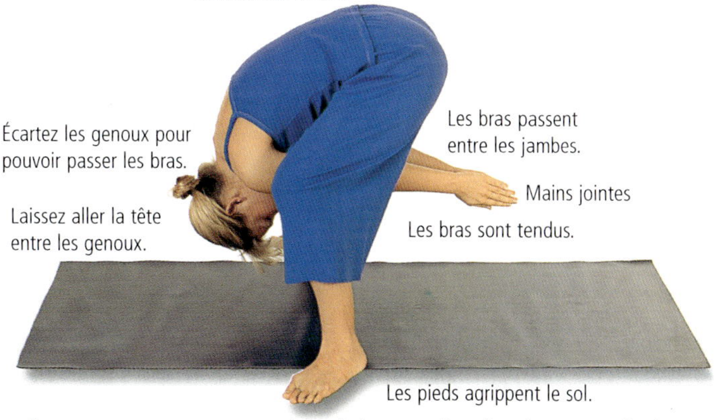
Arrondissez le dos.
Écartez les genoux pour pouvoir passer les bras.
Les bras passent entre les jambes.
Mains jointes
Laissez aller la tête entre les genoux.
Les bras sont tendus.
Les pieds agrippent le sol.

4 En un mouvement rapide, laissez aller la tête vers le bas et passez les bras entre les jambes. Gardez les bras tendus et les mains jointes.

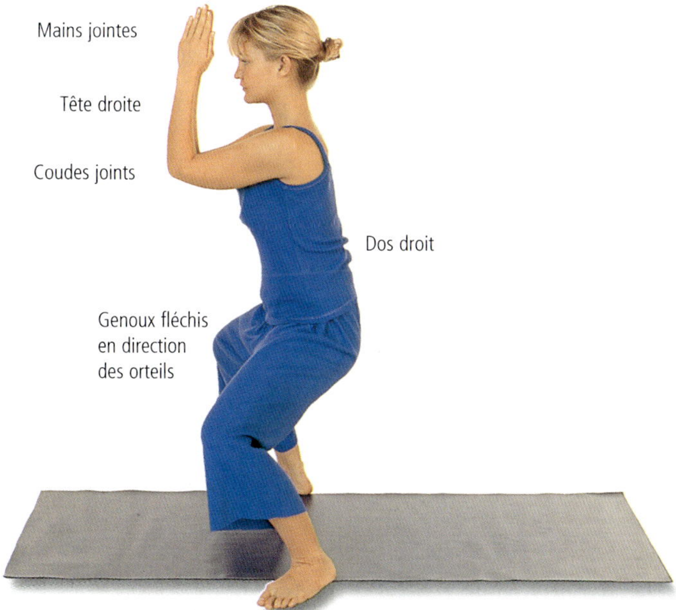
Mains jointes
Tête droite
Coudes joints
Dos droit
Genoux fléchis en direction des orteils

5 En expirant, redressez-vous en gardant les genoux ouverts. Gardez les coudes joints et les mains devant le front. Fixez vos mains. Tenez 10 respirations en inspirant et expirant normalement. Recommencez 5 fois.

BIENFAITS

L'éléphant est le symbole de la force et de la puissance. Cet exercice développe la force physique et la position en écart fléchi affermit l'esprit. Le *Kalaripayatt* enseigne que 80 % de la force physique siège dans l'esprit, aussi quand vous en êtes à la phase finale de la posture, prenez conscience de la force et de la puissance de votre corps et de votre esprit. Avant de commencer, imaginez le courage et la patience dont vous auriez besoin pour vous défendre contre un ennemi mortel.

Physique

- Fortifie le corps tout entier
- Tonifie les jambes
- Améliore l'endurance
- Augmente la mobilité
- Améliore la souplesse vertébrale
- Donne du tonus

Mental

- Stimule la conscience, la vivacité d'esprit et les pensées positives
- Développe le courage et la puissance

Bien-être global

- Active la circulation
- Apprend à contrôler la respiration
- Augmente l'oxygénation du sang
- Stimule les fonctions cérébrales

Selon l'Ayurveda

- Bon pour les constitutions *Pitta*

Le lion

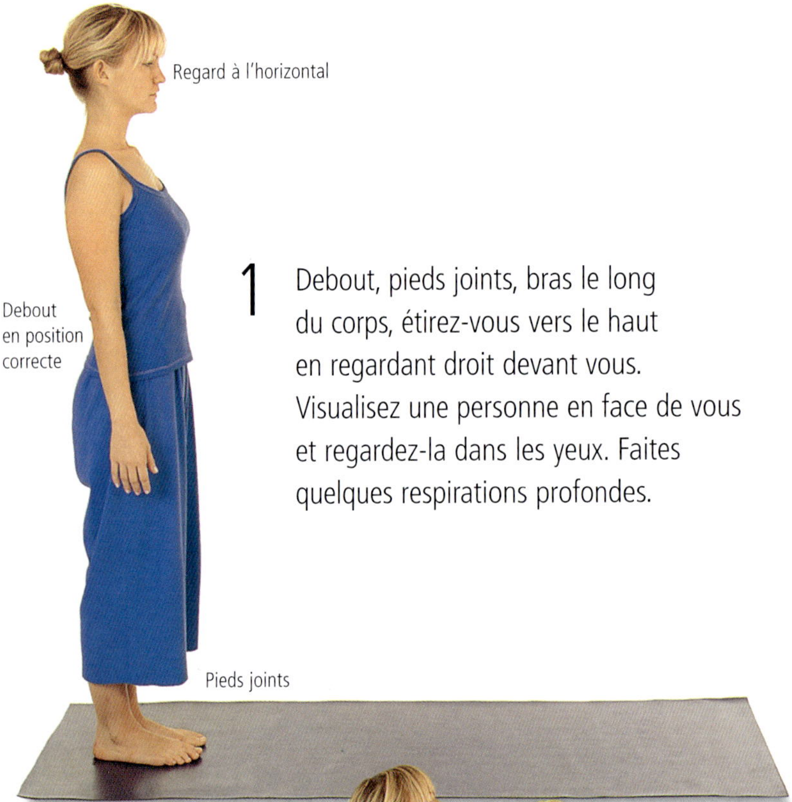

1 Debout, pieds joints, bras le long du corps, étirez-vous vers le haut en regardant droit devant vous. Visualisez une personne en face de vous et regardez-la dans les yeux. Faites quelques respirations profondes.

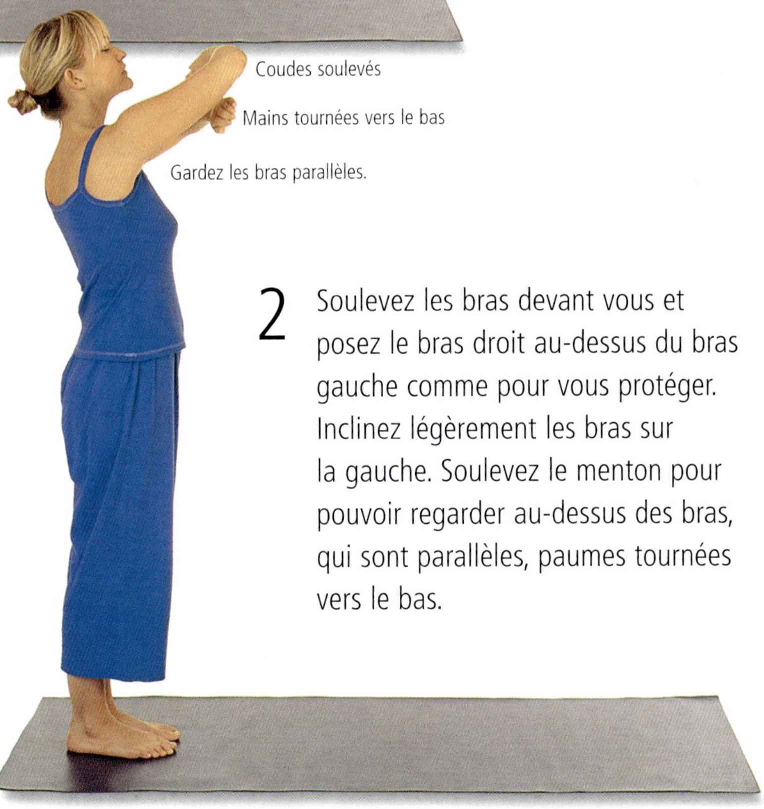

2 Soulevez les bras devant vous et posez le bras droit au-dessus du bras gauche comme pour vous protéger. Inclinez légèrement les bras sur la gauche. Soulevez le menton pour pouvoir regarder au-dessus des bras, qui sont parallèles, paumes tournées vers le bas.

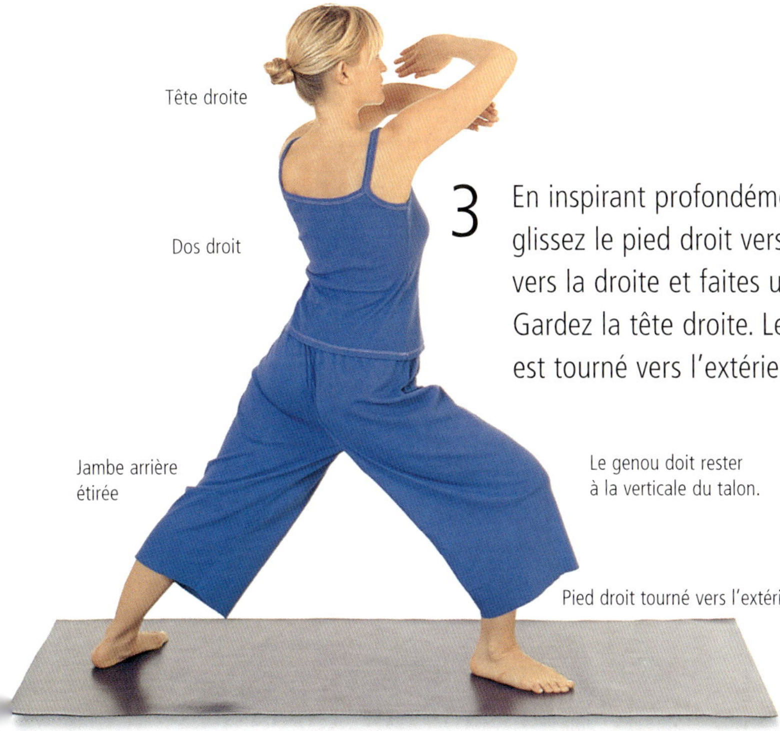
Tête droite
Dos droit
Jambe arrière étirée
Le genou doit rester à la verticale du talon.
Pied droit tourné vers l'extérieur

3 En inspirant profondément, glissez le pied droit vers l'avant et vers la droite et faites une fente. Gardez la tête droite. Le pied droit est tourné vers l'extérieur.

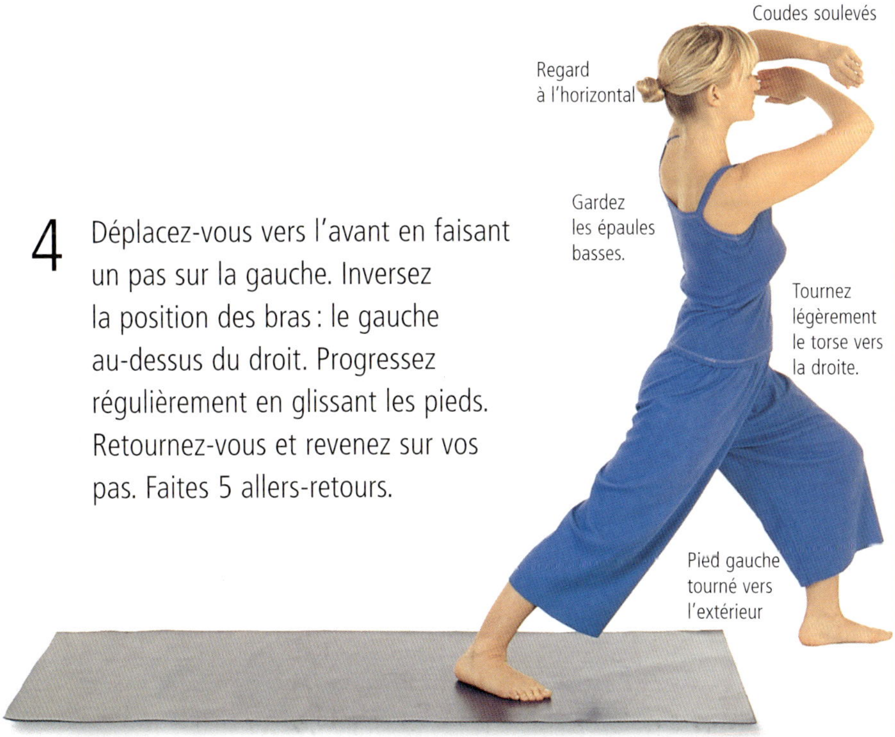
Coudes soulevés
Regard à l'horizontal
Gardez les épaules basses.
Tournez légèrement le torse vers la droite.
Pied gauche tourné vers l'extérieur

4 Déplacez-vous vers l'avant en faisant un pas sur la gauche. Inversez la position des bras : le gauche au-dessus du droit. Progressez régulièrement en glissant les pieds. Retournez-vous et revenez sur vos pas. Faites 5 allers-retours.

BIENFAITS

Le lion personnifie la souplesse, l'adresse, la force et, surtout, le courage. Cet exercice vous apprend à vous déplacer dans l'espace avec des mouvements coordonnés sans jamais perdre des yeux la personne qui est en face de vous. Dans un premier temps, travaillez cette posture seul. Vous la pratiquerez ensuite avec un partenaire qui reculera en même temps que vous avancerez vers lui. Il est important d'avoir un air intimidant et impressionnant en alliant contact visuel et mouvement fluide. L'idée est que si vous affrontiez un adversaire, il ne puisse pas anticiper vos mouvements. Grâce à l'habileté et à la vivacité d'esprit n'importe quel combat peut être assumé et gagné.

Physique

- Augmente la force
- Donne de l'endurance
- Augmente les niveaux d'énergie
- Améliore la rapidité de mouvement et la coordination

Mental

- Stimule la vigilance et la vivacité d'esprit
- Clarifie les idées
- Affirme le caractère
- Stimule les pensées positives et l'assurance

Bien-être global

- Éveille le corps et l'esprit
- Renforce le système immunitaire
- Active la circulation
- Brûle des calories

Lancers de jambe

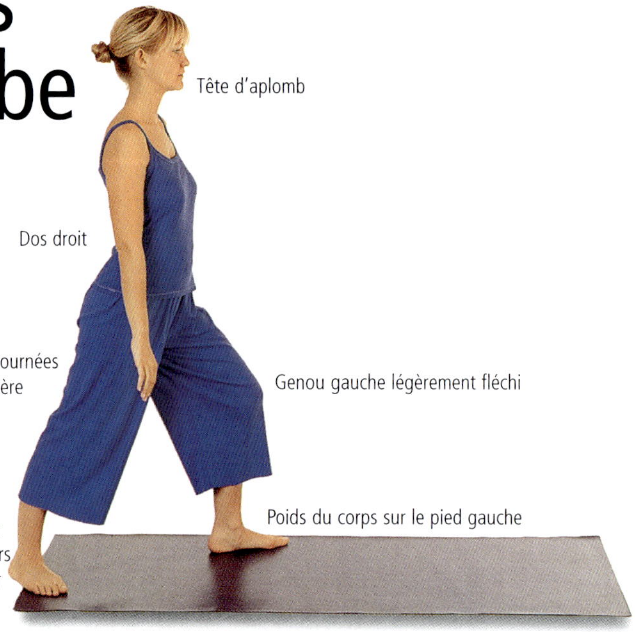
Tête d'aplomb
Dos droit
Paumes tournées vers l'arrière
Genou gauche légèrement fléchi
Poids du corps sur le pied gauche
Pied droit tourné vers l'extérieur

1 Debout, pieds joints, bras le long du corps, faites un pas en arrière avec le pied droit pour préparer le lancer. Gardez le dos étiré et fixez un point droit devant vous.

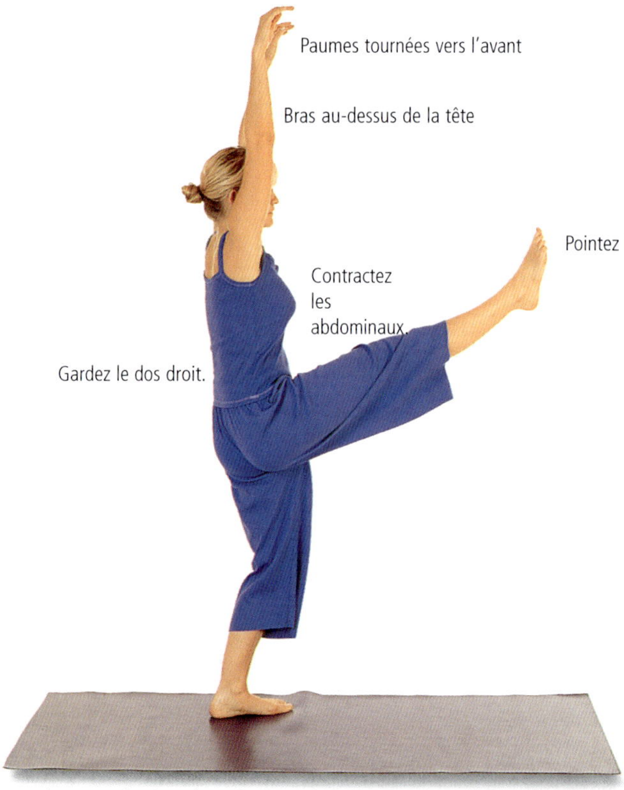
Paumes tournées vers l'avant
Bras au-dessus de la tête
Pointez les orteils.
Contractez les abdominaux.
Gardez le dos droit.

2 En inspirant, lancez la jambe droite en avant aussi haut que possible sans arrondir le dos. Soulevez en même temps les bras au-dessus de la tête et fléchissez légèrement le genou gauche.

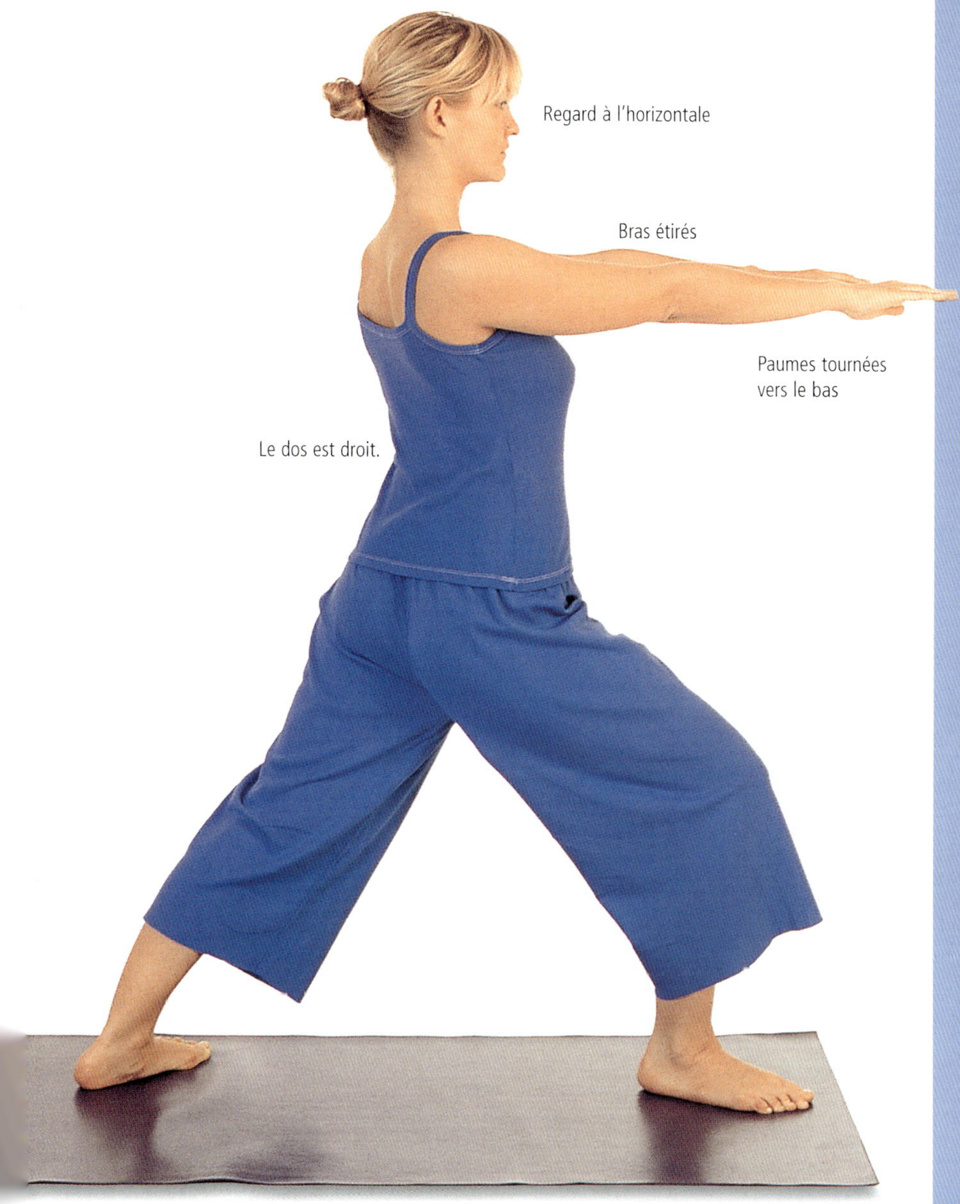
Regard à l'horizontale
Bras étirés
Paumes tournées
vers le bas
Le dos est droit.

3 En expirant, faites un pas en avant avec le pied droit. Gardez le genou droit fléchi en préparation du lancer de jambe gauche. Les bras sont tendus devant vous à hauteur d'épaules, paumes tournées vers le bas. Lancez le pied gauche et faites 5 ou 6 séries complètes avant de vous retourner et de revenir sur vos pas.

BIENFAITS

Ces lancers de jambe améliorent la souplesse et permettent d'acquérir rapidité et précision. Ce mouvement relativement facile allie équilibre, coordination et contrôle mental. Les lancers doivent être fermes, peu importe la hauteur atteinte. Le dos doit rester étiré, résistez à la tentation de l'arrondir pour accompagner le mouvement de la jambe. Déplacez-vous vers l'avant en faisant 5 ou 6 lancers, tournez-vous et repartez en sens inverse. Faites au moins 3 allers-retours.

Physique

- Tonifie les jambes
- Muscle les jambes et les abdominaux
- Améliore le maintien, l'équilibre et la coordination

Mental

- Facilite la concentration
- Stimule les pensées positives et l'assurance
- Enseigne la discipline

Bien-être global

- Active la circulation
- Augmente l'oxygénation du sang
- Entretient la souplesse et l'élasticité du tissu conjonctif

Mouvement circulaire

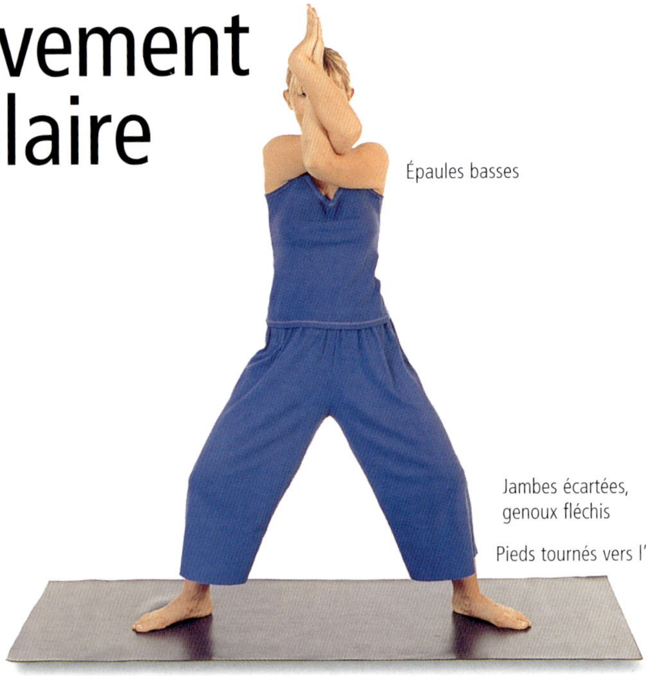

Épaules basses
Jambes écartées, genoux fléchis
Pieds tournés vers l'extérieur

1 Debout, jambes écartées, pieds tournés vers l'extérieur, montez les bras devant vous à la hauteur des épaules, mettez le gauche sous le droit et croisez-les au niveau des coudes en gardant les épaules basses. Rapprochez les mains et pressez les paumes l'une contre l'autre. Descendez les omoplates vers le bas. Fléchissez les genoux écartés vers les orteils.

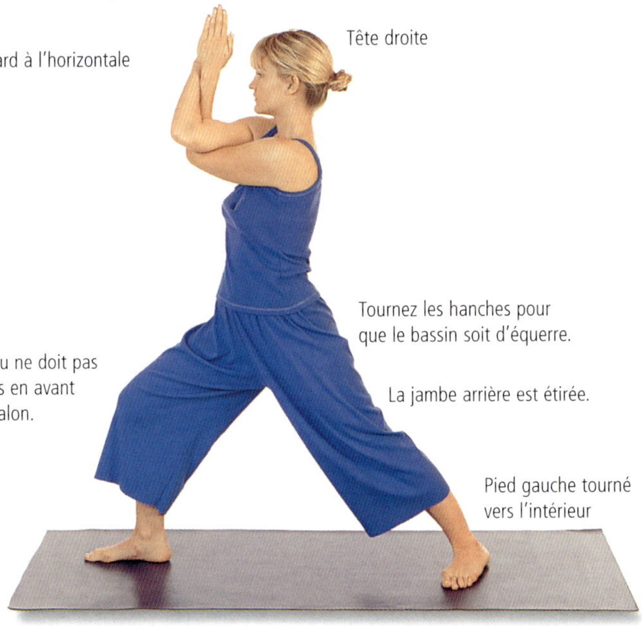

Regard à l'horizontale
Tête droite
Tournez les hanches pour que le bassin soit d'équerre.
Le genou ne doit pas être plus en avant que le talon.
La jambe arrière est étirée.
Pied gauche tourné vers l'intérieur

2 En maintenant la position des bras, tournez le pied droit vers la droite et faites une fente sur la droite. Vous avez fait un quart de cercle vers la droite. Le pied droit est aligné avec le milieu du pied gauche et le genou droit est à la verticale du talon.

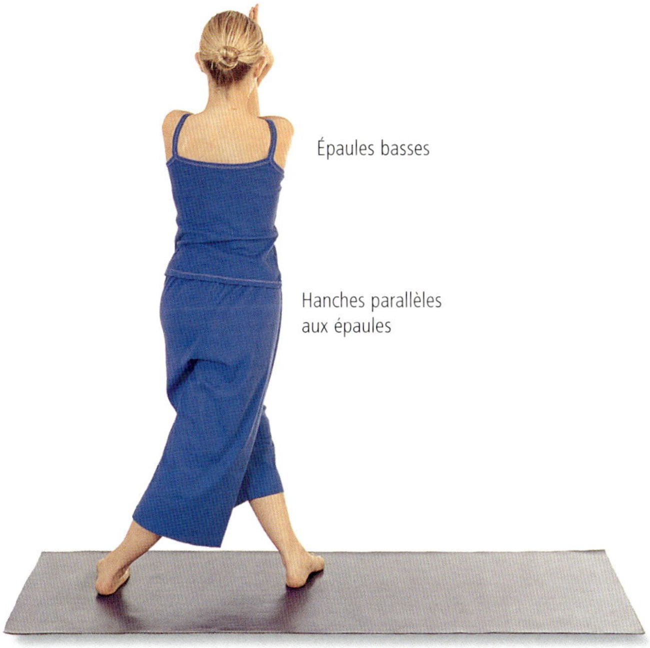
Épaules basses
Hanches parallèles aux épaules

3 Continuez à tourner sur la droite, d'un seul bloc, en croisant la jambe gauche devant la droite, de façon à effectuer un nouveau quart de cercle. Vous êtes de dos par rapport à la position de départ.

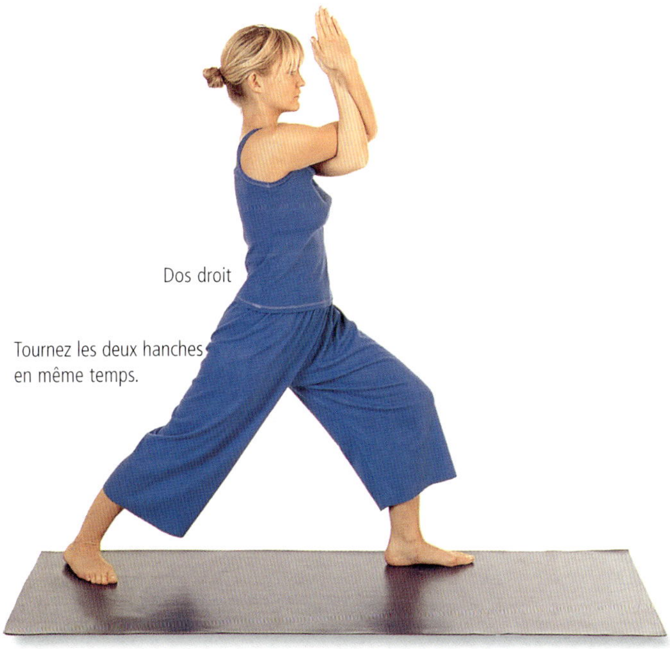
Dos droit
Tournez les deux hanches en même temps.

4 Continuez à tourner sur la droite en effectuant un quart de cercle supplémentaire et faites une fente, jambe gauche en avant. Gardez les épaules basses et le regard à l'horizontale. Revenez à la position de départ et tournez dans l'autre sens.

BIENFAITS

Se déplacer en tournant est une technique utilisée par les guerriers pour déstabiliser leur ennemi. Cet exercice augmente la mobilité physique et l'agilité mentale, il facilite la circulation de l'énergie vitale *(prana)* et permet à l'esprit de fixer un point dans chaque direction sans avoir le vertige. Le mouvement doit être fluide et continu, dans un sens, puis dans l'autre. Si la position des bras vous paraît trop difficile, joignez les mains sur la poitrine en position de prière.

Physique

- Augmente la force et les niveaux d'énergie
- Tonifie les bras et les jambes

Mental

- Stimule les pensées positives
- Facilite la concentration

Bien-être global

- Stimule le système immunitaire
- Élimine la fatigue

Selon l'Ayurveda

- Excellent pour les constitutions *Vata* et *Pitta*

Pranayama

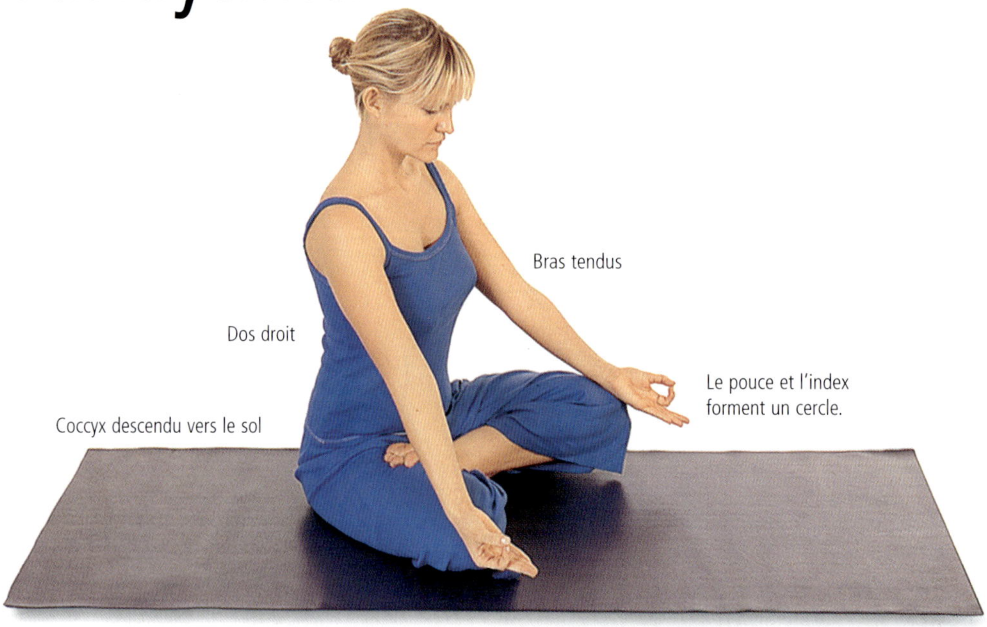
Bras tendus
Dos droit
Le pouce et l'index
forment un cercle.
Coccyx descendu vers le sol

1 Asseyez-vous sur le sol, jambes croisées en demi-lotus ou en lotus, le coccyx étiré vers le sol. Posez le dos des mains sur les genoux et faites un cercle avec le pouce et l'index. Les autres doigts sont joints. La tête est légèrement inclinée vers l'avant et le regard dirigé entre les mains. En inspirant profondément par le nez, laissez aller lentement la tête en arrière.

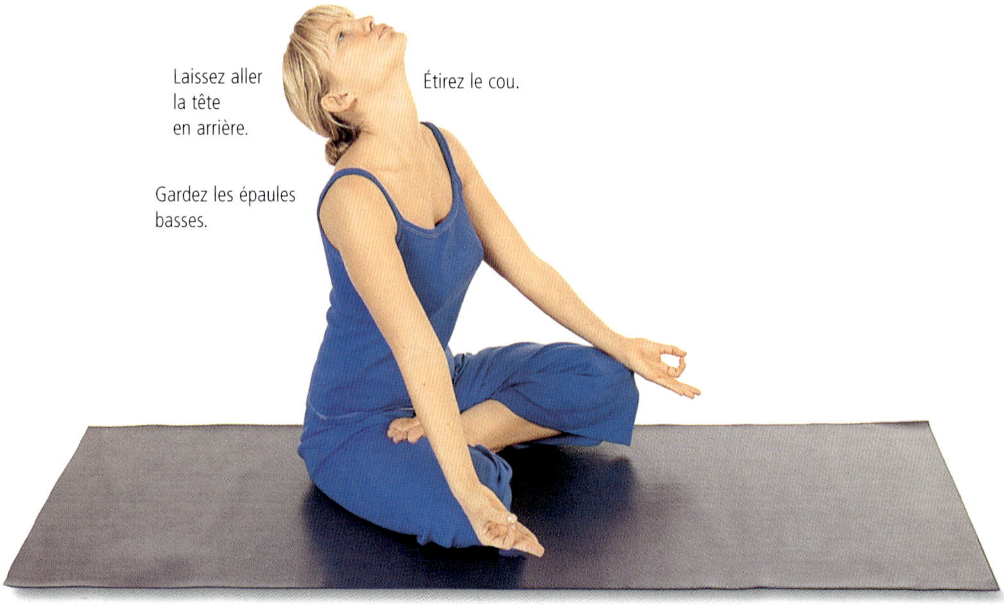
Laissez aller
la tête
en arrière.
Étirez le cou.
Gardez les épaules
basses.

2 Expirez par la bouche et émettez un sifflement en expulsant l'air.

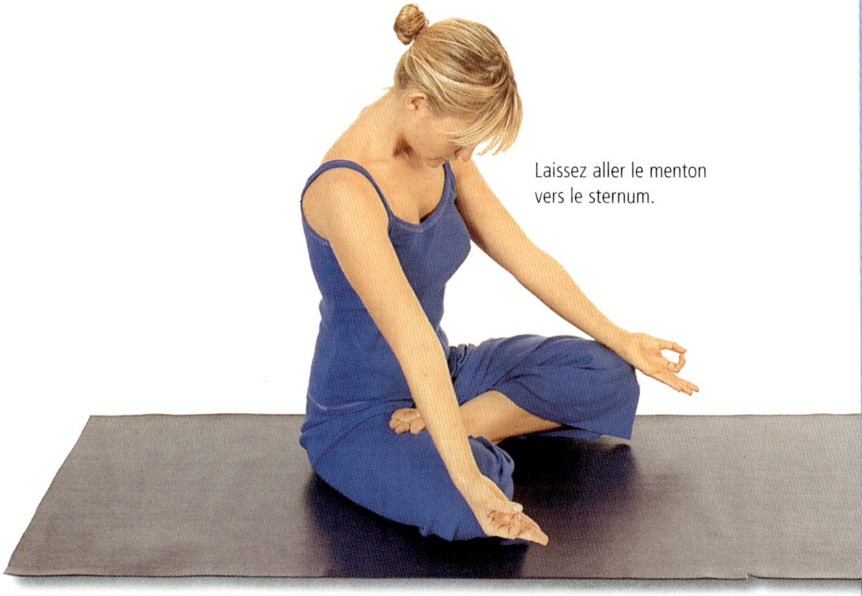
Laissez aller le menton vers le sternum.

3 Continuez à expirer jusqu'à ce que le menton soit contre le sternum.

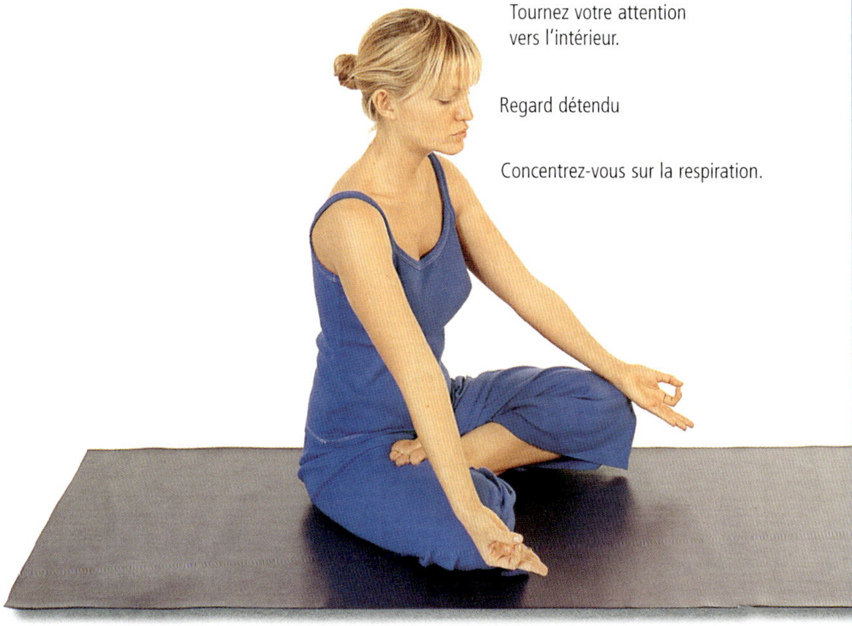
Tournez votre attention vers l'intérieur.
Regard détendu
Concentrez-vous sur la respiration.

4 Revenez en posture correcte, et faites une dizaine de respirations complètes par le nez. La respiration doit être profonde et régulière. Recommencez 5 fois.

BIENFAITS

Pranayama, la technique de contrôle de la respiration, procure de nombreux bienfaits. Sur un plan purement physique, respirer profondément augmente l'apport d'oxygène et, donc, purifie le sang. Les cellules sont nourries et régénérées. Cela équilibre aussi les deux hémisphères cérébraux, ce qui tonifie l'ensemble du système nerveux. Sur le plan mental, le flux régulier de *prana* calme le cerveau. Quand l'esprit est calme, les soucis paraissent moins graves et des solutions apparaissent.

Physique
- Active la circulation d'énergie
- Améliore la posture

Mental
- Calme et apaise le cerveau
- Clarifie les idées
- Facilite la concentration

Bien-être global
- Purifie le sang
- Augmente la capacité respiratoire
- Régénère les cellules
- Nourrit les organes vitaux
- Induit le calme et la détente
- Équilibre les énergies masculine et féminine et procure l'harmonie

Selon l'Ayurveda
- Excellent pour les trois *doshas*

Fixer la flamme d'une bougie

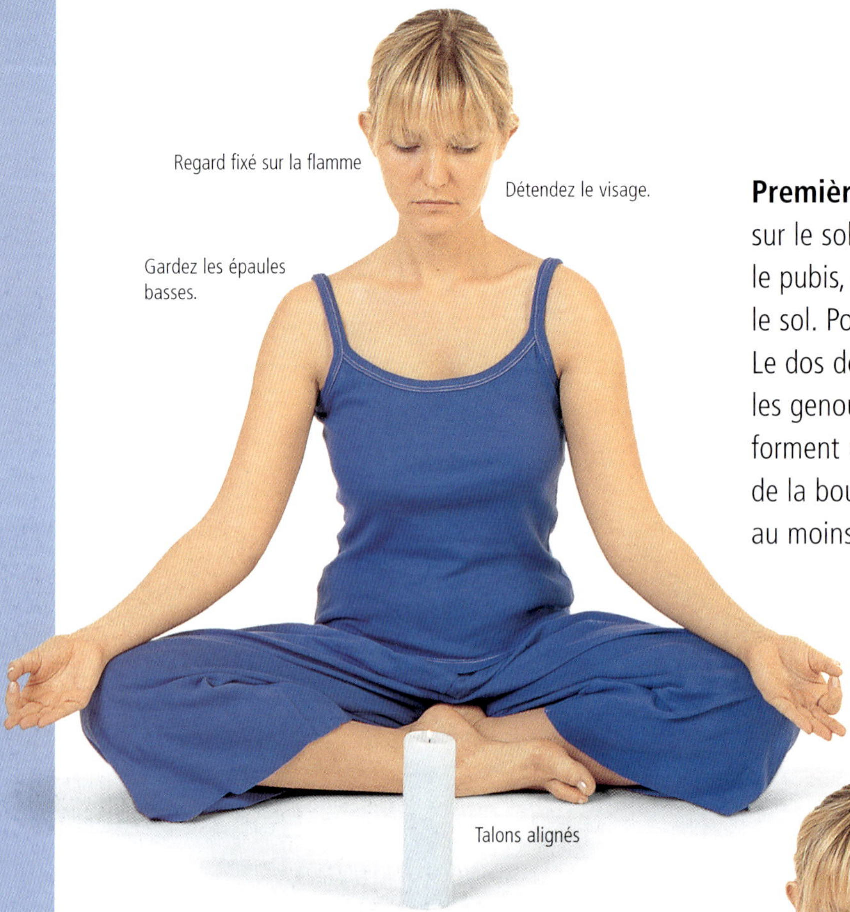
Regard fixé sur la flamme
Détendez le visage.
Gardez les épaules basses.
Talons alignés

Première position Asseyez-vous sur le sol, pieds ramenés devant le pubis, genoux ouverts, posés sur le sol. Poussez le coccyx vers le bas. Le dos des mains repose sur les genoux, le pouce et l'index forment un cercle. Fixez la flamme de la bougie et gardez la position au moins 2 minutes.

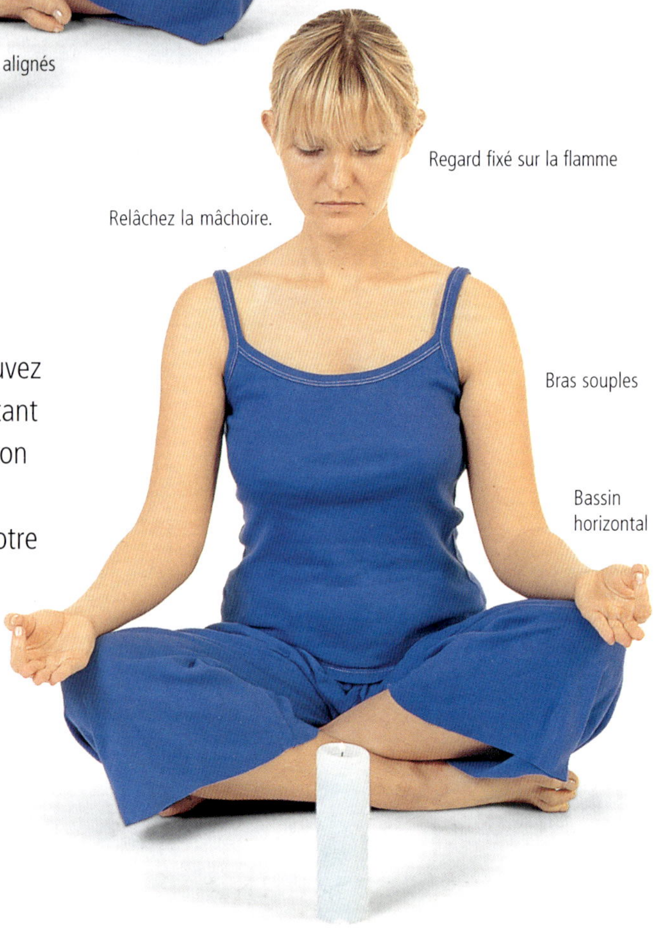
Regard fixé sur la flamme
Relâchez la mâchoire.
Bras souples
Bassin horizontal

Deuxième position Vous pouvez vous asseoir en tailleur. L'important est que vous trouviez une position confortable qui vous permette d'oublier votre corps afin que votre esprit puisse se concentrer sans distraction. Gardez la position au moins 2 minutes.

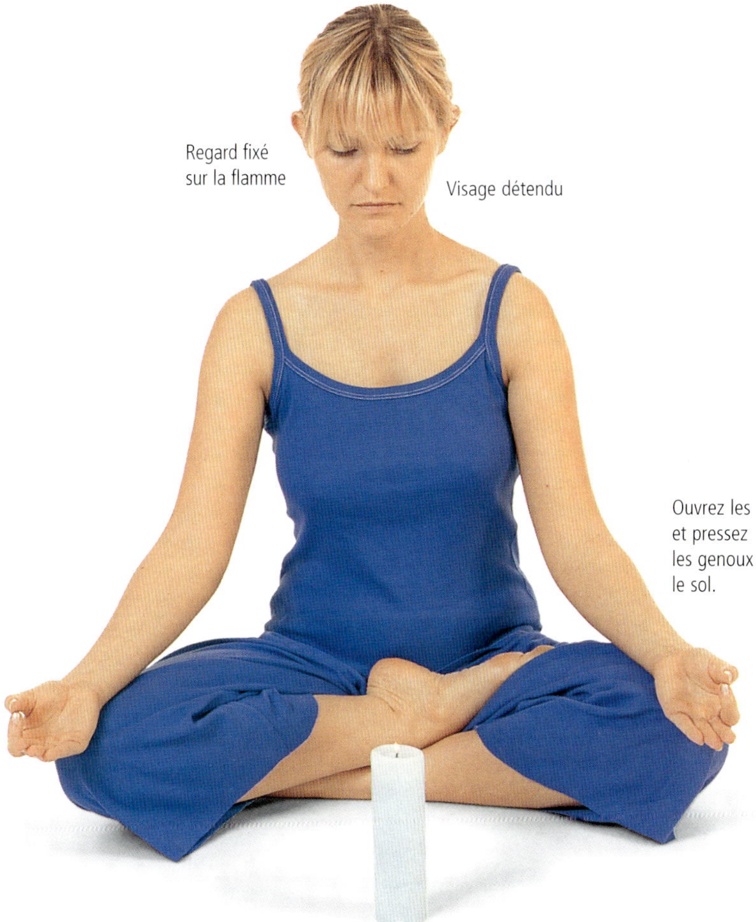
Regard fixé
sur la flamme
Visage détendu
Ouvrez les hanches
et pressez
les genoux vers
le sol.

Troisième position Dans la position du demi-lotus, le coccyx est étiré vers le sol et la colonne vertébrale étirée vers le haut. Quand la colonne vertébrale est totalement étirée, comme dans cette posture, l'énergie peut circuler librement entre les *chakras*, les centres d'énergie. Gardez la position au moins 2 minutes et acquérez progressivement l'endurance mentale qui vous permettra de tenir de plus en plus longtemps.

BIENFAITS

Fixer la flamme d'une bougie facilite la concentration.
Si vous fixez un objet pendant quelques secondes, lorsque vous fermez les yeux, l'image persiste brièvement. Si vous fixez intensément la flamme d'une bougie, lorsque vous fermez les yeux, vous continuez à voir la flamme pendant un moment. Cet exercice entraîne l'esprit à retenir et conserver cette image lumineuse dont la blancheur symbolise l'âme. Avec de la pratique, vous serez capable de retenir cette lumière dans votre vision intérieure, puis vous n'aurez même plus besoin de la bougie. La vision intérieure, le troisième œil, rétablit l'équilibre et l'harmonie de l'être physique, mental et spirituel.

Physique

- Améliore le teint
- Fait briller le regard

Mental

- Induit le calme mental et intérieur
- Stimule les pensées positives
- Clarifie les idées

Bien-être global

- Calme le système nerveux
- Détend l'esprit
- Rétablit l'équilibre et l'harmonie
- Soigne l'insomnie et l'anxiété
- Rétablit la circulation d'énergie en éliminant les blocages
- Stimule la santé mentale et physique

Visualisation

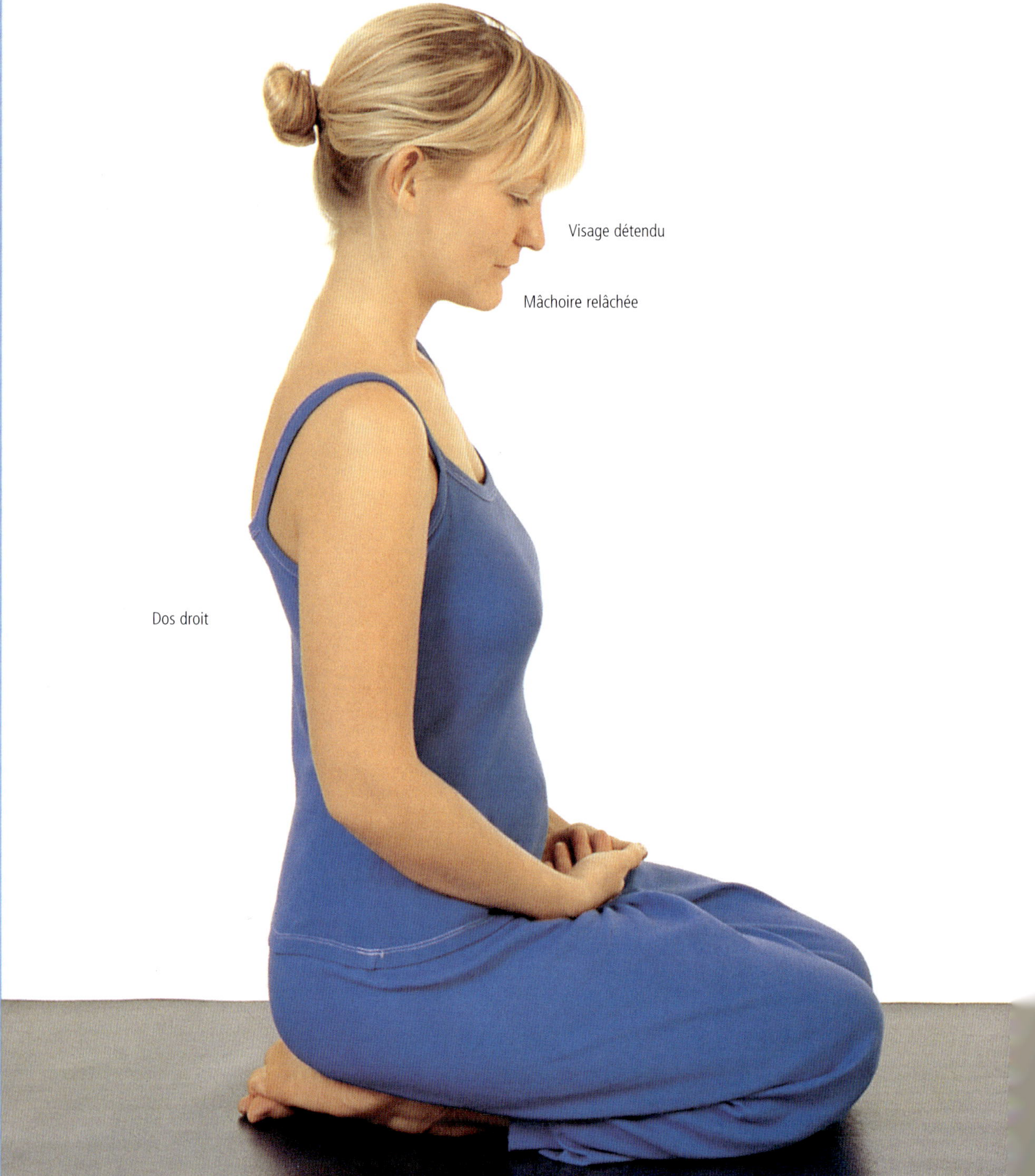

Posture de méditation à genoux

BIENFAITS

La visualisation permet de se connecter avec l'énergie cosmique. La méditation est la porte ouverte à la connaissance et à la sagesse. Savoir méditer, c'est avoir accès à la paix, au bonheur et à la sérénité. Imaginez l'énergie qui remonte le long de la colonne vertébrale, du premier *chakra* jusqu'au dernier, au sommet de la tête, où elle rejoint l'énergie cosmique. Les principes de la vie deviennent clairs ; l'être physique, mental et spirituel est unifié.

Vous pouvez aussi vous allonger sur le dos, genoux fléchis, pieds à plat sur le sol, bras le long du corps, mains à plat sur le sol, yeux ouverts.

Pour vous détendre après la visualisation ou pour vous endormir, adoptez la position finale de la posture de Relaxation profonde (voir page 159), mais avec les mains jointes sous la joue.

Physique

- Rayonnement et beauté intérieure

Mental

- Donne accès à la sagesse, à la joie, à la paix et à l'harmonie intérieures
- Rétablit l'équilibre mental

Bien-être global

- Atténue le stress
- Facilite l'autoguérison
- Combat la maladie mentale
- Soigne l'insomnie

Selon l'Ayurveda

- L'art de la visualisation est important pour les trois *doshas*

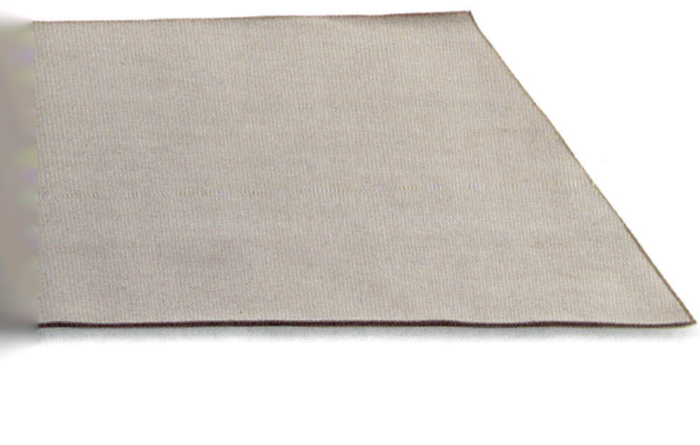

Index

Les entrées dont la première lettre est en majuscule correspondent à des exercices et postures.

Pour l'édition originale

Direction éditoriale : Jane McIntosh
Direction artistique : Rozelle Bentheim
Photographie : Peter Pugh-Cook